临床普通外科疾病诊断与治疗

主编 陈宁恒 等

河南大学出版社
HENAN UNIVERSITY PRESS
·郑州·

图书在版编目（CIP）数据

临床普通外科疾病诊断与治疗 / 陈宁恒等主编 .--郑州：河南大学出版社，2021.6
ISBN 978-7-5649-4784-2

Ⅰ.①临… Ⅱ.①陈… Ⅲ.①外科 - 疾病 - 诊疗 Ⅳ.① R6

中国版本图书馆 CIP 数据核字（2021）第 134678 号

责任编辑：李亚涛
责任校对：郑鑫
封面设计：陈盛杰

出版发行：河南大学出版社
　　　　　地址：郑州市郑东新区商务外环中华大厦 2401 号
　　　　　邮编：450046
　　　　　电话：0371-86059750（高等教育与职业教育出版分社）
　　　　　　　　0371-86059701（营销部）
　　　　　网址：hupress.henu.edu.cn
印　　刷：广东虎彩云印刷有限公司
版　　次：2021 年 6 月第 1 版
印　　次：2021 年 6 月第 1 次印刷
开　　本：880 mm × 1230 mm　1/16
印　　张：12.75
字　　数：413 千字
定　　价：76.00 元

（本书如有质量问题，请与河南大学出版社营销部联系调换。）

编 委 会

主　编　　陈宁恒　周　剑　牛文洋　赵　东
　　　　　　许邦仁　王　灿　于阜杰　孙克强

副主编　　姚仕伟　李　勇　董明慧　黄锋明　马俊强
　　　　　　王佳佳　孙　芳　孙晓燕　李荣振　程江陵

编　委　（按姓氏笔画排序）
　　　　　　于阜杰　景德镇市第一人民医院
　　　　　　马俊强　运城市中心医院
　　　　　　王　灿　河南省中医院（河南中医药大学第二附属医院）
　　　　　　王佳佳　郑州人民医院
　　　　　　牛文洋　南通市第一人民医院（南通大学第二附属医院）
　　　　　　许邦仁　香港大学深圳医院
　　　　　　孙　芳　郑州人民医院
　　　　　　孙克强　连云港市赣榆区精神病防治院
　　　　　　孙晓燕　郑州人民医院
　　　　　　李荣振　郑州人民医院
　　　　　　李　亮　深圳市人民医院
　　　　　　　　　　（暨南大学第二临床医学院，南方科技大学第一附属医院）
　　　　　　李　勇　江门市中心医院
　　　　　　陈宁恒　郑州大学第一附属医院
　　　　　　周　剑　泰州市人民医院
　　　　　　赵　东　深圳市第三人民医院（南方科技大学第二附属医院）
　　　　　　姚仕伟　梅州市人民医院
　　　　　　黄锋明　揭阳市人民医院
　　　　　　董明慧　新乡市中心医院
　　　　　　程江陵　湖北医药学院附属襄阳市第一人民医院

前 言

普通外科作为外科学的基础，随着新的基础理论、诊断方法、手术方式不断出现，近年来得到了飞速发展。为了适应我国医学的快速发展，满足广大从事普通外科临床工作的医护人员的需求，进一步提高临床普通外科医师的诊治水平，我们特组织多位长期从事普通外科临床一线工作的医务人员结合他们多年临床、科研经验编写了此书。

本书基本外科部分阐述了普通外科常用诊疗技术、外科休克等，普通外科部分论述了甲状腺、乳腺、胃十二指肠、小肠、肝胆、胰腺、脾脏、肛肠、阑尾等外科常见病的内容。

本书的症状和疾病部分均列有病因、诊断、鉴别诊断、治疗等内容，论述简明扼要，结构新颖，内容翔实，特点鲜明，实用性强，充分体现科学性、规范性和生动性，可作为临床主治及住院医师、进修医师、实习医师和在校大学生、研究生的辅助参考资料，具有很强的临床实用性和指导意义。

本书在编写过程中，借鉴了诸多普通外科相关临床书籍与文献资料，在此表示衷心的感谢。由于本编委会人员均为普通外科临床一线工作医务人员，编校水平有限，难免有错误及不足之处，恳请广大读者见谅，并给予批评指正，以便更好地总结经验，起到共同进步、提高普通外科医务人员诊疗水平的目的。

编 者
2020 年 07 月

目 录

第一章 普通外科常用诊疗技术 1
    第一节 淋巴结活检术 1
    第二节 体表肿块穿刺活检术 2
    第三节 腹腔灌洗术 3
    第四节 痔切除术 4
    第五节 浅表脓肿切除术 5
    第六节 清创缝合术 6
    第七节 肝穿刺术 8

第二章 外科休克 10
    第一节 概述 10
    第二节 感染性休克 14
    第三节 心源性休克 18
    第四节 神经源性休克 21
    第五节 低血容量性休克 22

第三章 甲状腺手术 25
    第一节 甲状腺手术麻醉 25
    第二节 腔镜甲状腺切除术 28
    第三节 再次甲状腺手术 30
    第四节 胸骨后甲状腺肿手术 32
    第五节 甲状腺手术近期并发症的预防 34

第四章 乳腺疾病 38
    第一节 乳腺炎性疾病 38
    第二节 乳腺增生症 43
    第三节 乳腺癌 54

第五章 胃、十二指肠外科疾病 64
    第一节 先天性肥厚性幽门狭窄 64
    第二节 胃和十二指肠溃疡 67
    第三节 胃、十二指肠损伤 79
    第四节 胃扭转 83
    第五节 胃泌素瘤 85

第六节 急性胃扩张 87
第七节 溃疡性幽门梗阻 89
第八节 急性胃黏膜病变 90

第六章 肝胆、胰腺、脾脏疾病 92
第一节 肝胆外科常用诊疗方法 92
第二节 肝脏移植 97
第三节 肝脏外伤 100
第四节 肝脓肿 101
第五节 胰腺囊肿 103
第六节 急性梗阻性化脓性胆管炎 105
第七节 脾功能亢进 107
第八节 脾脏肿瘤 110

第七章 小肠疾病 115
第一节 肠梗阻 115
第二节 黑斑息肉病 119
第三节 短肠综合征 120
第四节 肠系膜血管缺血性疾病 122
第五节 小肠良性肿瘤 126
第六节 小肠恶性肿瘤 128

第八章 肛肠外科疾病 131
第一节 痔 131
第二节 肛隐窝炎 139
第三节 肛门直肠周围脓肿 141
第四节 肛瘘 146
第五节 肛裂 151
第六节 肛门直肠狭窄 155

第九章 阑尾疾病 158
第一节 急性阑尾炎 158
第二节 慢性阑尾炎 164
第三节 特殊的急性阑尾炎 165
第四节 阑尾肿瘤 167
第五节 阑尾憩室病 174

第十章 肝胆外科疾病的护理 176
第一节 肝脓肿 176
第二节 肝囊肿 180
第三节 肝脏疾病的围术期护理 182
第四节 肝门部胆管癌计划性部分肝切的围术期护理 187
第五节 肝内外胆管结石的围术期护理 193

参考文献 199

第一章 普通外科常用诊疗技术

第一节 淋巴结活检术

一、概述

淋巴结活检是临床上最常见的诊断疾病和判断病情的重要方法,最常见的淋巴结活检部位包括颈部、腋窝和腹股沟淋巴结等,具体部位需根据淋巴结肿大情况和具体病情决定。本节以颈部斜方肌旁淋巴结活检为例进行介绍。

二、适应证

(1)性质不明的淋巴结肿大,经抗感染和抗结核治疗效果不明显。
(2)可疑的淋巴结转移癌,需做病理组织学检查以明确诊断者。
(3)拟诊淋巴瘤或为明确分型者。

三、禁忌证

(1)淋巴结肿大并伴感染、脓肿形成或破溃者。
(2)严重凝血功能者。

四、操作方法

1. 体位

仰卧位,上半身稍高,背部垫枕,颈部过伸,头上仰并转向健侧。严格消毒、铺巾。采用利多卡因局部浸润麻醉。

2. 切口

根据病变部位选择。原则上切口方向应与皮纹、神经、大血管走行相一致,以减少损伤及瘢痕牵缩。前斜方肌旁淋巴结切除时采用锁骨上切口。在锁骨上一横指,以胸锁乳突肌外缘为中点,做一长 2 cm 左右的切口。

3. 切除淋巴结

切开皮下、皮下组织和颈阔肌,向中线拉开(或部分切断)胸锁乳突肌,辨认肩胛舌骨肌,可牵开或切断以暴露肿大的淋巴结。于锁骨上区内将颈横动、静脉分支结扎,钝性分离位于斜方肌及臂丛神经前面的淋巴结，结扎、切断出入淋巴结的小血管后，将淋巴结切除。如淋巴结已融合成团或与周围及外缘组织粘连紧时，可切除融合淋巴结中一个或部分淋巴结，以做病理检查。创面仔细止血，并注意有无淋巴漏，如有淋巴液溢出，应注意结扎淋巴管，必要时切口内放置引流片。如切断肌肉，应对端缝合肌肉断端。缝合切口。

五、并发症

淋巴结活检的可能并发症包括：①创面出血。②切口感染。③淋巴漏。④损伤局部神经等。

六、注意事项

（1）颈部淋巴结周围多为神经、血管等重要组织，术中应做细致的钝性分离，以免损伤。

（2）锁骨上淋巴结切除时，应注意勿损伤臂丛神经和锁骨下静脉。还要避免损伤胸导管或右淋巴导管，以免形成乳糜瘘。

（3）淋巴结结核常有多个淋巴结累及或融合成团，周围多有粘连。若与重要组织粘连，分离困难时，可将粘连部包膜保留，尽量切除腺体。对有窦道形成者，则应梭形切开皮肤，然后将淋巴结及其窦道全部切除。不能切除者，应尽量刮净病灶，开放伤口，换药处理。若疑为淋巴结结核，术前术后应用抗结核药物治疗。

（4）病理检查确诊后，应根据病情及时做进一步治疗（如根治性手术等）。

第二节 体表肿块穿刺活检术

一、概述

体表肿块穿刺活检因其操作简便、并发症低、准确率高，已成为表浅肿瘤获取组织病理诊断的重要方法。然而，目前部分学者认为，对于恶性肿瘤，穿刺活检有时因穿刺部位的原因，容易出现假阴性结果，而且存在针道转移的危险。因此，对于能够完整切除的体表肿块，多数建议行肿块的完全切除，只对于肿块无法完整切除或有切除禁忌证时才采用穿刺活检的方法。对于肿块的穿刺方式，目前有细针穿刺和粗针穿刺两种，前者对周围结构损伤小，但穿刺组织较少。后者虽然可取得较多的组织，但对周围损伤较大。

二、适应证

体表可扪及的任何异常肿块，都可穿刺活检，如乳腺肿块、淋巴结等均可穿刺。

三、禁忌证

（1）凝血机制障碍。
（2）非炎性肿块局部有感染。
（3）穿刺有可能损伤重要结构。

四、操作方法

1. 粗针穿刺

如以下内容所述。

（1）患者取合适的体位，消毒穿刺局部皮肤及术者左手拇指和示指，检查穿刺针。

（2）穿刺点用20%利多卡因做局部浸润麻醉。

（3）术者左手拇指和示指固定肿块，右手持尖刀做皮肤戳孔。

（4）穿刺针从戳孔刺入达肿块表面，将切割针芯刺入肿块1.5～2 cm，然后推进套管针使之达到或超过切割针尖端，两针一起反复旋转后拔出。

（5）除去套管针，将切割针前端叶片间或取物槽内的肿块组织取出，用10%甲醛溶液固定，送组织学检查。

（6）术后穿刺部位盖无菌纱布，用胶布固定。

2. 细针穿刺

如以下内容所述。

（1）患者选择合适体位，消毒穿刺局部皮肤及术者左手拇指和示指，检查穿刺针。

（2）术者左手拇指与示指固定肿块，将穿刺针刺入达肿块表面。

（3）连接20～30 mL注射器，用力持续抽吸形成负压后刺入肿块，并快速进退（约1 cm范围）数次，直至见到有吸出物为止。

（4）负压下拔针，将穿刺物推注于玻片上，不待干燥，立即用95%乙醇固定5～10 min，送细胞病理学检查。囊性病变则将抽出液置试管离心后，取沉渣检查。

（5）术后穿刺部位盖无菌纱布，用胶布固定。

五、并发症

体表肿块穿刺活检的可能并发症包括：①出血；②感染；③肿瘤种植转移等。

六、注意事项

（1）不能切除的恶性肿瘤应在放疗或化疗前穿刺，以明确病理诊断。

（2）可切除的恶性肿瘤，宜在术前7 d以内穿刺，以免引起种植转移。

（3）穿刺通道应在手术中与病灶一同切除。

（4）穿刺应避开恶性肿瘤已破溃或即将破溃的部位。

（5）疑为结核性肿块时，应采用潜行性穿刺法，穿刺物为脓液或干酪样物，则可注入异烟肼或链霉素，避免其他细菌感染，术后立即抗结核治疗。

第三节　腹腔灌洗术

一、概述

腹腔灌洗引流术又称治疗性持续性腹腔灌洗引流术，它在医学上并不是一项新的治疗方法，但近年来重新得到重视，并逐渐加以改进。从单纯的生理盐水灌洗发展到目前的灌洗液中配以抗生素、微量肝素、糜蛋白酶等。

二、适应证

1. 诊断性腹腔灌洗术

（1）用一般诊断方法及腹腔穿刺诊断仍未明确的疑难急腹症。

（2）症状和体征不甚明显的腹部创伤病例，临床仍疑有内脏损伤，或经短期观察症状和体征仍持续存在者，特别是神志不清或陷于昏迷的腹部创伤者。

2. 治疗性腹腔灌洗术

用抗生素–肝素溶液持续腹腔灌洗治疗就诊晚、污染严重的弥漫性腹膜炎，以预防腹腔脓肿形成。

三、禁忌证

（1）明显出血素质。

（2）结核性腹膜炎等有粘连性包块者。

（3）肝性脑病或脑病先兆。

（4）包虫病性囊性包块。
（5）巨大卵巢囊肿者。
（6）严重肠胀气。
（7）躁动不能合作者。

四、操作方法

（1）排空膀胱仰卧位，无菌条件下于脐周戳孔，插入套管针。导管置入后即进行抽吸。若有不凝血 10 mL 以上或有胆汁样液、含食物残渣的胃肠内容物抽出时，无灌洗之必要，立即改行剖腹探查。反之则经导管以输液的方法向腹腔快速（5～6 min）注入等渗晶体液 1 000 mL（10～20 mL/kg），协助患者转动体位或按摩腹部，使灌洗液到达腹腔各处。然后，将灌洗液空瓶置于低位，借虹吸作用使腹腔内液体回流。一般应能回收 500 mL 左右。取三管标本，每管 10 mL 左右，分别送红细胞与白细胞计数、淀粉酶测定及沉渣涂片镜检和细菌学检查。必要时尚可做血细胞压积，氨、尿素及其他有关酶类的测定。一次灌洗阴性时，视需要可将导管留置腹腔，短时观察后重复灌洗。

（2）结果判定回流液阳性指标

①肉眼观察为血性（25 mL 全血可染红 1 000 mL 灌洗液）。
②混浊，含消化液或食物残渣。
③红细胞计数大于 0.1×10^{12}/L 或血细胞比容大于 0.01。
④白细胞计数大于 0.5×10^{9}/L。但此项需注意排除盆腔妇科感染性疾病。
⑤胰淀粉酶测定大于 100 U/L（苏氏法）判定为阳性。
⑥镜检发现食物残渣或大量细菌。
⑦第二次灌洗某项指标较第一次明显升高。
凡具以上 1 项阳性者即有临床诊断价值。

五、并发症

可能发生的并发症有：①出血；②腹腔脏器损伤；③心脑血管意外。

六、注意事项

（1）腹腔灌洗对腹内出血的诊断准确率可达 95% 以上。积血 30～50 mL 即可获阳性结果。假阳性及假阴性率均低于 2%。

（2）腹腔灌洗必须在必要的 B 超、CT 等影像学检查之后进行，以免残留灌洗液混淆腹腔积血、积液。

（3）有腹部手术史尤其是多次手术者忌做腹腔灌洗。一是穿刺易误伤粘连于腹壁的肠管；二是粘连间隔影响灌洗液的扩散与回流。妊娠和极度肥胖者亦应禁用。

（4）判断灌洗结果时需结合临床其他资料综合分析。灌洗过程中要动态观察，必要时留置导管，反复灌洗及检验对比。

（5）单凭腹腔灌洗的阳性结果做出剖腹探查的决定，可能带来过高的阴性剖腹探查率。

第四节 痔切除术

一、概述

痔是最常见的肛肠疾病，任何年龄都可发病，但随年龄增长，发病率增高。内痔是肛垫的支持结构、静脉丛及动静脉吻合支发生病理性改变或移位。外痔是齿状线远侧皮下静脉丛的病理性扩张或血栓形成。内痔通过丰富的静脉丛吻合支和相应部位的外痔相互融合为混合痔。治疗应遵循三个原则：①无症状的痔无须治疗；②有症状的痔重在减轻或消除症状，而非根治；③以保守治疗为主。

二、适应证

（1）花圈状内痔或内痔数目超过4个者。
（2）脱垂内痔须手法复位者或经常脱出肛门外的内痔。
（3）混合痔和血栓性外痔。
（4）内痔兼有息肉、肛乳头肥大或肛瘘时。
（5）经其他非手术疗法治疗的疗效不满意的痔。

三、禁忌证

（1）内痔伴有急性感染、溃疡、坏死或栓塞等并发症，手术暂缓进行。
（2）继发性内痔，如门静脉高压、心力衰竭所致者，需治疗原发病因，不宜做此手术。
（3）精神疾病、妊娠、月经期不宜做此手术。

四、操作方法

（1）麻醉：用1%利多卡因行肛周局部浸润麻醉、骶管麻醉或鞍麻。
（2）体位：患者取右侧卧位、截石位或俯卧位。
（3）扩张肛管：消毒后术者以双手示指、中指涂液状石蜡，先伸一个示指入肛管，再将另一个示指背对背地伸入，逐渐分开左右两指扩张肛管，再依次放人中指扩张数分钟，使括约肌充分松弛。
（4）局部检查：检查痔核数目、大小、部位及有无动脉搏动。
（5）显露痔核：用组织钳夹住痔核下端皮肤向外牵拉，使齿线充分显露。
（6）钳夹切除：在痔块基底部两侧皮肤上做V形切口，分离曲张静脉团，直至显露肛管外括约肌。U形缝扎痔核上端血管，用止血钳于底部钳夹，贯穿缝扎后，切除结扎线远端痔核。齿状线以上黏膜用可吸收线予以缝合。齿状线以下的皮肤切口不予缝合，修剪皮缘，创面用凡士林油纱布填塞。嵌顿痔也可用同样方法急诊切除。

五、并发症

可能发生的并发症有：①肛门剧痛、狭窄；②出血；③排尿、排便困难。

六、注意事项

（1）手术当日进低渣饮食，次日即可改为普通饮食。
（2）如有疼痛，可服用或注射止痛药物。
（3）术后常有排尿困难，多系局部刺激或肛门括约肌反射所致，可皮下注射新斯的明0.5～1.0 mg，并在膀胱区放热水袋。如术后12 h仍不能排出，应予导尿。
（4）术后2 d要控制大便，以后可口服液状石蜡使大便变软，减少排便时疼痛。
（5）大便后用1∶5 000高锰酸钾热水坐浴，换凡士林纱布及干纱布。
（6）创面12～14 d可以愈合。如切除较多，有造成狭窄的可能时，应每周扩肛1次，3～4次即可。
（7）大便后用1∶5 000高锰酸钾热水坐浴，换凡士林纱布及干纱布。

第五节　浅表脓肿切除术

一、概述

脓肿是急性感染过程中，组织、器官或体腔内，因病变组织坏死、液化而出现的局限性脓液积聚，四周有一完整的脓壁。常见的致病菌为金黄色葡萄球菌。脓肿可原发于急性化脓性感染，或由远处原发感染源的致病菌经血流、淋巴管转移而来。往往是由于炎症组织在细菌产生的毒素或酶的作用下，发生坏死、溶解，形成脓腔，腔内的渗出物、坏死组织、脓细胞和细菌等共同组成脓液。由于脓液中的纤维蛋白形成网状支架才使得病变限制于局部，另脓腔周围充血水肿和白细胞浸润，最终形成以肉芽组织增生为主的脓腔壁。脓肿由于其位置不同，可出现不同的临床表现。本病往往可以通过对病史的了解，临床体检和必要的辅助检查，可以得到确诊。治疗以引流为主。表浅脓肿略高出体表，有红、肿、热、痛及波动感。小脓肿，位置深，腔壁厚时，波动感可不明显。深部脓肿一般无波动感，但脓肿表面组织常有水肿和明显的局部压痛，伴有全身中毒症状。治疗原则：①及时切开引流，切口应选在波动明显处并与皮纹平行，切口应够长，并选择低位，以利引流。深部脓肿，应先行穿刺定位，然后逐层切开。②术后及时更换敷料。③全身应选用抗菌消炎药物治疗。伤口长期不愈者，应查明原因。

二、适应证

表浅脓肿形成，查有波动者或穿刺可抽及脓液者，应切开引流。

三、禁忌证

心力衰竭、严重凝血功能障碍者不宜做此手术。

四、操作方法

（1）麻醉：局部麻醉。小儿可用氯胺酮分离麻醉或辅加硫喷妥钠肌内注射作为基础麻醉。

（2）简要步骤：在表浅脓肿隆起处用1%普鲁卡因或利多卡因做皮肤浸润麻醉。用尖刃刀先将脓肿切开一小口，再把刀翻转，使刀刃朝上，由里向外挑开脓肿壁，排出脓液。随后用手指或止血钳伸入脓腔，探查脓腔大小，并分开脓腔间隔。根据脓肿大小，在止血钳引导下，向两端延长切口，达到脓腔连边缘，把脓肿完全切开。如脓肿较大，或因局部解剖关系，不宜做大切口者，可以做对口引流，使引流通畅。最后，用止血钳把凡士林纱布条一直送到脓腔底部，另一端留在脓腔外，垫放干纱布包扎。

五、并发症

可能发生的并发症有：①切口延迟愈合，甚至不愈合；②形成窦道、瘘管。

六、注意事项

（1）完善结核病相关检查，排除结核源性脓肿可能。表浅脓肿切开后常有渗血，若无活动性出血，一般用凡士林纱布条填塞脓腔压迫即可止血，不要用止血钳钳夹，以免损伤组织。

（2）放置引流时，应把凡士林纱布的一端一直放到脓腔底，不要放在脓腔口阻塞脓腔，影响通畅引流。引流条的外段应予摊开，使切口两边缘全部隔开，不要只注意隔开切口的中央部分，以免切口两端过早愈合，使引流口缩小，影响引流。

第六节　清创缝合术

一、概述

清创缝合术，是用外科手术的方法，清除开放伤口内的异物，切除坏死、失活或严重污染的组织、缝合伤口，使之尽量减少污染，甚至变成清洁伤口，达到一期愈合，有利受伤部位的功能和形态的恢复。

二、适应证

8 h以内的开放性伤口应行清创术；8 h以上而无明显感染的伤口，如伤员一般情况好，亦应行清创术。

三、禁忌证

污染严重或已化脓感染的伤口不宜一期缝合，仅将伤口周围皮肤擦净，消毒周围皮肤后，敞开引流。

四、操作方法

1. 清洗去污

分清洗皮肤和清洗伤口两步。

（1）清洗皮肤：用无菌纱布覆盖伤口，再用汽油或乙醚擦去伤口周围皮肤的油污。术者按常规方法洗手、戴手套，更换覆盖伤口的纱布，用软毛刷蘸消毒皂水刷洗皮肤，并用冷开水冲净。然后换另一只毛刷再刷洗一遍，用消毒纱布擦干皮肤。两遍刷洗共约 10 min。

（2）清洗伤口：去掉覆盖伤口的纱布，以生理盐水冲洗伤口，用消毒镊子或小纱布球轻轻除去伤口内的污物、血凝块和异物。

2. 清理伤口

施行麻醉，擦干皮肤，用碘酊、酒精消毒皮肤，铺盖消毒手术巾准备手术。术者重新用酒精或新洁尔灭液泡手，穿手术衣，戴手套后即可清理伤口。

（1）对浅层伤口，可将伤口周围不整皮肤缘切除 0.2～0.5 cm，切面止血，消除血凝块和异物，切除失活组织和明显挫伤的创缘组织（包括皮肤和皮下组织等），并随时用无菌盐水冲洗。

（2）对深层伤口，应彻底切除失活的筋膜和肌肉（肌肉切面不出血，或用镊子夹镊不收缩者，表示已坏死），但不应将有活力的肌肉切除，以免切除过多影响功能。为了处理较深部伤口，有时可适当扩大伤口和切开筋膜，清理伤口，直至比较清洁和显露血循环较好的组织。

（3）如同时有粉碎性骨折，应尽量保留骨折片。已与骨膜游离的小骨片则应予消除。

（4）浅部贯通伤的出入口较接近者，可将伤道间的组织桥切开，变两个伤口为一个。如伤道过深，不应从入口处清理深部，而应从侧面切开处清理伤道。

（5）伤口如有活动性出血，在清创前可先用止血钳钳夹或临时结扎止血。待清理伤口时重新结扎，除去污染线头。渗血可用温盐水纱布压迫止血，或用凝血酶等局部止血剂止血。

3. 修复伤口

清创后再次用生理盐水清洗伤口，再根据污染程度、伤口大小和深度等具体情况，决定伤口是开放还是缝合，是一期还是延期缝合。未超过 12 h 的清洁伤口可一期缝合。大而深的伤口，在一期缝合时应放置引流条。污染重的或特殊部位不能彻底清创的伤口，应延期缝合，即在清创后先于伤口内放置凡士林纱布条引流，待 4～7 d 后，如伤口组织红润，无感染或水肿时，再做缝合。

头、面部血管丰富，愈合力强，损伤时间虽长，只要无明显感染，仍应争取一期缝合。缝合伤口时，不应留有无效腔，张力不能太大。对重要的血管损伤应修补或吻合。对断裂的肌腱和神经干应修整缝合。显露的神经和肌腱应以皮肤覆盖。开放性关节腔损伤应彻底清洗后缝合。胸腹腔的开放性损伤应彻底清创后，放置引流管或引流条。

五、并发症

清创术术后并发症主要是伤口感染、组织缺损。

六、注意事项

（1）伤口清洗是清创术的重要步骤，必须反复用大量生理盐水冲洗，务必伤口清洁后再做清创术。选用局部麻醉者，只能在清洗伤口后麻醉。

（2）清创时既要彻底切除已失去活力的组织，又要尽量爱护和保留存活的组织，这样才能避免伤口感染，促进愈合，保存功能。

（3）组织缝合必须避免张力太大，以免造成缺血或坏死。

第七节 肝穿刺术

一、概述

肝穿刺术是采取肝组织标本的一种简易手段。由穿刺所得组织块进行组织学检查或制成涂片做细胞学检查，以判明原因未明的肝大和某些血液系统疾病。

二、适应证

（1）凡肝脏疾患通过临床、实验或其他辅助检查无法明确诊断者；肝功能检查异常，性质不明者。肝功能检查正常，但症状、体征明显者。

（2）不明原因的肝大，门脉高压或黄疸。

（3）对病毒性肝炎的病因、类型诊断，病情追踪，效果考核及预后的判断。

（4）肝内胆汁淤积的鉴别诊断。

（5）慢性肝炎的分级。

（6）慢性肝病的鉴别诊断。

（7）肝内肿瘤的细胞学检查及进行药物治疗。

（8）对不明原因的发热进行鉴别诊断。

（9）肉芽肿病、结核、布鲁分枝杆菌病、织孢浆菌病、球孢子病、梅毒等疾病的诊断。

三、禁忌证

临床检查方法已可达到目的者。

（1）有出血倾向的患者。如血友病、海绵状肝血管病、凝血时间延长、血小板减少达 80×10^9/L 以下者。

（2）大量腹腔积液或重度黄疸者。

（3）严重出血或一般情况差者。

（4）肝性脑病者。

（5）严重肝外阻塞性黄疸伴胆囊肿大者。

（6）肝缩小或肝浊音界叩不清。

（7）疑为肝包虫病或肝血管瘤者。

（8）严重心、肺、肾疾病或其功能衰竭者。

（9）右侧脓胸、膈下脓肿、胸腔积液或其他脏器有急性疾患者，穿刺处局部感染者。

（10）严重高血压（收缩压大于 24 kPa）者。

（11）儿童、老年人与不能合作的患者。

四、操作方法

（1）患者取仰卧位，身体右侧靠床沿，并将右手置于枕后。

（2）穿刺点一般取右侧腹中线第 8、9 肋间，肝实音处穿刺。疑诊肝癌者，宜选较突出的结节处穿刺。

（3）常规消毒局部皮肤，用 2% 利多卡因由皮肤至肝被膜进行局部麻醉。

（4）备好快速穿刺套针，以橡皮管将穿刺针连接于 10 mL 注射器，吸入无菌生理盐水 3～5 mL。

（5）先用穿刺锥在穿刺点皮肤上刺孔，由此孔将穿刺针沿肋骨上缘与胸壁垂直方向刺入 0.5～1.0 cm，然后将注射器内生理盐水推出 0.5～1.0 mL，冲出针内可能存留的皮肤与皮下组织，以防针头堵塞。

（6）将注射器抽成负压并予保持，同时嘱患者先吸气，然后于深呼气末屏息呼吸（术前应让患者练习），继而术者将穿刺针迅速刺入肝内并立即抽出，深度不超过 6.0 cm。

（7）拔针后立即以无菌纱布按压创面 5～10 min，再以胶布固定，并以多头腹带扎紧。用生理盐水从针内冲出肝组织条于弯盘中，挑出，以 95% 乙醇或 10% 甲醛固定送检。

五、并发症

并发症有活检部位不适、放射至右肩的疼痛和短暂的上腹痛等，还可发生气胸、胸膜性休克或胆汁性腹膜炎及出血等并发症。

六、注意事项

（1）术前应检查血小板数、出血时间、凝血时间、凝血酶原时间，如有异常，应肌内注射维生素 K 10 mg，每日 1 次，3 d 后复查，如仍不正常，不应强行穿刺。

（2）穿刺前应测血压、脉搏，并进行胸部透视，观察有无肺气肿、胸膜肥厚。验血型，以备必要时输血。术前 1 h 服安定 10 mg。

（3）术后应卧床 24 h，在 4 h 内每隔 15～30 min 测脉搏、血压一次，如有脉搏增快细弱、血压下降、烦躁不安、面色苍白、出冷汗等内出血现象，应紧急处理。

（4）穿刺后如局部疼痛，应仔细查找原因，若为一般组织创伤性疼痛，可给止痛剂。若发生气胸、胸膜性休克或胆汁性腹膜炎，应及时处理。

第二章 外科休克

第一节 概述

休克（shock）是机体由于各种致病因素（感染性、创伤性、低血容量性、心源性及过敏等）引起有效血容量不足，心排血量降低，使生命重要器官的微循环灌流量急剧减少所引起的一系列代谢紊乱、细胞受损、脏器功能障碍为特征的综合征。临床主要表现为循环功能不全，低血压，心动过速，脉搏细弱，皮肤潮冷、苍白或发绀，尿量减少，烦躁不安，反应迟钝，神志模糊，昏迷及代谢性酸中毒，甚或死亡。

一、病因

1. 心源性休克

心跳出量减少，见于急性心肌梗死、心力衰竭及严重心律失常等。

2. 低血容量性休克

回心血流量减少，见于出血、烧伤、失水而未补充、腹泻、呕吐、肠梗阻等。

3. 过敏性休克

多因Ⅰ型变态反应而发病，其过敏原有抗生素、生物制品、昆虫、食物及花粉等。

4. 感染性休克

尤其是革兰阴性杆菌败血症释放的内毒素，致血管扩张，回心血流减少，心排出量减少。

5. 血流阻塞性休克

系由于血循环严重受阻，致有效循环血量显著减少，血压下降。见于心包填塞、肺栓塞、心房黏液瘤、夹层动脉瘤、肥厚型心肌病等。

6. 神经源性休克

由于血管收缩机制减退所致，见于麻醉药、降压药过量，脊髓外伤，剧痛，直立性低血压等。

7. 内分泌性休克

见于肾上腺危象、甲状腺危象、垂体前叶功能减退症、低血糖等。

二、分类

近来主张以血流动力学分类代替以往的病因、病理或病程等分类法，分为以下四类。

1. 低血容量性休克

低血容量性休克包括失血、失液、烧伤、过敏、毒素、炎性渗出等。

2. 心源性休克

心源性休克包括急性心肌梗死、心力衰竭、心律失常、室间隔破裂等。

3. 血流分布性休克

血流分布性休克包括感染性、神经性等。

4. 阻塞性休克

阻塞性休克包括腔静脉压迫、心脏压塞、心房黏液瘤、大块肺梗死、肥厚型心肌病等。

上述分类较为简明，但由于休克病因不同，可同时具有数种血流动力学的变化，如严重创伤的失血和剧烈疼痛，可同时引起血流分布性及低血容量性休克，且在休克进一步发展时很难确切鉴别其类型。

三、发病机制

根据血流动力学和微循环变化规律，休克的发展过程一般可分为3期。

1. 休克早期

休克早期又称缺血缺氧期，此期实际上是机体的代偿期。微循环受休克动因的刺激使儿茶酚胺、血管紧张素、加压素、TXA_2等体液因子大量释放，导致末梢小动脉、微动脉、毛细血管前括约肌、微静脉持续痉挛，使毛细血管前阻力增加，大量真毛细血管关闭，故循环中灌流量急剧减少。上述变化使血液重新分布，以保证心脑等重要脏器的血供，故具有代偿的意义。随着病情的发展，某些器官中的微循环动静脉吻合支开放，使部分微动脉血液直接进入微静脉（直接通路）以增加回心血量。此期患者表现为精神紧张、烦躁不安、皮肤苍白、多汗、呼吸急促、心率增速、血压正常或偏高，如立即采取有效措施，容易恢复，若被忽视，则病情很快恶化。

2. 休克期

休克期又称瘀血缺氧期或失代偿期。此期系小血管持续收缩，组织明显缺氧，经无氧代谢后大量乳酸堆积，毛细血管前括约肌开放，大量血液进入毛细血管网，造成微循环瘀血，血管通透性增加，大量血浆外渗。此外，白细胞在微血管上黏附，微血栓形成，使回心血量明显减少，故血压下降，组织细胞缺氧及器官受损加重。除儿茶酚胺、血管加压素等体液因子外，白三烯（LTS）、纤维连接素（Fn）、肿瘤坏死因子（TNF）、白介素（IL）、氧自由基等体液因子均造成细胞损害，也为各种原因休克的共同规律，被称为"最后共同通路"。临床表现为表情淡漠、皮肤黏膜发绀、中心静脉压降低、少尿或无尿及一些脏器功能障碍的症状。

3. 休克晚期

休克晚期又称DIC期。此期指在毛细血管瘀血的基础上细胞缺氧更甚，血管内皮损伤后胶原暴露，血小板聚集，促发内凝及外凝系统，在微血管形成广泛的微血栓，细胞经持久缺氧后胞膜损伤，溶酶体释放，细胞坏死自溶，并因凝血因子的消耗而弥漫性出血。同时因胰腺、肝、肠缺血后分别产生心肌抑制因子（MDF）、血管抑制物质（VDM）及肠因子等有害物质，最终导致重要脏器发生严重损害、功能衰竭。此为休克的不可逆阶段，使治疗更为棘手。

以上指休克的一般规律，按临床所见，可因病因不同而各具特点。除低血容量性休克等有上述典型的微循环各期变化外，流脑败血症时DIC可很早发生，由脊髓损伤或麻醉引起交感神经发放冲动突然减少的血流分布性休克或大出血引起的低血容量性休克，一开始即可因回心血量突然减少而血压骤降。部分感染性休克由于儿茶酚胺等作用于微循环吻合支上的β受体而造成吻合支开放，早期可表现为高排低阻型（暖休克），以后则因α受体兴奋为主，表现为低排高阻型（冷休克）。

心源性休克一开始即因泵衰竭而血压明显降低，虽心源性休克也可有类似低血容量性休克的代偿期，但时间极短，故病情发展很快。此外，已受损的心肌通过交感兴奋、心率增快、收缩力增强，心肌代谢及氧耗也相应增高，而冠状动脉血流无明显增加，易使心肌损害的范围进一步扩大。除心律失常易于纠正外，心肌损害往往是不可逆的，特别是心肌梗死范围超过40%者，很多均死于心源性休克。

四、临床表现

休克是临床危急状态,在处理过程中首先必须严密观察病情变化。有生命中枢功能监测设备最为理想。定时测量体温、脉搏、呼吸、血压与出入液量,并准确做好记录,直至这些数据基本稳定在正常范围,才逐步延长测量时距。

一般认为,血压原来正常的成人,肱动脉收缩压下降到≤10.67 kPa时,指示有休克状态存在。但也不能一概而论,如有些全身情况较差或恢复期的患者(尤其是女性),收缩压可保持在10.67 kPa左右,而并无休克的临床表现。另一方面,有些休克前期的患者,机体代偿功能尚好,收缩压仍可保持在12 kPa左右,而有面色苍白、表情紧张、焦虑不安、呻吟、呼吸浅速、脉搏细数、脉压缩小、四肢厥冷、尿量减少等休克症状,根据血压再结合临床上有引起休克原发病存在,可诊断为休克。休克前期症状主要为交感神经活动增强的表现,应有所认识。

实验室检查方面须做尿常规、血常规、血型鉴定、血浆CO_2CP测定与血非蛋白氮测定、血细胞比容测定等。严重病例宜做CVP监测和放置停留尿管,定时测量尿量与比重,作为治疗的指南。补液过程中还须做血钾、血钠与血氯化物测定。如有需要,做心电图描记与血气分析。

五、治疗

1. 一般治疗

应就地、就近抢救,避免远距离搬运。在无呼吸困难情况下,应让患者取平卧位,下肢轻度抬高,立即供氧。可采用鼻导管法,氧流量以2~4 L/min为宜,缺氧或发绀明显者可适当增加氧流量,必要时可采用面罩或正压供氧,亦可用高频喷射通气供氧。休克时肺属最易受害的器官,休克伴有呼吸衰竭者死亡率特别高,故应迅速保持呼吸道通畅,必要时采用气管插管、气管切开或以机械呼吸供氧及加强呼吸监护,一旦气道通畅,即以5~10 L/min的流量供氧。在ARDS早期,往往通过有效供氧即可纠正动脉氧分压降低状态。血中乳酸含量的监测常可提示供氧是否合适或有效。对有剧痛者可用吗啡稀释后缓慢静脉注射,每次2~4 mg,必要时可重复。若注射后出现血压进一步下降、心动过缓、恶心、呕吐等不良反应时,可立即注射阿托品。应尽快建立静脉通道补充血容量,视病情应用血管活性药物。

2. 补充血容量及维持酸碱平衡

及时补充血容量恢复组织灌注是抢救休克的关键。无论何种休克均有血容量不足,故立即给患者补液以纠正低血容量十分重要。一般在头30~60 min内快速输入液体500~1 000 mL(心源性休克、高龄和心肺功能不全者酌减),以提供有效循环血量及填充开放了的毛细血管容量。心源性休克的补液,除参考CVP外,还应以PCWP为准。若PCWP小于2 kPa,可在10~15 min内给液体100 mL,输液后若组织血流灌注改善及(或)血压回升,且PCWP仍小于2 kPa,则按上述方法重复输液,直至使PCWP达2~2.4 kPa;若病情不改善且PCWP超过2.67 kPa,或出现肺瘀血征象,则停止补液,并给予强心剂。其他类型的休克,只要CVP小于0.59 kPa,即应补液,直至动脉压和组织血流灌注改善,CVP升至正常为止。一般情况下,头12 h可输液1 500~2 000 mL,24 h达2 500~3 500 mL。患者有呕吐、腹泻、大汗、高热及失血等,可酌情增加补液量,直至血容量基本补足,休克纠正。

酸中毒可致心肌收缩力降低和周围血管扩张,因而使心排血量和血压降低,并影响血管活性药物的疗效,还可诱发严重心律失常。因此,当动脉血pH小于7.30,且能排除呼吸性酸中毒时,应立即予以补碱,一般视临床情况可先静滴4%~5%碳酸氢钠液200~300 mL以后根据复查结果(pH或CO_2CP)决定是否再继续应用,但治疗中应防止矫枉过正。根据血电解质测定结果,调整各电解质浓度。关于补液的种类、胶体与晶体的比例,各家尚有争论。低分子右旋糖酐的作用众所周知;平衡液与输血为抗休克的良好补液组合,除严重代谢性酸中毒外,适当补液本身即可纠正休克及酸中毒;过量给予碳酸氢钠可损害组织的氧合作用并引起其他代谢和电解质失衡;极化液为急性心肌梗死常用药,能量补充对休克有帮助。

3. 血管活性药物的应用

在纠正血容量和酸中毒，并进行适当的病因治疗后血压等仍未稳定时，应及时采用肌变应力药物。血流分布性休克属低排高阻型时宜选用扩血管药物，神经性、过敏性休克时为保证心、脑等主要脏器的供血则以缩血管药物较妥，目前常两者同时合用。血管扩张剂适用于急性心肌梗死并发左心衰竭而无休克时，若已出现低血压或休克，则不能单独使用。对使用大剂量去甲肾上腺素、间羟胺的患者，尽管血压回升，但由于该类药物使外周血管收缩而影响组织血流灌注，事实上休克并无改善，此时并用血管扩张剂可望使病情改善。在使用血管扩张剂之前，须先纠正酸中毒和电解质紊乱；并且确认血容量已补足，以免由于血管扩张使心室充盈压降低而减少心排血量而加重休克。使用血管扩张剂后，若血压降低超过2.67 kPa；宜减慢滴速或暂停使用。血管收缩剂应在血容量补足而休克征象尚未改善甚或恶化时再考虑使用，剂量不宜过大，以免血管剧烈收缩，加重肾缺血和微循环障碍。血压不宜上升太高，原无高血压者，收缩压维持在12～13.3 kPa，高血压者维持在13.3～16 kPa，脉压以2.67～4 kPa为宜，切忌血压大幅度波动和骤升、骤降。

休克治疗在纠正心律失常、扩容、利尿的同时，应选用扩血管及正性肌力药物以减轻心脏前后负荷，常用者为多巴胺或多巴酚丁胺。后者主要兴奋β_1受体，提高心肌收缩力，增加心排量；也部分兴奋血管β_2受体使血管平滑肌舒张，若同时合并酚妥拉明效果更好。临床上常以间羟胺与多巴胺或多巴酚丁胺联用，间羟胺一般剂量为20～100 mg加于5%葡萄糖液100～500 mL内静滴；多巴胺一般剂量为20～80 mg加于100～500 mL液体内，以5～15 μg/（kg·min）静滴；多巴酚丁胺一般剂量为250 mg加于250～500 mL液体内，以2.5～10 μg/（kg·min）静滴。

4. 改善心功能

心功能障碍可引起休克，而休克亦可引起继发性心功能障碍，有时其因果关系较难分清。因此，对有心脏病、高龄或有心功能不全征象者，CVP、PCWP升高，可酌情使用洋地黄类药物，但急性心肌梗死并心源性休克头24 h内一般不宜用洋地黄。近年发现的非洋地黄非儿茶酚胺类的磷酸酯酶抑制剂可通过细胞内CAMP积聚及增加细胞质内钙离子而加强心肌收缩，故具有正性肌力和弛张血管平滑肌作用，且无增加心肌氧耗之弊，为抗心源性休克的理想药物。此类药以氨力农（氨双吡酮，氨吡酮，amrinone）为代表，国内已生产使用。此外，尚有作用更强的同类药如米力农（米利酮，milrinone）为代表，国内已生产及使用。此外尚有、依诺昔酮（enoximone）、匹罗昔酮（piroximone）、伊马唑旦（imazodan）等。

5. 抗菌药物

除感染性休克及开放性骨折、广泛软组织损伤、内脏穿孔等应给予抗生素外，一般不作常规应用。但上述疾病在未查明病原前，可根据临床表现以判断其最可能的病原菌而采用有效的广谱抗生素，其种类、剂量、投药方法必须按患者年龄、肝肾功能等而个别化。

6. 肾上腺皮质激素

主要用于感染性、心源性及难治性休克。激素可稳定细胞膜，使溶酶体膜的稳定性增加而不易破裂，从而防止具有活性的水解酶释入血流，严重扰乱代谢，造成不可逆性休克。大剂量激素有扩血管作用，可改善微循环，增加心排出量；能降低血细胞和血小板的黏附性；改善肺、肾功能等作用。一般宜大剂量短疗程应用，如地塞米松20～60 mg/d，分次静脉推注，疗程1～3 d。

7. β内啡肽阻滞剂

该药于20世纪80年代起应用于临床，目前国内已能生产。曾有人报道，纳洛酮有降低周围血管阻力、提高左心室收缩压及增高血压作用，从而可提高休克存活率，然而De Maria等认为迄今无肯定效果。

8. 其他抗休克药物

由于微循环衰竭及细胞受损受多种因素的影响，1,6-二磷酸果糖（FDP）能增加心排量，改善细胞代谢，在提高抗休克能力方面已取得较好效果。此外，在抗休克治疗中除采取有效方法迅速恢复组织灌流外，正在寻找对某些介质（因子）的免疫干预或阻断特殊介质等方法，其中如磷脂酶抑制剂、环氧化酶抑制剂、TXA_2合成酶抑制剂、氧自由基清除剂、Fn替代制剂、抗TNF抗体、钙离子拮抗剂等，此类药物有的已用于临床。

9. 外科治疗

对引起休克的外科疾病，可紧急手术治疗。但术前须先纠正缺氧及水、电解质与酸碱平衡失调，以确保麻醉和手术安全。主动脉内气囊反搏术适用于急性心肌梗死、乳头肌断裂或室间隔穿破等所致的休克，可起到暂时稳定病情的作用，以便赢得时间做紧急冠状动脉造影等检查和手术治疗。

10. 病因治疗

及时而有效的病因治疗是休克抢救能否成功的关键。如感染性休克应积极治疗基础疾病和使用有效的抗生素；出血性休克应止血、输血和治疗原发疾病；心肌梗死并发休克应积极治疗心梗；DIC 休克应用肝素；过敏性休克应脱离过敏源并使用抗过敏药物；心包填塞并发休克应立即行心包穿刺抽液等。

11. 防治并发症

休克最常见和最重要的并发症有急性肾衰竭、ARDS、心力衰竭及中枢神经系统损害，及时识别上述并发症，并及早进行防治是休克治疗成败的关键之一。

第二节　感染性休克

感染性休克（infectious shock）亦称中毒性休克或败血症性休克，是由病原微生物（包括细菌、病毒、立克次体、原虫与真菌等）及其代谢产物（包括内毒素、外毒素、抗原抗体复合物）在机体内引起的一种微循环障碍及细胞与器官代谢、功能损害综合征。

一、病因

感染性休克常见于革兰阴性杆菌感染（败血症、腹膜炎、坏死性胆管炎、绞窄性肠梗阻等）、中毒性菌痢、中毒性肺炎、暴发型流行性脑脊髓膜炎、革兰阳性球菌败血症、暴发型肝炎、流行性出血热、厌氧菌败血症（多发生于免疫功能抑制的慢性病患者，如肝硬化、糖尿病和恶性肿瘤等以及免疫功能缺陷的患者）和感染性流产等。

二、发病机制

感染性休克发病机制尚不十分明确，病原微生物及其毒素等产物作为动因，可激活宿主一系列体液和细胞介导系统，产生各种生物活性物质，后者相互作用，相互影响，引起微循环障碍和（或）细胞与器官代谢、功能损害。

1. 微循环障碍的发生与发展

微生物及其毒素等产物（主要为内毒素）可激活补体、激肽、凝血、纤溶等体液系统，导致血管扩张、循环血容量不足和低血压；后者通过压力感受器激活神经内分泌 - 交感肾上腺髓质系统（在应激状态下亦可直接被激活），分泌大量儿茶酚胺，使微血管张力发生明显改变，最后导致 DIC 和继发性纤溶，引起出血，心排血量进行性降低、低血压，形成恶性循环，使休克向纵深发展。

感染性休克依血流动力学改变不同可分为两种类型：①暖休克或高动力型（高排低阻型）：其特点是外周血管扩张，四肢末端温暖干燥，心排血量增加或正常，一般发生于早期或轻型患者。此型如不及时纠正，最终发展为冷休克。②冷休克或低动力型（低排高阻型）：最常见，其特点是心排血量降低，外周阻力增高，动脉血压下降，静脉瘀血。它的发生与内毒素直接使交感 - 肾上腺髓质系统兴奋，内毒素使血小板、白细胞等释放生物活性物质，损伤血管内皮，激活凝血因子Ⅻ，从而促进激肽形成与 DIC 形成等有关。

2. 细胞损害和器官功能衰竭

细胞损害可继发于微循环灌注不足所引起的组织细胞缺血缺氧；但亦可为原发性，既可是休克动因如内毒素直接引起细胞损伤，使细胞膜通透性增加，细胞内 K^+ 逸出，而细胞外 Na^+ 和水进入细胞，从而使 $Na^+ - K^+ - ATP$ 酶活性增加，功能增强，大量消耗 ATP 终至耗竭并导致 Na^+、水在细胞内潴留，引起细胞肿胀和线粒体肿胀，ATP 生成减少，更加重钠、水在细胞内潴留，形成恶性循环；又多是由内毒素激活白细胞所产生的活性氧（氧自由基）、单核-巨噬细胞被激活所产生的肿瘤坏死因子（TNF）、白细胞介素1（IL-1）以及抗原抗体复合物激活补体等诱致TNF与IL-1二者可相互诱生，也可自身诱生。细胞损害常先累及胞膜，胞膜磷脂在磷脂酶A_2的激发下形成花生四烯酸，后者经环氧化酶或脂氧化酶的代谢途径分别产生前列腺素类，包括血栓素（TXA_2）、前列环素（PGI_2）、PGE_2、白三烯（LT）等。上述产物可影响血管张力、微血管通透性，激活血细胞，造成细胞和组织损伤，在休克的发生发展中起重要作用。细胞损伤后释放的溶酶体酶、心肌抑制因子（MDF）等毒性肽与其他介质是使休克恶化的重要原因。

垂体在微生物及其毒素如内毒素激发下分泌ACTH，同时亦激活内啡肽系统，β-内啡肽释放增加，它能抑制交感神经活动，使血压降低；而脑内的促甲状腺激素释放激素系统则和内啡肽系统起生理性拮抗作用。

在全身微循环障碍的基础上，各器官组织的功能和结构均可发生相似的病理生理改变，但在不同病例可有所侧重，从而导致ARDS、急性肾衰竭、心功能不全、肝功能损害、脑水肿、胃肠道出血与功能紊乱等。

3. 休克时的代谢、电解质和酸碱平衡变化

在休克应激情况下，糖和脂肪分解代谢亢进，初期血糖、脂肪酸、硝酸甘油等均见增加，随休克进展、糖源耗竭而转为血糖降低、胰岛素分泌减少，在缺血缺氧情况下ATP生成减少，影响胞膜钠泵功能，致细胞内外离子分布失常，Na^+与水进入细胞内，K^+则流向细胞外；细胞或胞膜受损时，发生Ca^{2+}内流，胞液内钙超载可产生许多有害作用，如活化磷脂酶A_2，激活花生四烯酸代谢，导致低血糖，参与血小板凝集，触发再灌注损伤，增加心肌耗氧量等，直至造成细胞死亡。休克初期可因细菌毒素对呼吸中枢的直接影响或有效循环血量降低的反射性刺激而引起呼吸增快、换气过度，导致呼吸性碱中毒；继而因脏器氧合血液灌注不足，生物氧化过程发生障碍，三羧酸循环受抑制，ATP生成减少，乳酸形成增多，导致代谢性酸中毒；休克晚期，常因中枢神经系统或肺功能损害而导致混合性酸中毒。可出现呼吸幅度与节律的改变。

三、临床表现

感染性休克必须具备感染和休克两方面的表现。

1. 休克早期

休克早期突然出现寒战、高热，或高热患者体温骤降或不升；继而出现烦躁不安、过度换气伴呼吸性碱中毒和精神状态改变。面色苍白、口唇和四肢轻度发绀、湿冷；可出现胃肠道表现如恶心、呕吐；血压可正常或稍低或稍高，脉压变小；呼吸、脉搏增快；尿量减少。眼底检查可见动脉痉挛现象，此期为低排高阻型休克（冷休克）。少数可表现为皮肤温暖、肢端色泽稍红，浅静脉充盈、心率无明显增快，血压虽偏低但脉压稍大，神志清楚，临床上称之为暖休克。

2. 休克发展期

休克发展期患者意识不清，出现谵妄，躁动，甚至昏迷，呼吸浅速，心音低钝，脉搏细数，按压稍重即消失，收缩压降至10.67 kPa以下，甚至测不出，脉压小。皮肤湿冷、发绀，常有花斑纹，尿少甚至无尿。

3. 休克晚期

休克晚期可出现DIC和重要脏器功能衰竭。DIC表现为顽固性低血压广泛出血（皮肤黏膜和内脏）。急性肾衰竭表现为尿量明显减少或无尿，血尿素氮和血钾升高。急性心功能不全者呼吸增快、发绀、心率加速，心音低钝，可有奔马律、心律失常；亦有心率不快或相对缓脉，出现面色灰暗，肢端发绀，中心静脉压和肺动脉楔压升高，分别提示右心和左心功能不全；心电图示心肌损害，心律失常改变。ARDS表现为进行性呼吸困难和发绀，吸氧不能使之缓解，呼吸频数，肺底可闻及细湿啰音或呼吸音减低。X线胸片示散在小片状浸润影，逐渐扩展、融合，形成大片实变；血气分析PaO_2小于5.26 kPa。脑功能障碍引起昏迷，一过性抽搐、肢体瘫痪及瞳孔、呼吸改变等。肝功能衰竭引起肝昏迷、黄疸等。

四、辅助检查

1. 血常规

白细胞计数大多增多，伴核右移现象，但白细胞也可正常，甚至减少。可见到中毒性颗粒及中性粒细胞中胞质空泡形成。血红蛋白和血细胞比容增高，提示血液有浓缩现象。血小板常减少。

2. 病原体检查

为明确病因诊断，尽可能在应用抗生素前常规进行血或其他体液、渗出液及脓液培养（包括厌氧菌培养），并做药敏试验，鲎溶解物试验（LCT）有助于内毒素的检测。

3. 尿常规和肾功能检查

测定尿比重、血尿素氮、肌酐等，以便及时了解肾功能。

4. 血液生化检查

常测者为二氧化碳结合力，有条件时应做血气分析，以及时了解酸碱平衡情况。血乳酸含量测定有预后意义，严重病例多明显升高。可有电解质紊乱，血钠多偏低，血钾高低不一。

5. 血清酶的测定

血清转氨酶、肌酸磷酸激酶、乳酸脱氢酶及其同工酶等，反映脏器、组织损害情况。酶值明显升高，预后不良。

6. 有关DIC检查

血小板计数、纤维蛋白原、凝血酶原和凝血酶时间等测定及血浆鱼精蛋白副凝（3P）试验等。

五、治疗

感染性休克必须早期诊断及时治疗，争取在短时间内使微循环得到改善，保证重要器官功能迅速恢复，尽快脱离休克状态。在积极治疗感染的同时，应采取如下综合措施。

1. 使气道通畅和给氧

感染性休克患者，即使无发绀，亦应吸氧，可用鼻导管或面罩加压输入，如分泌物较多、严重缺氧时需气管插管给氧。必要时可考虑气管切开或采用人工呼吸机给氧。

2. 控制感染

感染性休克应积极控制感染，发现脓肿应及时引流。使用抗生素前应进行细胞学检查，在未明确致病菌前，只能从临床经验判断不同脏器感染的常见致病菌。选用抗生素以静脉给药为宜，剂量需较大。为了更好地控制感染，抗生素可以联合应用，但一般二联已足，严重感染亦可三联及四联，并根据致病菌选用抗菌谱较广的药物。待细菌培养得到结果后再进行调整。抗菌药物的应用原则是：正确选择、恰当组合、剂量要大、静脉滴注、集中给药、注意肝肾功能。根据患者的年龄、体重、肝肾功能、药物的抗菌性，适当调整抗菌药物的种类及剂量。

感染性休克患者应用抗生素时必须注意肾功能情况，当肾功能减退时经肾排出的抗生素其半衰期明显延长，使其血中浓度增高，不仅加重肾脏负担引起肾衰竭，还可损害各脏器和神经系统，故应选用适当的抗生素和调整抗生素的剂量。对轻度肾功能损害者，应用原量的1/2，中度损害者给1/5～1/2量，重度损害者给1/10～1/5量。

3. 补充血容量

补充血容量是治疗感染性休克的重要措施，只有补足血容量才能保证氧和血液对组织器官的有效灌注，改善微循环及心排血量，纠正休克。补液时应在中心静脉压监测下，于开始2 h输液1 000～2 000 mL，应双管滴入，争取在1～2 h获效。如血压在10.6 kPa左右，先输液1 000 mL，严重患者24 h输液量常需3 000～4 000 mL，并根据心、肾功能调节输液速度，依据电解质及酸碱平衡情况配合使用液体。

（1）低分子右旋糖酐：是一种合成的胶体溶液，有吸收血管外液的作用，是休克早期扩容的良好溶液。可以第1 h快速输入100～150 mL，以后缓慢输液，24 h维持总量在10～15 mL/kg，最好不超过1 000 mL/d。该药主要通过提高血浆渗透压而达到增加血容量的目的，作用维持8 h，它能降低血液黏稠度、血细胞比容，减少血小板吸附和聚集，改善微循环的淤滞，增加静脉回流。但需注意过敏反应，对有心脏病、肾功能不全、严重失水状态或血小板减少者慎用，以免加重病情。

（2）血浆代用液：以羧甲淀粉（706）临床常用，为支链淀粉衍生物，有较好的扩容效果，使用时有过敏反应，需做过敏试验。

（3）平衡盐液：可使用林格液、碳酸氢钠溶液（林格液与等渗碳酸氢钠2∶1），或生理盐水、碳酸钠溶液，5%葡萄糖盐水溶液等。

（4）血浆或清蛋白：对于患者体力、抗病力基础较差者适当输血浆或清蛋白，特别是严重贫血及低血容量者，尤应考虑使用。

4. 纠正酸中毒

感染性休克常有明显的酸中毒，纠正酸中毒可改善微循环，防止弥散性血管内凝血的发生和发展，并可增强心肌收缩力，提高血管活性药物的效应。如休克状态持续2 h，血pH小于7.2，或静脉滴注血管活性药物而升压反应不佳，均应考虑伴有代谢性酸中毒的可能，应立即测定血浆二氧化碳结合力，根据临床表现静脉滴注碱性药物。一般轻度酸中毒在24 h内需5%碳酸氢钠250～400 mL，重症酸中毒患者需600～800 mL，不宜大于1 000 mL，可分为2～3次用；儿童患者用5%碳酸氢钠5 mL/kg，若用后仍未纠正，在4～6 h后再输碱性溶液一次，用量为上述剂量的一半。乳酸钠溶液不宜用于乳酸性酸中毒和感染性休克病例。三羟甲基氨基甲烷（THAM）大量快滴引起呼吸抑制和低血压，亦可导致低血糖和高血钾，所以较少采用。

5. 应用血管活性药物

休克患者血容量补足而血压仍未回升，组织灌注仍无改善甚或恶化者，即需采用血管活性药物。此类药物的正性肌力作用能升高心跳血量，选择性扩张血管，重新分配血液到受损器官内。缩血管药物的作用使血压升高，缺血区灌注改善。常用有价值的药物如下。

（1）α受体阻滞剂

通过解除小动脉及小静脉的痉挛，减少外周阻力，增加血管床容量，减少中心静脉血液，减轻肺水肿和肾脏并发症。适用于重症或晚期休克病例。

①酚苄明：用量0.5～2.0 mg/kg，加入10%葡萄糖液250～500 mL静滴，1～2 h滴完，作用持续48 h。

②苄胺唑啉：它能对抗休克时伴发的血管收缩作用，促使血管扩张及增加组织灌流量，但必须在补充血容量后应用。剂量为0.2～1.0 mg/min，即3～20 μg/（kg·min）。

（2）β受体兴奋剂

①异丙肾上腺素：具有扩张血管作用，舒张微循环小动脉及小静脉括约肌，使周围血管阻力减低；加强心肌收缩力，使心跳出量增加。用量为0.2～1.0 mg，加入500 mL葡萄糖溶液中，2～4 μg/min静滴。在充分补充血容量及纠正酸中毒的条件下，对低排高阻型休克有较好的疗效。

②多巴胺：广泛用于治疗休克，对心脏直接兴奋β-受体，对周围血管有轻度收缩作用，对心脏血管及冠状动脉有扩张作用，用药后心肌收缩力增强，心跳出量增多，肾血流量和尿量增加。平均剂量10～20 μg/（kg·min）。

③多巴酚丁胺：作用于心肌$β_1$受体，使心排血量增加，且与剂量成正比，外周动脉收缩作用极微弱。用法：一般用量10 μg/（kg·min）。血管活性药物的应用原则是温暖型休克使用血管收缩剂，冷湿型休克使用血管扩张剂，在特定条件下可联合使用。如多巴胺与间羟胺、酚妥拉明与去甲肾上腺素或间羟胺合用。

（3）莨菪类药物

莨菪类药物在国内已广泛应用于感染性休克的急救治疗。该药能阻断M和α受体在应激状态下的全部不利效应，减少细胞耗氧量，节约能量，供给β受体更多的ATP，充分发挥β-受体效应使血管平滑肌舒张，有助于改善微循环和内脏功能。常用药物为阿托品及东莨菪碱，剂量应根据病情酌情调整。

6. 纳洛酮的应用

该药是20世纪80年代推出的试用抗休克的新型药物，主要用于常规综合治疗无效的难治性休克所引起的持久性低血压，可获得显著疗效，特别适用于基层医院。对休克一时不能确定病因又没有更多的治疗措施时，应用纳洛酮可升高患者的血压，增加心肌收缩力，提高患者的生存率。成人初次剂量为 10 μg/kg，必要时 2～3 min 重复一次，半衰期 30～40 min，故应重复或持续给药。

7. 肾上腺皮质激素

感染性休克患者应用激素可改善肺、肾功能，对微循环有稳定作用，且能稳定溶酶体膜，保持细胞完整性，亦有抗炎、抗过敏作用，从而提高患者生存率。一般常用氢化可的松 0.2～0.6 mg/24 h 或地塞米松 20～40 mg/24 h。皮质激素可引起电解质紊乱、感染扩散、双重感染和溃疡病等，故疗程不宜超过 3～5 d，休克纠正后应尽早停用。

8. 增加心肌收缩力和心跳量

发现有急性肺水肿或心力衰竭征象时，可选用快速作用的毛花苷 C 0.4 mg 置于 20～40 mL 葡萄糖溶液中静注，同时应用呋塞米 20～40 mg 静注，并减慢输液速度。

9. 自由基清除剂

腺苷脱氨酶抑制剂（EHNA）、别嘌呤醇、甘露醇、辅酶 Q_{10}、维生素 C 和维生素 E 等均有一定清除自由基的作用，值得注意的是，在中药丹参、川芎、赤芍、红参、山莨菪碱等中发现有清除自由基、保护细胞代谢的作用。

10. 防治 DIC

除积极治疗原发病和解除微循环障碍，改善毛细血管灌注量外，应及早应用肝素。一般成人首剂 50 mg 加于 5% 葡萄糖液 100～250 mL 中静滴，4 h 滴完，间隔 2 h 再重复应用 1 次，肝素一般在 4～6 h 内排泄完。肝素与双嘧达莫合用可取得协同作用，双嘧达莫剂量成人为 50～150 mg，每 6 h 一次，静脉缓注。当有继发性纤溶发生严重出血时，在使用肝素后可静脉滴入 6-氨基己酸每次 4～6 g，6～8 h 一次，或用对羧基苄胺每次 100～200 mg 静推。

第三节　心源性休克

心源性休克（cardiogenic shock）系指由于严重的心脏泵功能衰竭或心功能不全导致心排血量减少，各重要器官和周围组织灌注不足发生的一系列代谢和功能障碍综合征。

一、病因

急性心肌梗死（AMI）为最常见的病因，据报道 AMI 患者中 15% 发生心源性休克。其他少见的原因有严重心律失常、急性心包填塞及肺梗死、心肌炎或心肌病、心房黏液瘤、心脏瓣膜病和恶性高血压等。

二、发病机制

1. 心室肌广泛破坏

使心室搏血功能急性衰减，心排血量和血压随之下降，引起：①冠状动脉灌注压下降。②心率加快，心脏舒张期缩短，冠状动脉灌注时间缩短。因此，冠状动脉灌注量相应降低，严重者梗死区缺血加重，整个心脏供血亦减少，心肌代谢全面恶化导致心肌无力，心排血量进一步下降。据病理学研究，左室心肌体积 40%～50% 破坏或广泛心内膜下梗死均可发生心源性休克。

2. 心排血量减少

左室残留血量增多，则左心室舒张期压力和容积均增加，左心室壁张力因而增高，导致冠状动脉灌注阻力增加；心肌耗氧量增多。在二者作用下，心肌缺血加重，心肌收缩力进一步减弱，心排血量更趋减少。

3. 兴奋交感-肾上腺髓质系统

血中儿茶酚胺水平增高，全身（除脑和心外）小动脉、微动脉、后微动脉和前毛细血管均处于紧缩状态，以维持一定的血压水平，保证心、脑的血供。但随着休克的发展，全身组织毛细血管灌注减少，缺氧代谢产物积聚，以及肥大细胞在缺氧时释出组胺，使前毛细血管及后微动脉转为舒张，但微静脉与小静脉对缺氧及酸中毒的耐受性较强，始终处于紧缩状态，因而出现毛细血管前阻力降低，毛细血管后阻力增高，血液"灌"而不"流"，滞留于真毛细管网内。这样一方面血管容量大大增加，回心血量因而减少；另一方面全身器官组织发生滞留性缺氧，毛细血管内静水压增高，加上缺氧的毛细血管通透性增加，血浆渗出于组织间隙，回心血量更为减少，有效循环血量不足，心排血量乃进一步下降。

4. 肺血管栓塞

当大块栓子堵塞肺动脉主干及其分支，肺血管发生反射性痉挛，使肺动脉阻力和肺循环压力急剧增高，导致右心室无法排出从体循环回流的血液，产生右心室扩张和右心功能不全，继而使心排量急剧下降。由于动脉血氧分压降低，冠状动脉反射性痉挛和右心腔压力增高影响冠脉血流，加重心肌缺血缺氧，进一步加剧心功能不全，导致泵衰竭。一部分伴有左心衰竭的患者，在心排血量下降、左心室舒张末期压力升高后，左心房压力继而升高，肺部瘀血，甚至肺水肿，可以严重影响肺部气体交换，导致全身严重缺氧，其结果将加重心肌缺氧、无力，心排血量又将下降。近年来一些学者发现，各类型休克晚期患者，由于缺氧、酸中毒、溶酶体裂解，血浆中出现大量心肌抑制因子和溶酶水解酶。这些物质（尤其是前者）是很强的心肌毒素，各类型休克晚期患者出现心力衰竭，可能与此有关。

在上述一系列的变化中，心肌的缺氧损伤，全身缺氧及因此而引起的酸中毒，心房、心室的扩大和张力增高，血中脂肪酸、儿茶酚胺及其他血管活性物质的增多，水与电解质平衡紊乱等，都可引起心律失常。其中严重的心律失常如果不是迅速致命的话，也往往使输出量进一步下降及心肌耗氧量显著增加，使病情恶化。临床上，一些患者在发病初期一般情况尚好，但是由于上述恶性循环的影响，冠状动脉血供每况愈下，梗死区逐渐扩大，终于导致心源性休克，或者在心源性休克形成后，由于恶性循环，病情不断恶化，终至休克不可逆。

三、临床表现

心源性休克是临床上较为严重的病症，主要表现为动脉血压下降而导致各组织器官血流灌注不足，从而产生相应的症状和体征。临床上，在有原发性心脏病变的基础上，特别是在心肌梗死急性期，出现以下情况，应考虑有心源性休克。

1. 低血压

收缩压小于 10.7 kPa，或至少比原值低 4.0 kPa，原有高血压者，其收缩压要下降 10.7 kPa 以上。

2. 组织器官血流量低灌注表现

①尿量减少，小于 20 mL/h。②意识状态改变，如烦躁、淡漠、反应迟钝等。③皮肤湿冷、苍白。④脉搏细数。以上症状，尤其是低血压，应注意排除其他可引起血压降低的情况，如失血、脱水、血管迷走神经反射、药物反应等。这些情况纠正后，血压很快即可恢复正常。

四、治疗

1. 一般治疗

（1）吸氧与对症治疗：病情严重者，应使气道畅通，一般给予鼻导管或面罩吸氧。适当给予镇静剂，疼痛者可给吗啡或哌替啶止痛。消除恶心、呕吐，保持大便通畅，发热者应予物理或药物降温。尽快建立静脉输液通道。

（2）低血压的治疗：严重低血压可迅速引起脑、心肌的不可逆性损害。治疗首先要恢复灌注压，患者取平卧位，稍抬高下肢，同时用多巴胺或去甲肾上腺素等药物迅速增加全身阻力，加强心肌收缩力，提高中心灌注压。

（3）纠正酸碱平衡失调：休克时组织灌注不足和缺氧、无氧代谢，使乳酸堆积引起酸中毒，严重者（pH 小于 7.2）可抑制心肌收缩力，使血管对升压药物不敏感，易诱发心律失常。此时宜用碳酸氢钠纠正，并反复测定动脉血 pH，如有严重的呼吸性碱中毒可用镇静剂。

（4）心律失常的处理：心律失常是心源性休克的附加因素之一，快速性心律失常可使心功能恶化，加重心肌缺血性损害。当血流动力学急剧恶化时宜电击复律，一般可先用抗心律失常药。显著心动过缓伴低血压及低心排出量大多由迷走神经张力增高引起，可用阿托品 1.5～2.0 mg 静注，如无反应或出现高度房室传导阻滞伴起搏点较低时，应安置起搏器。

2. 补充血容量

心源性休克患者因微循环障碍、血流淤滞及血浆渗出等，可继发血容量不足，故应予适量补液。补液种类可酌情选用血浆、全血、低分子右旋糖酐。逐步小量地增加液体输入量，对估价容量疗法的效果极为有益，开始在 5～10 min 内输入液体 50～100 mL，在持续血流动力学监测下，观察组织灌注的改善情况（一般获得最大心排出量须使其 PCWP 在 1.9～2.4 kPa），若有效，又无肺水肿迹象方可继续输液。另外，应同时测定血浆胶体渗透压，对调节输液量极有价值，因为肺水肿的发生不单决定于肺静脉压，且与胶体渗透压有密切关系，故一般 PCWP 达到或超过胶体渗透压即可能发生肺水肿，一般输液后 CVP 保持在 0.78～1.18 kPa，则可停止补液。

3. 血管活性药物的应用

应在补足血容量的基础上，使用血管活性药物，以维持动脉收缩压在 12 kPa 或平均压在 10.6 kPa 左右。

（1）先用血管升压药：首选多巴胺从 1 μg/（kg·min）静脉滴注开始，以后每 5～10 min 增加 1 μg/（kg·min），直至升压满意或达 10 μg/（kg·min）。多巴胺具有选择性收缩周围（如皮肤、骨骼肌等）血管和扩张重要内脏（如脑、肾、冠状动脉等）血管的作用。本药小剂量 [5～10 μg/（kg·min）] 应用时，主要兴奋 β 肾上腺素能受体，有正性肌力作用，使心排血量增加和心室充盈压降低，平均每分钟可用 300～600 μg；大剂量 [大于 20 μg/（kg·min）] 应用时，主要兴奋 α 肾上腺素能受体，可加强血管收缩和提高灌注压。如多巴胺不能维持足够的灌注压，可给予间羟胺 8～15 μg/（kg·min）静脉滴注，或多巴胺与间羟胺并用，如仍无效可给小剂量去甲肾上腺素 1～5 μg/min 治疗。去甲肾上腺素小剂量应用时能增加心排血量伴以轻度血管收缩，但较大剂量时，外周阻力明显增加，心排血量减少。多巴酚丁胺是一种具有 α 和 β 肾上腺素能作用的拟交感神经药，对心脏的正性肌力作用较多巴胺强。该药 10～40 μg/（kg·min）静滴，能增加心排血量和收缩压，降低肺动脉楔嵌压而不伴有室性期前收缩或心脏损伤，一般用量 5～15 μg/（kg·min）。氨力农（氨吡酮）为新型正性肌力药物，具有正性肌力作用及负性扩张血管作用。该药首剂用 0.75～1.5 mg/kg，3～5 min 后加量 0.75 mg/kg。24 h 最大量达 18 mg/kg，与多巴胺联用对心源性休克有良效。

（2）扩血管药物：临床出现肺水肿及微循环血管痉挛，左室舒张终末压（前负荷）升高及心室后负荷恶化，心肌耗氧剧增时，应用血管扩张药是有效的。常用于治疗心源性休克的扩血管药物有：①硝酸甘油、异山梨酯扩张小静脉，降低前负荷，对急性肺水肿可获速效，以 5～10 mg 加入 5% 葡萄糖液 250 mL 中静脉缓慢滴注。②酚妥拉明、酚苄明扩张小动脉，降低后负荷，酚妥拉明以 30～50 mg 加入 5% 葡萄糖液 100 mL 中静滴，滴速 0.1～1.0 mg/min。③硝普钠、哌唑嗪降低心脏的前后负荷，均衡地扩张动静脉。硝普钠：以 5～10 mg 加入 5% 葡萄糖液 100 mL 中静滴，滴速 20～100 μg/min。应注意避光静滴。

血管升压药和扩血管药物的选择及配伍原则可概括如下：①一般病例，收缩压 ≥ 10.67 kPa 者，首选多巴胺（轻症亦可试用美芬丁胺），视血压反应再考虑加用去甲肾上腺素或间羟胺。②血压急剧下降至 10.67 kPa 以下时，应首选去甲肾上腺素或间羟胺，使收缩压提升至 12.0 kPa 左右。③有左心衰竭或（及）外周血管阻力明显增高者，应加用苄胺唑啉或硝普钠。扩血管药物亦可与洋地黄及利尿剂同时联用。但必须注意，前述药物特别是硝酸甘油、硝普钠可使血压骤降，需与多巴胺联用。亦有报道单独用酚妥拉明后发生猝死者。使用时，必须在血流动力学严密监测下进行，并在泵衰竭及心源性休克给一般治疗无效时方予采用，不做首选。

4. 洋地黄类药物的应用

用于心源性休克不仅无益，可能有害。洋地黄静注可使外周血管及冠状动脉发生暂时性收缩，使后负荷增加，冠状动脉供血减少，对急性心肌梗死后头 24 h，应用洋地黄导致严重心律失常的潜在危险性较大，可能出现冠状动脉及全身小动脉收缩，血压急剧上升，病情迅速恶化。

有肺水肿而无心律失常者，一般主张用毒毛花苷 K，首剂 0.25 mg，加在 50% 葡萄糖液 20～40 mL

中缓慢静脉注射，每隔 2～4 h 可再用 0.125 mg，第一天总剂量不宜超过 0.5 mg。并发阵发性室上性心动过速或房性期前收缩，多主张用毛花苷 C，首剂 0.4 mg，每 4～6 h 可再用 0.2 mg，第一天总量不宜超过 0.8 mg。有人认为，要扭转心肌梗死并发的室上性阵速，洋地黄用量往往较大，故主张先用电转复，再用洋地黄维持量控制发作，用洋地黄后再做电转复则属禁忌。

5. 高血糖素的应用

高血糖素具有增强心肌收缩力、加快心率的作用，虽然这种作用不很强，但它不增加心肌应激性，不诱发心律失常，在洋地黄中毒时仍可应用，β 受体阻断剂过量者，高血糖素最适宜。因此，心肌应激性增高及洋地黄中毒时亦可用之。高血糖素对肾小管有直接作用，能利尿及利钠，同时给予氨茶碱可增强强心利尿作用，应补充钾盐以防止低血钾。不良反应为恶心、呕吐。用法：高血糖素 10 mg 加 5% 葡萄糖液 100 mL 静脉滴注，速度 4 mg/h，如效果欠佳，可临时静脉注射 5 mg，或增大滴注浓度，最大量为 20 mg/h。

6. 肾上腺皮质激素

激素通过稳定溶酶体膜及轻度 α 受体阻滞作用而缩小心肌梗死面积，改善血流动力学异常，并可改善微循环及心脏传导功能，增加心排出量，在严重休克患者可短期大剂量应用。如地塞米松 10～20 mg 或氢化可的松 200～300 mg 静滴，连用 3 d。

7. 心肌保护药

能量合剂和极化液对心肌具有营养支持和防止严重快速心律失常作用，而 1,6- 二磷酸果糖（FDP）在心源性休克中具有较好的外源性心肌保护作用。剂量可加大，且无明显不良反应。

8. 辅助循环装置

（1）主动脉内气囊反搏术：在心源性休克应用最多。该方法将一带气囊的导管经股动脉送至降主动脉，气囊与泵相连，用体外控制系统和心电图同步装置控制气囊的启闭，于心脏舒张期向气囊内充气 30～40 mL，左室射血前放出气体。气囊充气时提高舒张期灌注压，增加冠状动脉血流量；气囊放气时降低后负荷，增加心排出量。目前认为，该方法可获得暂时的血流动力效应，但对患者的长期存活影响甚微。

（2）体外反搏：最大优点是非侵入性，但一般认为其疗效较主动脉内气囊反搏差，目前国内较少应用。

（3）转流术：全心肺转流用于治疗心源性休克，但细胞破坏和非搏动性血流灌注，限制了该法的应用；部分转流术包括左房 - 动脉转流和左室 - 动脉转流。但因技术复杂，并发症多和价格昂贵而未广泛开展。

9. 急症外科手术

外科手术包括心肌血管的重建、左室室壁瘤的切除、二尖瓣置换以及室间隔穿孔的修补。其目的在于纠治心脏的机械性损害，增加缺血心肌的血流量。

第四节　神经源性休克

神经源性休克是中枢神经系统功能障碍所致的低血压。常见于创伤后的患者，可伴有低血容量、张力性气胸或心脏压塞等其他问题。主要机制是交感神经系统功能障碍，结果血管广泛扩张，血容量相对不足。

一、病因

常见病因有脊髓麻醉、脊髓损伤、过敏性休克和晕厥（血管 - 迷走神经反应）。严重大脑、脑干或脊髓的损伤，是血管扩张与收缩之间的平衡障碍引起的低血压。与低血容量性休克不同，神经源性休克者血容量正常。

二、临床表现

皮肤色泽和温度几乎无变化,毛细血管再充盈正常,精神状态表现不一,但一般正常。

三、治疗

要排除其他原因所致的休克。必要时补充容量,用血管收缩剂。一般不需手术处理。可将患者置于 Trendelenburg 体位,补液,给予拟交感药物。

第五节 低血容量性休克

低血容量性休克(hypovolemic shock)是指体内或血管内大量丢失血液、血浆或细胞外液,引起血容量减少,血流动力学失衡,组织灌注不足而发生的休克。

一、病因

低血容量性休克多为大量出血(内出血或外出血)、失水(如呕吐、腹泻、糖尿病、尿崩症、肾上腺皮质功能不全、肠梗阻、胃肠瘘管)、失血浆(如大面积烧伤、腹膜炎、创伤及炎症)等原因使血容量突然减少所致。此时静脉压降低,回心血量减少,心排血量降低,周围血管呈收缩状态。

二、发病机制

低血容量性休克,由于有大量出血和血浆丢失,使血容量丧失,组织破坏,分解产物释放和吸收,损伤部位出血、水肿和渗出,使有效血循环量大为减少。这种从血管内渗到组织间隙的体液,虽然在体内,并不能参加到有效循环中去,等于血容量的损失。同时,受伤组织逐渐坏死和分解,代谢产物产生,使儿茶酚胺、肾素 – 血管紧张素、组胺、激肽及各种蛋白酶的释放增多,引起微血管扩张和管壁通透性增加,使有效血容量进一步减少,组织更加缺血、缺氧,从而产生更多代谢性血管抑制物质,如乳酸、丙酮酸等,形成恶性循环,而加重休克的发展。

三、临床表现

按休克的严重程度,一般可分以下三种,但其间无明确分界线。

1. 轻度休克

轻度休克表现为苍白,皮肤冷湿,先自四肢开始,然后遍及全身,口唇和指甲床略带青紫。患者发冷和口渴,尿少而浓,收缩压偏低,脉压减小。这主要是皮肤、脂肪、骨骼肌等非生命器官和组织灌注减少所致,相当于 10%~20% 的血容量丢失。

2. 中度休克

中度休克上述情况加重,血压下降,收缩压可为 8~10.6 kPa,脉压小,尿量小于 0.5 mL/(kg·h),提示患者有显著肾血流量不足。此时肝、肾、胃肠道等生命器官血流灌注减少,相当于 20%~40% 的血容量丢失。

3. 重度休克

重度休克病情更重,血压显著下降,收缩压小于 8 kPa,无尿,此时由于心、脑灌注减少,出现烦躁不安、易激动,以后可昏迷、呼吸急促、心律失常,以至心脏骤停,相当于 40%~50% 以上的血容量丢失。

四、治疗

低血容量性休克的关键治疗是充分补液,输液的快慢、多少直接影响治疗效果及成败。同时根据输液对象年龄,即青年、成年或老年,是否有潜在性心、肝、肺、肾等疾患,决定补充血液、血浆扩张剂及电解质。

1. 补液

（1）输血

低血容量性休克，以失血性休克最常见，输血前应先估计失血量。可先触摸颈动脉搏动，如能触及，则收缩压不低于 8 kPa，股动脉搏动为 9.33 kPa，肱动脉为 10.66 kPa，动脉压为 12 kPa 及脉率大于 120 ~ 140 次/min，则提示有较大量出血。血红蛋白小于 60 g/L 时，要尽可能迅速充分输血，以利止血和纠正休克。大量失血者尽量输全血，常需 1 000 mL 或更多。严重失血经输血无效或动脉失血者，可先动脉输血，输血量在 2 500 mL 以内，可采用血库储存的枸橼酸血，每输完 1 000 mL，静注 10% 葡萄糖酸钙 l0 mL 和枸橼酸，超过 2 500 mL 时，应改用新鲜肝素血。

（2）补晶体溶液

低血容量性休克多数提倡用晶体溶液如生理盐水、复方氯化钠溶液、5% 葡萄糖盐水或盐平衡液。使用晶体液不仅补充血容量，且补充组织间液的缺失。近年来多应用高张盐液作容量复苏或补充急性创伤和术中出血，一般可用 7.5% 盐液或以 6% 右旋糖酐 - 70 制备的 7.5% 盐液 3 ~ 4 mL/kg，有良好的效果。

但补液时要根据病情注意以下情况：①高热大于 39℃持续 24 h 无汗者，大量水分从肺呼出，水分丧失达 2 000 mL，而无电解质丧失，适当补充葡萄糖液即可。②患者出大汗时，24 h 盐类损失约相当于 500 mL 生理盐水的盐量，应加 10% 氯化钾 5mL。③患者呕吐时，平均每吐出 1 000 mL 呕吐物补充 5% 葡萄糖液、生理盐水各 500 mL，另加 10% 氯化钾 20 mL。④患者腹泻时，平均每排出 1 000 mL，补 10% 氯化钾 20 mL。

（3）补多糖类血浆代用品

早期扩容、快速输入、容量补充是治疗低血容量性休克的重要环节。在紧急情况下，如暂无血源，可迅速选用以下液体。

①低分子右旋糖酐：是休克早期扩容的良好溶液。可第一小时快速输入 100 ~ 150 mL，以后缓慢输注，24 h 维持总量在 10 ~ 15 mL/kg，最好不超过 1 000 mL/d。

②血浆代用品：以 706 羧甲淀粉为临床常用，409、403、404 羧甲淀粉及海藻酸钠均有扩容作用，对出血性及创伤性休克疗效均较好。但应用时需做过敏试验。

③人血胶体物质及水解蛋白：血浆、冻干血浆、人血清蛋白等是生理胶体液，能提高血浆渗透压而起到扩容作用，能有效和相当持久地维持血容量，又能补充蛋白质，故适用于各型休克、血浆蛋白过低及营养不良者。另外，对休克患者禁食已超过 3 d，休克基本缓解，用水解蛋白每日从静脉输入 500 ~ 1 000 mL，可供蛋白代谢，并在体内参与氨基酸代谢，直接产生能量。

2. 补充电解质及纠正酸中毒

由于输液量过大致电解质紊乱时，应根据实验检查输入钾、钠、氯、镁及氯化物等。若测定二氧化碳结合力较低，出现酸中毒时，可同时输入 5% 的碳酸氢钠，其原则是少量多次给予。

3. 血管活性药物的应用

如血容量已补足，血压不回升，特别是出现少尿或无尿时，可选用多巴胺或异丙肾上腺素静脉滴注，以加强心肌收缩力，降低外周阻力，增加心排血量和微循环血流量。但对于低血容量性休克早期不宜使用血管活性药物。

4. 纠治诱发因素

应及时治疗导致低血容量性休克的诱发因素，根据不同的病因，做出相应的处理。

（1）抗休克裤：抗休克裤目前广泛应用于创伤、出血性休克的急救转运。通常认为对头、胸部外伤引起的出血性休克不宜使用，对心包填塞和张力性气胸等则禁忌使用。

（2）氧自由基清除剂：休克时组织缺氧可产生大量氧自由基（OFR），它作用于细胞膜的类脂，使其过氧化而改变细胞膜的功能，并能使中性清细胞凝聚造成微血管的损害。血管内皮细胞、线粒体膜的损害以及溶酶体膜的溶解都与 OFR 有关。在实验性休克中使用的 OFR 清除剂有：超氧化物歧化酶（SOD）、过氧化氢酶（CAT）、维生素 C 和维生素 E、谷胱甘肽等。

（3）激素：肾上腺上皮质激素可改善微循环，保护亚细胞结构，增强溶酶体膜的稳定性，并有抗心肌抑制因子的作用。对重度休克可静滴氢化可的松 50～100 mL/kg 或地塞米松 1～3 mg/kg。

（4）ATP-MgC/Z：应用 ATP-MgC/Z 能提高实验动物的生存率。其抗休克作用在于直接为细胞提供能量。两者合用可防止 ATP 被血中二价离子螯合，降低 ATP 降解速率而防止单独应用 ATP 引起的降压反应。

（5）其他：前列环素（PGI_2）具有扩张血管和抑制血小板凝集作用，故可用来辅助抗休克。内源性鸦片物质如内啡肽有降血压作用，纳洛酮有拮抗作用，也可用于抗休克，剂量 0.06 mg/kg，可增加心排血量 30%。

必须强调指出，上述一些综合治疗的原则，应根据具体情况灵活运用，一些客观检查的结果，需正确地加以解释，做到治疗及时、正确而有效。

第三章 甲状腺手术

第一节 甲状腺手术麻醉

甲状腺是人体主要的内分泌器官之一，某些病理条件下，如单纯性甲状腺肿、甲状腺功能亢进、甲状腺肿瘤等症需在麻醉下完成手术治疗。随着外科技术水平的进步，临床麻醉技术的发展，这些手术的麻醉方式有了很大的发展和提高，优化的麻醉方案必然为甲状腺外科专业的麻醉技术发展提供足够的舞台，结合不同麻醉方式、监测指标以及外科发展分析，综合临床应用的不同麻醉方法，为向着微创、精细解剖发展的甲状腺手术的临床麻醉提供理论实践依据。

一、特点

1. 甲状腺疾病

甲状腺疾病是常见的外科疾病，以甲状腺瘤、结节性甲状腺肿常见。处理一般无困难。功能异常性疾病如甲状腺功能亢进、甲状腺功能低下、甲状旁腺功能亢进等需采取适当的准备及采取适当的麻醉措施。

2. 围麻醉期的重点是确保呼吸道通畅

（1）巨大甲状腺可压迫气管，引起气管移位、狭窄及软化。病人可以有明显的上呼吸道梗阻表现，特别是平卧后呼吸困难加重。术前应照颈部 X 线片，确定预部气管的受压程度。如果气管受压明显且病人有明显的呼吸困难，则需要清醒插管。

（2）术中喉返神经损伤是甲状腺手术的重要并发症，单侧损伤引起一侧声带麻痹，病人声音无力、嘶哑；双侧喉返神经损伤引起双侧声带麻痹，可造成上呼吸道梗阻和窒息，需要气管内插管或气管切开。

（3）甲状腺的血液供应非常丰富，术后手术部位可压迫气管，引起呼吸困难。应做好气管插管、气管切开及伤口切开的准备。

二、甲状腺功能亢进

（一）病理生理特点

1. 甲状腺素

甲状腺素分泌增加引起甲亢。原发性甲亢、高功能腺瘤、甲状腺素刺激激素、妊娠可引起甲状腺素的过度释放；亚急性甲状腺炎病人炎症使甲状腺素漏出，也可造成甲状腺素增高。

2. 甲状腺素的作用

甲状腺素的作用作用为调节细胞代谢，改变机体的氧耗和热量的产生，改变机体的反应性。

3. 临床表现

临床表现情绪紧张、易激动、怕热、易出汗、食欲亢进、身体消瘦、手颤、凸眼；心血管反应为血压升高、脉压增大、心律失常（如窦性心动过速、房颤）、收缩期杂音和充血性心衰。

4. 甲亢危象

甲亢危象为甲状腺功能极度亢进，机体处于高代谢、高消耗、高兴奋状态，如不控制可迅速导致衰竭和死亡。临床表现开始为精神激动、血压升高、心率增快、体温上升、手颤；继之出现谵妄、昏迷、大小便失禁。麻醉下甲亢危象的症状被掩盖，如果术中出现难以控制的心动过速及体温升高，则危象的论断即可确定。

（二）麻醉处理原则

1. 术前准备

（1）目的：预防术中、术后发生心房纤颤、充血性心衰及甲亢危象。

（2）标准：T_3、T_4正常；临床症状减轻，心率80次/min左右、血压不高于18.7/12.0 kPa（140/90 mmHg）、病情稳定。

（3）术前常用治疗药物：①硫氧嘧啶：初量200～400 mg/d，维持量100～200 mg/d他巴唑或甲亢平：初量20～40 mg/d，维持量10～20 mg/d。用药后6～8周起效，常见副作用为皮疹和粒细胞减少。②卢弋（Lugol）氏液：术前10～14 d开始服用，5～10滴/次，每日三次。Lugol氏液的效果：控制甲亢症状、甲状腺缩小、变硬、血管杂音减轻。③β-受体阻滞剂：每天心得安40～80 mg + 碘化钾60 mg，分四次服用。术前最后一次在术前1～2 h，术后继续使用4～7 d。效果：减轻甲亢的心血管表现，降低心率和心排血量，改善病人的一般情况。

（4）麻醉前用药：①镇静剂：口服或肌肉注射苯二氮䓬类药物或口服巴比妥类药物。②继续服用抗甲亢药物。③抗胆碱药物易影响心率及热调节系统，一般不宜应用。

2. 麻醉选择

（1）气管内全麻：是目前采用最广的方法。颈部硬膜外阻滞可提供完善的镇痛，阻断交感神经。颈丛神经阻滞的止痛效果较好。甲亢病人精神过度紧张，术中清醒对病情不利，全麻与局部阻滞结合可发挥各自的优点。

（2）全麻诱导：硫喷妥钠、咪唑安定、异丙酚具有良好的镇静作用，诱导迅速、平稳，适合甲亢病人的麻醉诱导。肌松剂应选用心血管作用较小的药物，如琥珀胆碱、阿屈可林、维库溴胺。氯安酮和潘库溴胺可明显增加病人心率，不宜使用。

（3）麻醉维持：一般选用安氟醚、异氟醚或七氟醚复合N_2O吸入维持，但氟烷可引起甲状腺素增加和心律失常，应避免使用。神经安定镇痛术或静脉普鲁卡因复合全麻，对甲状腺素及心血管的干扰小，麻醉稳定，可选用。

（4）残余肌松药的拮抗：有些甲亢病人可合并肌无力，故应选择中、短效药物。术中监测神经肌肉接头功能，术后使病人自动恢复，避免肌松作用残余。确实需要拮抗者要避免使用阿托品而改用抗胆碱酶药复合胃长宁。

3. 甲亢危象的治疗

（1）高发于术后6～18 h，术前准备不充分是发生术后甲亢危象的最危险因素。

（2）以支持疗法、对症疗法为主，结合抗甲亢药物。包括静脉输液、物理降温、β-受体阻滞剂的应用及碘剂、硫氧嘧啶，肾上腺机能不全者可给予氢化可的松。

三、麻醉方法进展

临床上可供甲状腺手术选择的麻醉方式有：局部阻滞、颈丛阻滞、硬膜外阻滞、全身麻醉与联合麻醉。采用分层局部阻滞，方法简单，但止痛效果差，疼痛引起的心血管反应明显。尽管甲状腺手术采用颈丛阻滞颇具争议，但由于操作简单，全身影响较小等优点仍被采用，针对这一情况，发现用硝甘控制性降压，可以缓解因患者血压、心率不同程度地增加，可以排除方法不同而导致的循环变化的区别，甲状腺手术所需的颈段硬膜外阻滞属于高位硬膜外阻滞，因技术难，阻滞欠完善而应用受限，仅那些有极高麻醉技术操作水平者可以选择，同时也能取得较好的麻醉效果，因而广泛地应用还具有技术局限性。

全身麻醉应该达到病人意识消失、镇痛良好、肌松弛适度、应激反应适当、内环境相对稳定，以满足手术要求及维护病人安全，气管内插管全麻运用于甲状腺手术被认为是最安全的方法，其能够较好地维持呼吸道通畅，避免术中气管受压而加重患者不适甚至窒息，应用较为广泛，效果较为明确。七氟醚作为一种易被患者接受的新型的吸入麻醉药其具有诱导快、苏醒快的特点。研究发现，气管内吸入七氟醚并持续输注芬太尼 0.30 μg/（kg·h）应用于甲状腺手术，麻醉效果好，简便易行。然而全麻插管后某些与插管相关的并发症却难以避免，随着喉罩装置的改进，喉罩在临床上使用日趋广泛，第 3 代喉罩有其独特的双气囊结构及吸流管等结构使喉罩密闭性提高，装置可以耐受高气道压力，也可将胃内液体或气体引出口外减少胃胀气，并能大大降低反流误吸的发生率，不导致声带损伤及气管机械性损伤，也能减少气管插管带来的口咽部疼痛，患者可以较为舒适地接受麻醉，完成手术治疗。

随着麻醉技术的进步，各种联合麻醉的出现，甲状腺手术麻醉进入新天地。临床研究发现，气管内全麻合并颈丛阻滞应用于甲状腺手术在保持血流动力学稳定方面明显优于单纯气管内全麻，并可减少术后疼痛，而丙泊酚靶控输注用于颈丛阻滞下甲状腺手术患者镇静可控性强，血浆靶浓度控制在（1.68±0.21）μg/mL 时，血流动力学稳定，镇静深度适宜，可有效抑制患者术中应激反应，瑞芬太尼靶控输注比人工控制输注更有利于颈丛阻滞下的甲状腺手术，然而实际工作中，全麻用药较为复杂，费用相对较高，联合麻醉费用则明显更高，并非所有患者都能接受。

针刺麻醉是中国古代针灸实践，具有千年历史，现代针刺麻醉在甲状腺手术中也有所应用，针对甲状腺术后疼痛发生率较高的问题，刘祥见等研究发现，应用哌替啶合谷穴注射可明显降低甲状腺术后头痛的发生率。谢才姣等采用传统针刺麻醉与颈丛阻滞麻醉相结合，避免了针刺麻醉镇痛不全的缺点，减少了单纯颈丛阻滞麻醉所致的心血管方面的副反应。虽然现代针刺麻醉也有所发展，但是它仍然存在一定的局限性，为了达到手术要求，通常只有药物辅助并结合全方位的取穴方法才能进一步提高麻醉效果，显然，适宜的麻醉方式仍需不断探求。

四、麻醉监测

一定的监测指标用于评价麻醉效果常规动脉血压、心率检测，用于粗略观察血流动力学状态对于非全身麻醉采用止痛效果的 4 级评定：1 级，安静，无痛苦，能主动配合；2 级，某些手术操作时有轻度疼痛，无体动呻吟，能配合；3 级，中度痛苦表情，时有体动呻吟，但尚能配合；4 级，疼痛难忍，常有呼叫和体动也可以选用 VAS 量表评分，改良的镇静／警醒（OAA/S）评估：1 分，完全清醒，对正常呼名应答反应正常；2 分，对正常呼名的应答反应迟钝；3 分，完全清醒，对正常呼应无应答反应，对大声呼名有应答反应；4 分，对大声呼名无应答反应，对轻拍身体才有应答反应；5 分，对轻拍身体无应答反应，但对伤害性刺激有应答反应随着医学科学技术发展，脑电双频谱指数（BIS）逐渐应用于临床，为工作带来便利。另外，针对甲状腺手术，临床上常选用血浆白细胞介素 -2（Interleukin-2，IL-2），白细胞介素 -6（IL-6），白细胞介素 -8（IL-8），肿瘤坏死因子 -a（Tumor necrosis）（factor-a，TNF-a）等细胞因子及应激指标如 C- 反应蛋白（c-creative protein，CRP），皮质醇（Cortisol，CORT）等中的几项指标做相关监测。例如在开放性甲状腺手术切皮 2 h 后血浆 IL-6、IL-8、TNF-a、CRP、CORT 等浓度出现明显升高的现象，气管内插管较双侧颈丛阻滞对机体应激反应中 TNF-a、IL-2 在术后 24 h、72 h 变化明显，这些可用下面的内容做解释：手术与麻醉同样是对机体的有害刺激，发生于围术期，CORT 是反映机体应激反应的一个较敏感的指标，体内不良因素刺激均可引起肾上腺皮质激素分泌，而且与手术刺激的大小、持续时间有关。血浆 IL-6、IL-8、CRP 浓度变化直接反应手术、创伤对机体造成的损害，IL-6 是反映组织损伤早期灵敏的标志物和介导物质，由巨细胞产生后，刺激机体组织内 T、B 淋巴细胞产生抗体，参与急性期反应；IL-8 是早期的炎症趋化因子，充分认识这些炎症因子，为临床操作提供理论指导，PETCO$_2$ 常规用于全身麻醉术中监测，莫家全等发现将此项监测用于配合双侧颈浅丛神经阻滞麻醉来完成甲状腺手术是一种安全无创、操作简便、反应迅速的连续的定量呼吸监测方法，对提高麻醉安全性有很大的帮助。

五、外科领域的发展

由于喉返神经特殊的解剖位置，为了避免其损伤，非全身麻醉主要是为了配合手术进度的需要。随着外科技术的进步与成熟，甲状腺手术已由单纯的局部切除向侧叶、次全切、全切方向发展。近来研究发现，手术中可以采用喉返神经实时监控，该方法已经能有效地避免损伤该神经，这可能对麻醉方案无明显特殊要求。微创外科方面，1996 年 Gagner 报道首例内镜甲状旁腺切除术，开启了腔镜甲状腺手术的先河，接着，Huscher 等完成首例腔镜下甲状腺手术，而我国仇明、王存川等学者在 2002 年也较早地开展了经胸壁入路腔镜甲状腺手术并积极地进行了推广，预示着甲状腺手术从传统的切除走向了微创、精细解剖。因此，曾经由于技术条件落后导致的神经盲目性损伤减少，这就迫切需要更好的手术麻醉条件，尽管高位硬膜外阻滞在微型腹腔镜的应用中取得了良好效果，但是新的外科技术必然对传统的麻醉方案提出挑战，因而麻醉方案也将随着外科技术发展而更进一步发展更新。

总之，随着外科技术的进步，临床麻醉医师不必再强求为配合外科医师操作而采用随时可以唤醒病人以协助其确认神经是否受损的麻醉方案。张兴等对插管全麻、高位硬膜外麻醉及颈丛麻醉应用于微型腹腔镜甲状腺切除术进行了研究，提出两种非全麻麻醉方式应用于微型腹腔镜甲状腺手术的不良反应较少，费用较低。然而，高位硬膜外麻醉毕竟是有创操作，具有一定的操作和技术风险，极高的技术要求仍然会限制其发展；颈丛麻醉用于甲状腺手术颇具争议。静脉快速诱导、单纯七氟醚吸入维持的全身麻醉方式不会影响喉返神经功能监测的连续性，不但能维持手术时血压、心率平稳，还能苏醒迅速、完全。腹腔镜及微创解剖技术的发展，将如何影响患者手术麻醉期间机体的生理及病理生理变化，不同药物对喉返神经实时监控的具体影响，还需要进一步研究与探讨，虽然适宜的全身麻醉能够营造一个舒适、舒心的环境，也具有良好的社会需求前景，不失为甲状腺手术麻醉的新趋势，但是，究竟选择何种麻醉方案，需兼顾外科技术发展及社会医学发展需要，在以后的临床麻醉工作中可以做进一步且深层次的研究。

第二节　腔镜甲状腺切除术

手术切除是治疗甲状腺疾病的有效手段之一，然而传统开放手术方式给病人颈部留下了一条 6 ~ 8 cm 的切口瘢痕，影响美观，对中青年女性的影响尤为突出。1996 年美国 Gagner 等开创性地应用腔镜技术成功地施行了首例腔镜甲状腺次全切除术，这使腔镜技术不再局限于胸腹腔等体内原有的空腔，而向有潜在腔隙或无腔隙区域发展。腔镜甲状腺切除术逐步成为腔镜外科研究的热点之一。

一、手术的关键问题

（一）清晰的镜下术野

腔镜手术的镜下视野清晰是手术进行的必要条件，甲状腺血供极其丰富，血管分支吻合严密，常规手术也常常引起多量出血、渗血。术前采用含肾上腺素的生理盐水皮下注射及超声刀的应用使此问题迎刃而解。超声刀主要通过刀锋震动产生热量，导致组织变性。使用超声刀处理甲状腺实质及血管时无须额外的缝合结扎及放置引流，操作过程中也不会产生烟雾模糊镜头。同时超声刀集分离、电凝、切割多功能于一身，减少了术中更换器械的时间。

（二）舒适的操作空间

腔镜手术常规需要提供适度的操作空间，最大限度地减少对周围结构的操作损伤，使器械有充足的活动度。而甲状腺结构复杂，与周围毗邻紧密，不具有胸腹腔天然的腔隙，因此，采用恰当的方法建立有效的手术空间并维系尤为重要。

1. 手术空间的建立

根据手术空间的建立途径不同可将腔镜甲状腺手术分为：①经颈途径的颈部小疤痕腔镜甲状腺切除术；②经胸途径的颈部无疤痕腔镜甲状腺切除术。

（1）颈部小疤痕途径：①胸骨切迹上途径，于胸骨切迹上行 5 mm 切口，打开颈筋膜，切口周围做荷包缝合，置入套管，注入 CO_2 气体，注入压力小于 8 mmHg，置入腔镜沿同侧胸锁乳突肌中段前沿的无血管间隙钝性分开其中的疏松组织，直视下另外建立 1～2 个操作孔用以送入抓钳、超声刀等器械。其优点是分离损伤范围小、CO_2 气体灌注并发症较少。②胸骨上窝途径，又称 MIVAT（minimally invasive video assisted thyroidectomy），于胸骨切迹上窝上 2.0 cm 处做 2.0 cm 横行切口，钝性分离颈阔肌下间隙到达甲状腺平面。操作空间由 2～3 个小拉钩牵拉维持，不需要 CO_2 气体维持空间。手术步骤与传统甲状腺手术基本一致，但不需要分离皮瓣和切断任何肌肉。其优点为创伤小、无 CO_2 气体灌注并发症。③上颈部途径，于上颈部皮肤皱褶处行 2.0 cm 横切口，钝性分离颈阔肌下间隙，分离胸骨舌骨肌和胸锁乳突肌，手术空间由拉钩维持。其优点为微创、手术时间短。

（2）颈部无疤痕的胸部途径：①锁骨下途径，又称 VANS（video assisted neck surgery），于肿瘤侧锁骨下行一 10～15 mm 切口，置入超声刀，于对侧锁骨下及病灶侧的颈侧分别做 5 mm 切口，分别置入腔镜及抓钳等器械。钝性分离后于颈阔肌平面下水平穿过 2 条直径 1.2 mm 的 kirscher 钢丝，然后拉起固定于"L"形柱上，建立帐篷样工作空间。其缺点为需要多个切口，切口离目标遥远，皮下间隙需要较大范围分离，损伤相对较大。②腋窝途径，悬吊病灶侧上臂，充分暴露腋窝于腋窝做 -3 cm 切口，沿胸大肌表层分离颈阔肌下间隙，以 4 mmHg 灌注压注入 CO_2，送入腔镜，在腔镜直视下置入另外 2 个 Trocar，置入器械分离颈部间隙，建立操作空间。其优点为腋窝小疤痕可以被上臂覆盖，同时手术操作空间小，CO_2 输入压力可以低于 4 mmHg，明显减少了并发症产生。缺点为手术时间长，处理对侧病灶较困难，尤其是处理对侧甲状腺的上极。③胸骨前途径，又称乳房途径，于胸骨前平双乳头连线做一 12 mm 切口，沿胸大肌筋膜浅层钝性分离，注入 CO_2 输入压力 6～8 mmHg，送入腔镜。于左右乳晕上缘分别做 5 mm 切口，置入器械，建立操作空间，输注 CO_2 气体维系。其缺点为切口离目标远，皮下间隙需广泛分离，损伤较大，CO_2 气体吸收面积较大，CO_2 气体灌注并发症发生率较高。

2. 手术空间的维系

目前维持手术空间有两种方法：① CO_2 充气法，即采用 CO_2 灌注维系所建空间，一般采用低于 10 mmHg 的注气压维系空间，国内多报道采用 6～8 mmHg 较为适宜。一般来说注气压力控制在 6～8 mmHg 对患者生理功能影响较小；②颈前悬吊法，即采用特制钢丝皮下悬吊维系所建空间，该法使用安全，一般无并发症，但与 CO_2 灌注法相比，术野暴露不充分，且在颈部留有疤痕；③其他方法，如连同胸骨舌骨肌悬吊法，球囊扩张器辅助颈前悬吊法。

二、手术主要步骤

建立手术空间后，纵行切开颈白线，分离病灶侧带状肌与甲状腺之间的疏松间隙，用超声刀凝固切断甲状腺中静脉，分离甲状腺下动脉，因腔镜放大效果较好，故甲状腺下动脉与喉返神经的解剖关系清晰可见，用超声刀离断甲状腺下动脉。游离甲状腺上极，辨清喉上神经外支，避免损伤。离断甲状腺上血管，将甲状腺叶充分游离，其峡部用超声刀离断，将标本装入塑料袋中取出，视情况放置多孔引流管。

三、腔镜甲状腺切除术的并发症

腔镜甲状腺切除的并发症与传统手术大致相同，主要有术中血管出血、喉返神经损伤、误切甲状旁腺、气管损伤、术后术口感染、甲状腺功能低下、术后血肿等。由于内镜的放大作用，术中对解剖结构显示清晰，因此以上并发症相对于传统手术较少发生。CO_2 气体灌注是维系手术空间的主要方法，颈部粗糙的组织面中 CO_2 容易吸收。Bellantone 等人证实当 CO_2 灌注压超过 15 mmHg 时，易造成广泛严重的颅内压升高、皮下气肿、甚至纵隔气肿，进而影响呼吸、循环功能，导致酸中毒及高碳酸血症。如有大的血管损伤，还可引发气体栓塞，这都会给手术造成极大不便。另外本手术皮下分离范围较大，微创效果有待进一步探讨，分离不当时容易误入皮下脂肪层，脂肪组织破坏较多，术后易发生脂肪液化，恢复较慢。避免及减少并发症的关键在于，熟练掌握甲状腺的解剖结构、传统切除术及腔镜操作技术，控制适当的CO_2灌注压是减少CO_2灌注并发症的关键，一般认为低于10 mmHg的灌注压能有效减少并发症的发生。

四、腔镜甲状腺切除术的适应证及禁忌证

Park等和Miccoli等分别于1998年—2000年施行了100例及67例腔镜甲状腺手术，探索了部分手术适应证及禁忌证，Kataoka等也作了相关报道。一般认可的适应证包括：①良性甲状腺肿瘤（单纯性甲状腺肿、结节性甲状腺肿或伴囊性增生、甲状腺腺瘤等）及未转移的低度恶性腺癌；②甲状腺单结节最大直径小于4 cm，有报道超过5 cm甚至达到8 cm的肿瘤也可顺利切除。禁忌证：①巨大甲状腺肿；②有颈部手术史；③有转移或局部侵犯的恶性肿瘤；④甲亢及甲状腺炎；⑤高龄患者；⑥难以纠正的严重凝血功能障碍。术中中转开放手术的适应证：①血管出血难以控制；②术中冰冻切片检查为癌且需行甲状腺全切除术。

五、腔镜甲状腺切除术存在的问题

随着医疗水平的提高和外科技术的发展，人们不再仅仅满足于对疾病的治愈，更加注重生活质量的改善提高。甲状腺手术有美容的内在要求，而腔镜甲状腺切除术正是以美容微创为其特性，使此技术逐步被患者所接受。但此技术也存在一些问题：①与传统手术相比，其手术空间较小，技术要求高，手术时间相对较长，一般为100～200 min，平均140 min；②与传统手术相比，由于腔镜有将视野放大5～10倍的效果，并发症发生率较传统手术低，但特异的CO_2灌注并发症却时常发生；③虽然胸部途径美容效果最好，但皮下剥离面积较大，损伤较大；④目前由于器械和技术所限，禁忌证较多。以上问题所引发的争论是，患者能否真正接受腔镜手术术中、术后可能发生的并发症，进而广泛接受腔镜甲状腺切除术。要广泛施行腔镜甲状腺手术，必须证实该术式的绝对安全，至少要求达到同传统开放手术相同的治疗效果。只有在疾病治愈的前提下才能促使人们进一步追求美容效果和生活质量的提高。然而腔镜甲状腺手术的施行在不同程度上改变了微创效果，甚至增加了部分患者的手术痛苦，这一切都对腔镜技术提出了挑战。另外，各学者对手术的适应证分歧较大，作者认为手术适应证的制订应根据患者自身条件和术者技术程度及器械先进程度而定。随着腔镜技术的成熟和专用器械的开发，手术时间必然会逐渐缩短，手术效果也必然进一步提高，适应证范围也会进一步扩大，腔镜甲状腺切除术将逐步取代传统手术并更加促进腔镜技术的发展与完善。

第三节 再次甲状腺手术

凡曾经施行过甲状腺手术而再次施行甲状腺手术者，称再次甲状腺手术。由于甲状腺解剖的特点，再次施行甲状腺手术时，其手术操作难度大，甚至可以遇到难以预计的困难。甲状腺周围组织结构、器官的损伤较易发生，特别是喉返神经、喉上神经损伤，甲状旁腺损伤，气管、食管损伤均较易发生。尤其是近期内的再次甲状腺手术。由于首次手术后形成的组织粘连、瘢痕形成致使原解剖关系不清，特别是甲状腺固有膜与外科被膜之间的解剖关系遭到破坏，故在操作过程中可能渗血、出血较广泛、较多，且不易有效地止血。由于首次手术中对颈白线部位的操作，致使气管前粘连、瘢痕形成，气管前间隔不清，再次手术时颈白线切开困难。再次甲状腺手术操作应采用特殊的操作方法。

一、适应证

（1）复发性结节性甲状腺肿：临床可扪及，且经B超检查证实为囊性结节或有包膜的结节。

（2）甲状腺癌复发性肿块，并经B超或CT检查证实者。

（3）甲状腺癌仅行肿块切除而疑有癌残留者。

（4）以往做过甲状腺手术，术后复发又有肿块，并经B超或CT检查证实者。

二、术前准备

除完成一般甲状腺手术术前常规准备外,要特别注意两点。

1. 术前声带检查

观察是否一侧声带固定,从而了解原手术是否有喉返神经损伤。不能单从病人发音情况来判定,因首次手术如有一侧喉返神经受损,若干时间后,健侧可以代偿,而使发音并无明显改变。如证实有一侧声带固定,则此次手术要求保证健侧的喉返神经一定不受影响。

2. 血清钙、磷测定

以了解原手术对甲状旁腺功能有无影响。

三、麻醉

根据具体情况选用颈神经丛阻滞或气管内插管全身麻醉。

四、基本术式

(1)对结节性甲状腺肿术后复发的单个囊性肿块(结节)者,仅做囊性肿块(结节)切除即可,但术中要注意仔细探查有无其他小囊肿存在。

(2)首次手术经病理检查证实为甲状腺癌,而首次手术仅行肿块切除而疑有癌残留者,再次手术应行比较规范的手术:健侧腺叶次全切除+峡部切除+患侧腺叶全切除+患侧颈鞘探查术。

(3)首次因甲状腺肿块而施行甲状腺手术,术后无病理学诊断,此次因同侧再发肿块而需再次手术时,则需行再发肿块侧甲状腺的近全切除术或全切除术,并于术中做快速切片确诊。根据此次快速切片结果确定是否需行对侧叶手术切除以及患侧颈鞘探查术。

(4)如以往一侧做了甲状腺次全切除术或部分切除术,经检查手术侧已无病变存在,此次为另一侧手术时,则首次手术侧可不必再做手术处理。

五、手术步骤

(1)尽量利用原切口,从原皮肤切口瘢痕处切开,并可做原皮肤切口瘢痕切除。如原皮肤切口极不利于此次手术操作,亦可另做皮肤切口。

(2)偏离正中线,避开原颈白线瘢痕切开颈白线,也可从颈前肌群间隙中进入。

(3)切开患侧的胸锁乳突肌内侧缘(前缘),先显露患侧腺体外侧,由外侧逐步向内侧显露患叶甲状腺。

(4)结扎、切断甲状腺中静脉,但要注意颈内静脉位置,以防损伤。

(5)可在腺体的不同部位,用剪刀或刀尖试探性寻找甲状腺固有膜的表面,找到一处甲状腺固有膜与外科被膜之间的正常间隙,由此扩大分离面。

(6)瘢痕组织中的静脉腔不易收缩,可发生空气栓塞,应以缝扎为宜。

(7)手术操作要尽量简化,企图如首次施行甲状腺手术那样规范的显露腺体、切除腺叶往往是不现实的。可以简单地从粘连组织中切开复发的腺体,将囊肿剜出;也可以将复发的腺体组织或小结节用刮匙刮除之,如此操作往往可以收到预期手术效果。施行刮除时要注意严格地在复发腺体的甲状腺固有膜内进行,应保留腺体后背部分的腺组织,刮除后要彻底止血,切开的边缘要紧密缝合,不留空腔。

(8)术中对可疑甲状旁腺样组织要保留,不可把甲状旁腺误认为瘢痕、脂肪、甲状腺小结节而予以切除。

(9)在气管食管沟部位操作时应特别小心谨慎,切勿大把分离、切除,防止损伤周围的组织结构。

(10)对术前发现有一侧喉返神经麻痹表现者,再次手术时,一定要确保另一侧安全,切勿损伤。宁可手术"不彻底",而不可为追求手术的所谓"彻底性"而损伤另一侧的喉返神经。

六、手术经验及探讨

（1）再次甲状腺手术，有时很复杂，手术操作有时很困难，故一定要严格掌握手术指征。特别要注意勿把首次手术后的残余甲状腺组织的增生性改变，误认为复发性结节。术前仅凭临床扪诊到"结节"便决定手术，是不慎重的。术前有效的检查如B超甚或CT检查对确定诊断是必要的，可做可不做的手术则不要做。

（2）术者对再次甲状腺手术，不可强求规范的手术操作，企图如首次手术那样规范地进行操作，不仅有困难，反而可增加术后并发症的发生概率。

（3）对再次甲状腺手术的病人在再次手术前的声带检查和钙、磷测定十分重要。

第四节　胸骨后甲状腺肿手术

通过术前检查，如甲状腺腺体（或肿块）全部位于胸骨后者，应由心胸外科处理。仅小部分位于胸骨后，而大部分甲状腺（及肿块）位于颈部者，则可以颈部手术切除。如大部分位于胸骨后，而仅小部分位于颈部者，即整个甲状腺叶或肿块的2/3或腺叶或肿块下极深入到胸骨后大于5 cm者，则常需做开胸手术。

一、颈部吸尽囊液切除法

（一）适应证
巨大囊性肿块，但有大部分是位于胸骨后者。

（二）麻醉与体位
1. 麻醉

可采用颈神经丛阻滞，一般宜选用气管内插管全身麻醉。

2. 体位

病人取常规甲状腺手术体位。

（三）手术步骤
1. 常规颈部切口

常规显露甲状腺及肿块后，探查双叶甲状腺。如术中证实确为巨大囊性肿块，而又按常规颈部手术操作切除有困难时，则采用从颈部穿刺吸尽囊液，使肿块缩小后从颈部切除。

2. 缝合

在准备穿刺的部位，用小圆针、4号丝线预先做一荷包缝合备用。

3. 手术

将囊肿前壁显露后用一次性使用的10 mL注射器（无菌）套上5 mL注射器的针头，从荷包处刺入，抽尽囊内液体。然后拔出针头，锁紧荷包，以免残留囊内液体流出。囊性肿块明显缩小，按常规手术操作作息侧叶近全切除术或次全切除术。有时仅为一巨大囊肿而几乎无正常腺体，则肿块切除为腺叶全切除术或腺叶近全切除术。

二、"蚂蚁上树"颈部切除法

（一）适应证
巨大甲状腺肿块，而肿块为实质性，且大部分位于颈部，仅小部分（小于1/3）位于胸骨后窝。

（二）麻醉颈神经丛阻滞或气管内插管全身麻醉

（三）手术步骤
（1）常规显露双叶甲状腺，探查双叶甲状腺后，先依次游离好甲状腺上极，结扎、切断中静脉，使位于颈部的甲状腺或肿块游离。

（2）用粗丝线、弯圆针缝住大块腺体作为牵引线，将腺体（或肿块）向上、向外侧提起，同时推开外科被膜，遇有血管分支则予以结扎、切断。如此逐步向下推进，便可将胸骨后部分腺体（肿块）游离至颈部。特别值得注意的是，在提拉过程中，动作应轻柔，切勿用暴力，以免腺体（肿块）撕裂，造成手术困难或撕裂血管，造成大出血。

（3）术毕常规放置引流管。

三、开胸切除法

（一）适应证

腺体部分位于颈部，而大部分（腺叶或肿块的2/3或下极伸入到胸骨后大于5 cm）位于胸骨后的巨大甲状腺肿（或肿块）。

（二）麻醉气管内插管全身麻醉

（三）手术步骤

1. 颈部低衣领皮肤切口

其切口位置要低，同时从颈部低衣领皮肤切口中点向下做一稍偏离中线的纵弧形皮肤切口至第3前肋肋软骨水平。

2. 显露胸骨柄及胸骨体上端

两侧距中线1～2 cm，分离两侧的胸骨舌肌及胸骨甲状肌的内缘，紧贴胸骨柄深面，以手指伸入前纵隔，分离胸骨的后面，向后钝性推开甲状腺、大血管及胸膜。在进行此步操作时，注意动作要轻柔，勿躁，以免损伤胸骨柄后方的组织器官或造成大出血。

3. 劈开胸骨

如有必要，可劈开胸骨以拓宽手术野，以便更好地显露胸骨后方的甲状腺或肿块。首先切开胸骨骨膜，并分离骨膜，用胸骨刀沿中线从上而下垂直劈开胸骨柄，至第2前肋肋软骨或第3前肋间平面。

4. 切断胸骨体

横形切断胸骨体，分离、结扎、切断胸廓内动脉。对骨膜剥离面及胸骨断面的出血可用电凝或骨蜡止血。

5. 显露前纵隔

用肋骨牵开器撑开切开之胸骨边缘，前纵隔便可获得良好显露。

6. 分离甲状腺（或肿块）

前纵隔显露后，胸骨后的甲状腺（或肿块）便可获得良好显露，可用手指钝性分离出甲状腺下极，对甲状腺下极血管分支应紧贴甲状腺结扎、离断。将整个甲状腺（或肿块）游离出来后，将其拉至颈部，按需要做甲状腺叶切除。

在施行以上操作过程中，注意勿损伤左侧的无名静脉、勿撕破胸膜。万一胸膜被撕破，则应立即进行修补，并于术后抽吸胸膜腔内积气。

7. 冲洗创面

冲洗创面，彻底止血。

8. 缝合胸骨

在劈开的胸骨平面上钻孔2～3个，用医用钢丝拉紧对合胸骨。注意钢丝结头应埋入胸骨间隙内，然后缝合骨膜、胸大肌腱膜。

9. 放置引流管

应于切除的甲状腺窝内，常规放置小号硅胶引流管，引流管从颈部皮肤切口下方一侧另戳小口引出，并固定好。

10. 缝合切口

按常规缝合颈部切口及胸骨部位切口。

11. 颈、胸切口缝合

缝合后，将引流管接好引流袋，围巾式包扎颈部的切口。

四、术后处理

（1）术后待全身麻醉清醒后 8 h 改半坐位卧式，手术当天禁食、禁饮、勿起床、勿咳嗽。术后第 1 天可进食流质，拔管后改半流质饮食。

（2）注意监测呼吸、心率、血压。常规床边备气管切开包。

（3）注意引流管内引流量及颜色，如引流量很少，且颜色变淡，可于术后第 2 天拔除引流管。

（4）有胸膜腔闭式引流管者，术后经 X 线胸片检查证实无积气后可拔管。

五、手术经验及探讨

对胸骨后甲状腺肿病人，无论收治在普外科抑或胸外科，术前均应两科会诊，做好开胸准备。如收治在胸外科，开胸后颈部手术有困难时应请普外科协助手术；如收治在普外科，在术中发现手术有困难时，应请胸外科协助开胸，两科医师协作共同完成手术。

第五节 甲状腺手术近期并发症的预防

甲状腺手术近期并发症发生率高，在甲状腺手术开展初期，以并发症多且严重著称于外科领域。随着甲状腺手术操作的不断改进和提高，目前近期并发症已明显减少或减轻。须知甲状腺手术近期并发症是完全可以预防的。

一、呼吸困难与窒息是甲状腺术后最危急的并发症。

（一）原因

（1）切口内积血，为最多见的原因，多伴有颈部肿胀或切口渗出鲜血。

（2）喉头水肿，手术创伤或气管插管所致。

（3）气管塌陷，多见于巨大甲状腺肿块，有气管软化而未做气管悬吊。

（二）临床表现

多发生在术后 48 h 内。临床表现为进行性呼吸困难、烦躁、发绀，甚至窒息，加大吸氧量亦不能缓解。

（三）处理

应争分夺秒进行。

第 1 步：拆开切口缝线，清除伤口内积血，如无缓解，则进行第 2 步。

第 2 步：紧急气管切开，利用常规备用的气管切开包，在床边进行。

第 3 步：送手术室，在完成上述第 1、第 2 步后，病人呼吸改善，即将病人送入手术室进一步检查、止血，妥善处理其他情况，继续完成气管切开后的相关工作。

（四）预防

（1）止血彻底、可靠包括甲状腺创面的止血，上极血管、中静脉、下极血管的妥善结扎。特别是上极血管的结扎，务必牢靠。一般应以 7 号丝线结扎 1 次，4 号丝线贯穿缝扎 1 次，松去直角钳后其保留端以 4 号丝线再结扎 1 次，如此 3 次结扎则极为可靠。

（2）切除峡部时勿过多损伤气管前筋膜；气管内插管切忌粗暴。

（3）巨大甲状腺肿块切除手术，应常规探查气管有无软化，如有或表现疑有，则应做气管悬吊术后再关闭切口。

（4）手术应避免喉返神经的损伤，切忌双侧损伤。

二、声嘶

（一）原因

声嘶的发生与喉返神经受损有关。发生率为 2%～4%。有两种情况，一种是术中或术后立即出现；

另一种是术后 1~2 天或数天后方出现声嘶，称迟发性。术中即刻出现者多系喉返神经被钳夹、过度牵拉、结扎或被切断等直接机械性损伤所致；迟发性声嘶则系水肿、血肿，或瘢痕组织压迫所致，多见于慢性淋巴细胞性甲状腺炎术后。声嘶可分为暂时性或永久性声嘶 2 种，如病人自觉发音完全恢复正常，并经喉镜检查声带已恢复正常活动者称暂时性声嘶；喉返神经如被完全切断、结扎则属永久性损伤，被钳夹、牵扯、血肿压迫则为暂时性。

（二）临床表现

声音嘶哑，喉镜检查患侧声带处于中立位。如双侧喉返神经损伤，则可失声，严重者出现呼吸困难。

（三）处理

（1）理疗，给予神经营养药物、中药（如黄氏响声丸）。

（2）严重者可行手术探查（术后 4~5 个月内），拆除缝扎线或行神经修补。

（四）预防

甲状腺手术最忌讳的是术后出现声嘶。因为声嘶对病人的语言交流影响太大。在每一例甲状腺手术操作中，要千方百计注意对喉返神经及喉上神经的保护。

（1）处理上极血管时，不要离开腺体太远，应紧贴腺体上极或包膜内，甚或腺体内进行。

（2）处理下极血管时，应紧贴下极腺体进行，不必常规"暴露"喉返神经。

（3）切除腺体时，尽量保留后方被膜。

（4）遇有出血，特别在甲状腺切除后的创面出血，切忌盲目钳夹。

（5）缝合腺叶创面时，勿缝合过紧，不要穿过背面被膜，且应与神经走行方向平行进行内翻缝合。

三、呛水

甲状腺术后呛水的发生率为 1%~3%。

（一）原因

喉上神经的内支（感觉支）受损，使喉部黏膜感觉丧失，吞咽时声门不能关闭。

（二）临床表现

术后病人开始饮水时，出现呛咳，严重者可出现吸入性肺炎。如喉上神经外支（运动支）受损，环甲肌瘫痪，引起声带松弛，病人表现为呛水的同时也有讲话音调降低。

（三）处理

（1）理疗。

（2）使用神经营养药物。

（3）指导病人进行饮水训练，即先让病人将水含于口内，做好充分的"思想准备"后，迅速做吞咽动作，将水咽下。

（四）预防

处理上极血管时勿远离腺体，且勿做大束组织结扎。

四、甲状旁腺损伤

甲状旁腺损伤在甲状腺手术中发生率为 0.5%。

（一）原因

甲状旁腺被误切或甲状旁腺血液供给受损所致低钙血症。

（二）临床表现

术后当晚或术后 1~2 天出现症状，轻者面部、唇或手足部有针刺感、麻木感、强直感，严重者则出现手足搐搦。

（三）处理

（1）立即静脉注射钙剂，如 10% 葡萄糖酸钙注射液 10 mL，缓慢静脉推注。

（2）抽血复查钙、磷，如血钙降低，血磷增高，则可明确诊断。

(四) 预防

（1）在施行甲状腺手术中，仔细辨认甲状旁腺组织。遇有甲状腺组织上附有的脂肪样组织，尽量保留。

（2）切除腺体时，必须保留腺体的后被膜。

（3）切除的甲状腺标本在送快速切片前仔细检查，有无可疑甲状旁腺样组织。如有则应立即取下，埋于胸锁乳突肌或颈前肌群内。

五、甲状腺危象

甲状腺危象是甲状腺功能亢进手术的最严重并发症。近几年来已很少发生。

(一) 原因

见于原发性甲状腺功能亢进术后。与由于术前准备不够，甲状腺功能亢进症状未能很好控制及手术应激有关，是甲状腺素过量释放引起的暴发性肾上腺素能兴奋现象。

(二) 临床表现

术后 12～48 h 内发生，也可以在术中发生。病人表现为发热（大于 39℃），脉快（大于 120 次/min），同时伴有神经、循环及消化系统严重功能紊乱，如烦躁、谵妄、大汗、呕吐、水泻等，可迅速发展至昏迷、虚脱、休克，甚至死亡。死亡率 20%～30%。

(三) 处理

使用肾上腺素能阻滞药、碘剂、氢化可的松，镇静，降温，吸氧，大量静脉输入葡萄糖注射液补充能量，处理心力衰竭。

(四) 预防

为甲状腺功能亢进病人，特别是原发性甲状腺功能亢进病人施行手术前，必须做好完善而充分的术前准备。如果在甲状腺功能亢进病情未能很好控制的情况下贸然施术，则发生甲状腺危象的概率很大。我们的经验如下。

（1）在门诊开始做准备，通过服用抗甲状腺药治疗后，至少 2 次检测 FT_3、FT_4、TSH 正常后才开始服碘。口服复方碘溶液从 3～5 滴/次，3 次/d 开始，每天每次增加 1 滴，至 16 滴/次，3 次/d 维持。服碘与抗甲状腺药重叠服用 1 周。服碘 1 周后收入院。入院后再检查 1 次 FT_3、FT_4、TSH，如仍正常，且 BMR 测定正常，脉率小于 90 次/min（1 次/6 h 测定），脉搏快、慢相差小于 10 次/min，各方面情况稳定时才安排手术（一般安排在服碘后 2 周左右）。如用普萘洛尔（心得安）治疗作术前准备，则应术前 2 h 再服 1 次普萘洛尔。

（2）术后当天开始静脉滴注氢化可的松 50～200 mg，共使用 2 天。

（3）术后继续服碘。但病人常因麻醉反应出现恶心、呕吐，故口服碘剂往往难以落实。有报道采用术后含服普萘洛尔 10 mg/次，1 次 16 h，共用 2～3 天，收效明显。

六、空气栓塞

(一) 原因

甲状腺术中如伤及颈浅静脉或甲状腺上、中、下静脉或甲状腺表面的曲张静脉丛可发生空气栓塞。特别是伤及甲状腺下静脉干时，大量空气进入心脏，可导致心搏骤停而迅速死亡。

(二) 临床表现

当空气窜入较大静脉时，可以听到伤口内有嘶嘶的吮吸声，病人立即感到胸闷、胸痛、面色苍白、呼吸急促等。此种并发症，临床极为少见，但一旦出现，极难救治成功。

(三) 处理

一旦发生，术中应立即用手指或湿纱布压住静脉，用 0.9% 氯化钠注射液注满伤口，以隔绝空气，防止空气继续窜入。同时可试行右心抽出空气泡沫。

(四) 预防

重在预防，特别对那些颈静脉粗大的病人，应高度警惕此种并发症的发生。①游离皮瓣时，找准间隙。②必要时缝扎颈浅静脉。③在显露甲状腺时，应在甲状腺固有膜与外科被膜间进行，勿伤及甲状腺表面曲张的静脉丛。④在处理甲状腺的上、中、下血管时结扎须牢固可靠。⑤对原发性甲状腺功能亢进及巨大甲状腺肿，术前服碘剂要足够，以减少甲状腺的血流，缩小甲状腺的体积。

七、胸导管瘘

胸导管瘘在甲状腺手术并发症中少见，可见于甲状腺癌施行颈淋巴结清扫术的病人。

(一) 原因和临床表现

术后引流管中流出清水样或乳糜样液体，系损伤胸导管所致。

(二) 处理和预防

在施行颈淋巴结清扫术时要仔细解剖，如术中遇有清水样或乳糜样液体漏出时，力求寻找相关淋巴管予以结扎。

八、线头肉芽肿

线头肉芽肿是甲状腺术后一种少见的并发症。

(一) 临床表现

在病人拆线出院后，颈部切口出现红、肿、热、痛，形成小脓肿，小脓肿破溃或经撑开引流后，经久不愈，且有丝线线头露出。线头除尽，伤口愈合。此种情况多见于慢性淋巴细胞性甲状腺炎术后。

(二) 预防

在施术中使用丝线勿过粗，且尽量减少结扎线头，特别在切口皮下层缝合之丝线勿过粗，缝合勿过密，线头不留过长。

甲状腺手术近期并发症比较多，但几乎都与手术操作有关。故只要操作得当，大部分并发症是可以预防的。即使是手术操作熟练者，也须对每一例甲状腺手术慎之又慎。

第四章 乳腺疾病

第一节 乳腺炎性疾病

乳腺炎性疾病种类很多，包括乳头炎、乳晕炎、乳晕腺炎、乳腺皮脂腺囊肿、急性乳腺炎与乳房脓肿、慢性乳腺炎、乳腺结核、浆细胞性乳腺炎以及男性浆细胞性乳腺炎等。

一、乳头炎

乳头炎（thelitis）一般见于哺乳期妇女，由乳头皲裂而使致病菌经上皮破损处侵入所致。有时糖尿病患者也可发生乳头炎。早期表现主要为乳头皲裂，多为放射状小裂口，裂口可宽、可窄，深时可有出血，自觉疼痛。当感染后疼痛加重，并有肿胀，但因乳头色黑充血不易发现，由于疼痛往往影响哺乳。患者多无全身感染中毒症状，但极易发展为急性乳腺炎而使病情加重。治疗上首先要预防和治疗乳头皲裂。主要为局部外用药治疗，可涂油性软膏，减少刺激，清洗时少用或不用碱性大的肥皂，可停止哺乳，当发展为乳头炎后应局部热敷，外用抗生素软膏，全身应用有效抗生素。

二、乳晕炎

乳晕炎（areolaris）多为乳晕腺炎。乳晕腺为一种特殊的皮脂腺，又称 Montgomery 腺。乳晕腺有 12～15 个，在乳头附近呈环状排列，位置比较浅在，往往在乳晕处形成小结节样突起，单独开口于乳晕上。乳晕腺发炎，即为乳晕腺炎。在妊娠期间，乳晕腺体显著增大，导管扩张，皮脂分泌明显增加，这时乳晕腺导管容易发生堵塞和继发感染，可累及一个或多个腺体，形成脓疱样感染，最后出现白色脓头形成脓肿，致病细菌为金黄色葡萄球菌。如感染继续发展也可形成浅层脓肿。炎症多限于局部，很少有全身反应。

在妊娠期和哺乳期应随时注意乳头乳晕处的清洁，经常以肥皂水和水清洗局部以预防感染，避免穿着过紧的乳罩，产后初期乳量不多时，勿过分用手挤乳。如已发生感染，早期可用 50% 乙醇清洁乳晕处皮肤，涂以金霉素软膏或如意金黄膏，并予以热敷。如出现白色脓头，可在无菌条件下用针头刺破，排出脓性分泌物，再用 50% 乙醇清洁局部，数天后即可痊愈，如已形成脓肿，则必须切开引流。

三、乳腺皮脂腺囊肿

乳腺皮脂腺囊肿（sebaceous cyst）并不少见。当其继发感染时可误认为是乳腺脓肿，也可由于患处发红、变硬而疑为炎性乳腺癌。乳腺皮脂腺囊肿主要是在发病部位有一缓慢增大的局限性肿物，体积一般不大，自皮肤隆起，质柔韧如硬橡皮，呈圆形，与表面皮肤粘连为其特点。中央部可见有被堵塞的腺口呈一小黑点。周围与正常组织之间分界明显，无压痛，无波动，与深层组织并无粘连，故可被推动。乳腺的皮脂腺囊肿削弱了局部皮肤的抵抗力，细菌侵入后，易发生感染，尤其在妊娠与哺乳期乳腺的皮脂腺分泌增加，开口更易堵塞所以更易发病。当感染后囊肿迅速肿大，伴红、肿、热、痛，触之有波动感。继续发展可化脓破溃，形成溃疡或窦道。

当乳腺皮脂腺囊肿未感染时应手术切除，但必须将囊壁完全摘除。以免复发，继发感染者先行切开引流，并尽量搔刮脓腔壁减少复发机会。有时囊壁经感染后已被破坏，囊肿不再复发。对囊肿复发者仍应手术切除。

四、急性乳腺炎和乳房脓肿

（一）病因

急性乳腺炎（acute mastitis）大都是金黄色葡萄球菌感染，链球菌少见。患者多见于产后哺乳的妇女，其中尤以初产妇为多。往往发生在产后第3周或第4周，也可见于产后4个月，甚至1年以上，最长可达2年，这可能与哺乳时限延长有关。江氏报道的60例中，初产妇有33例，占55%，其发病率与经产妇相比约为2.4：1。江氏认为初产妇缺乏喂哺乳儿经验，易致乳汁淤积，而且乳头皮肤娇嫩，易因乳儿吮吸而皲裂，病菌乘虚而入。由于病菌感染最多见于产后哺乳期，因而又称产褥期乳腺炎。由于近年计划生育一胎率增高，刘氏等报告初产妇占90%，因此该病发病率增高。急性乳腺炎的感染途径是沿着输乳管先至乳汁淤积处引起乳管炎，再至乳腺实质引起实质性乳腺炎。另外，从乳头皲裂的上皮缺损处沿着淋巴管至乳腺间质内，引起间质性乳腺炎。很少是血行感染，而从邻近的皮肤丹毒和肋骨骨髓炎蔓延所致的乳腺炎更为少见。长期哺乳，母亲个人卫生较差，乳汁淤积，压迫血管和淋巴管，影响正常循环，对细菌生长繁殖有利，也为发病提供了条件。患者感染后，由于致病菌的抗药性，炎症依然存在时，偶可发展为哺乳期乳腺脓肿，依其扩散程度和部位可分为乳腺皮下、乳晕皮下、乳腺内和乳腺后脓肿等类型。

（二）病理

本病有以下不同程度的病理变化，从单纯炎症开始，到严重的乳腺蜂窝织炎，最后形成乳腺脓肿。必须注意乳腺脓肿有时不止一个。感染可以从不同乳管或皲裂处进入乳腺，引起两个或两个以上不同部位的脓肿，或者脓肿先在一个叶内形成，以后穿破叶间的纤维隔而累及其邻接的腺叶，两个脓肿之间仅有一小孔相通，形成哑铃样脓肿。如手术时仅切开了浅在的或较大的脓肿，忽视了深部的较小的脓肿，则手术后病情仍然不能好转，必须再次手术；否则坏死组织和脓液引流不畅，病变有变成慢性乳腺脓瘘的可能。

急性乳腺炎可伴有同侧腋窝的急性淋巴结炎，后者有时也可能有化脓现象。患者并发败血症的机会则不多见。

（三）临床表现

发病前可有乳头皲裂现象，或有乳汁淤积现象，继而在乳腺的某一部位有胀痛和硬结，全身感觉不适，疲乏无力，食欲差，头痛发热，甚至高热、寒战。部分患者往往以发热就诊，查体时才发现乳腺稍有胀痛及硬结，此时如未适当治疗病变进一步加重，表现为患侧乳腺肿大，有搏动性疼痛。发炎部位多在乳腺外下象限，并有持续性高热、寒战。检查可见局部充血肿胀，皮温增高，触痛明显。可有界限不清之肿块，炎症常在短期内由蜂窝织炎形成脓肿。患侧淋巴结可肿大，白细胞计数增高。

脓肿可位于乳腺的不同部位。脓肿位置愈深，局部表现（如波动感等）愈不明显。脓肿可向外破溃，亦可穿入乳管，自乳头排出脓液。有时脓肿可破入乳腺和胸大肌间的疏松组织中，形成乳腺后脓肿。

（四）诊断

发生在哺乳期的急性乳腺炎诊断比较容易，所以应做到早期诊断，使炎症在初期就得到控制。另外，应注意的是急性乳腺炎是否已形成脓肿，尤其深部脓肿往往需穿刺抽到脓液才能证实。

（五）鉴别诊断

1. 炎性乳腺癌

本病是一种特殊类型的乳腺癌。多发生于年轻妇女，尤其在妊娠或哺乳时期。由于癌细胞迅速浸润整个乳腺，迅速在乳腺皮肤淋巴网内扩散，因而引起炎样征象。然而炎性乳腺癌的皮肤病变范围一般较为广泛，往往累及整个乳腺1/3或1/2以上，尤以乳腺下半部为甚。其皮肤颜色为一种特殊的暗红或紫红色。皮肤肿胀，呈橘皮样。患者的乳腺一般并无明显的疼痛和压痛，全身炎症反应如体温升高、白细胞计数增加及感染中毒症状也较轻微，或完全缺如。相反，在乳腺内有时可触及不具压痛的肿块，特别同侧腋窝的淋巴结常有明显转移性肿大。

2. 晚期乳腺癌

浅表的乳癌因皮下淋巴管被癌细胞阻塞可有皮肤水肿现象，癌组织坏死后将近破溃其表面皮肤也常有红肿现象，有时可被误诊为低度感染的乳腺脓肿。然而晚期乳癌一般并不发生在哺乳期，除了皮肤红肿和皮下硬节以外别无其他局部炎症表现，尤其没有乳腺炎的全身反应。相反，晚期乳腺癌的局部表现往往非常突出，如皮肤粘连、乳头凹陷和方向改变等，都不是急性乳腺炎的表现，腋窝淋巴结的转移性肿大，也较急性乳腺炎的腋窝淋巴结炎性肿大更为突出。

不管是炎性乳腺癌还是晚期乳腺癌，鉴别的关键在于病理活检。为了避免治疗上的原则性错误，可切取小块组织或脓肿壁做病理活检即可明确诊断。

（六）治疗

患侧乳腺应停止哺乳，并以吸乳器吸净乳汁，乳腺以乳罩托起，应当努力设法使乳管再通，可用吸乳器或细针探通，排空乳腺内的积乳，并全身给予有效、足量的抗生素，这样往往可使炎症及早消退，不致发展到化脓阶段。另外，在炎症早期，注射含有100万U青霉素的等渗盐水10～20 mL于炎症周围，每4～6 h重复之，能促使炎灶消退。已有脓肿形成，应及时切开引流。深部脓肿波动感不明显，需用较粗大针头在压痛最明显处试行穿刺，确定其存在和部位后再行切开。乳腺脓肿切开引流的方法主要根据脓肿的位置而定。

（1）乳晕范围内的脓肿大多比较表浅，在局部麻醉下沿乳晕与皮肤的交界线做半球状切口，可不伤及乳头下的大导管。

（2）较深的乳腺脓肿，最好在浅度的全身麻醉下，于波动感和压痛最明显处，以乳头为中心做放射状切口，可不伤及其他正常组织。同时注意切口应有适当的长度，保证引流通畅。通常在脓肿切开脓液排出以后，最好再用手指探查脓腔，如脓腔内有坏死组织阻塞，应将坏死组织挖出，以利引流；如发现脓腔壁上有可疑的洞孔，应特别注意其邻接的腺叶内是否尚有其他脓肿存在，多发脓腔有纤维隔时应用示指予以挖通或扩大，使两个脓腔合二为一，可避免另作一个皮肤切口；但如脓腔间的纤维隔比较坚实者，则不宜用强力作钝性分离，只可作另一个皮肤切口，以便于对口引流。

（3）如脓肿在乳腺深面，特别是在乳腺下部，则切口最好做在乳腺和胸壁所形成的皱褶上，然后沿着胸大肌筋膜面向上向前探查，极易到达脓腔部位；此种切口引流既通畅，愈合后也无明显的瘢痕，但对肥大而悬垂的乳腺则不适用。

另外有人报道应用粗针穿刺抽脓的方法治疗乳腺脓肿，其方法为确定脓肿部位，用16号针头刺入脓腔尽力吸净脓汁。脓腔分房者或几个脓腔者可改变进针方向不断抽吸。此后每天抽吸1次。70%的患者经3～5次即可治愈。3%～5%的患者并发乳瘘。此方法虽然简便易行，但由于此种方法引流脓液并不通畅，故建议仅在不具备手术条件的卫生所或家庭医师处临时施行，脓肿切开引流仍应为首选治疗方案。

乳腺炎是理疗的适应证之一。所用的物理因子品种繁多，有超短波、直流电离子导入法、红外线、超声磁疗等。何春等报道应用超短波和超声外加手法挤奶治疗急性乳腺炎201例，有效率为99.5%，他们认为发病后炎性包块不大且无波动时，及时进行理疗，一般均可促使其炎症吸收，关键在于解除炎症局部的乳汁淤积问题。采用超短波、超声波或两者同时应用，目的不外是利用其消炎、消肿作用，使病变消散，闭塞的乳管消肿后便于排乳通畅。

急性乳腺炎应用清热解毒的中草药也有较好作用。但应说明的是，对于急性乳腺炎中医中药治疗的同时，应使用足量有效的抗生素。常用方剂如下。①蒲公英、野菊花各9 g，水煎服；②瓜蒌牛蒡汤加减：熟牛蒡、生栀子、金银花、连翘各9 g，全瓜蒌（打碎）、蒲公英各12 g，橘皮、橘叶各4.5 g，柴胡4.5 g，黄芩9 g，水煎服。

关于停止哺乳尚有不同意见,有人认为,这样不仅影响婴儿的喂养,且提供了一个乳汁淤积的机会,所以,不宜将此作为常规措施,而只是在感染严重或脓肿引流后并发乳瘘时才予以考虑。终止乳汁分泌的方法有:

(1)炒麦芽60 g,水煎服,分多次服,1剂/d,连服2~3天。

(2)口服己烯雌酚,1~2 mg/次,3次/d,共2~3天。

(3)口服溴隐亭,1.25 mg/次,2次/d,共7~14天。

(七)预防

本病的预防非常重要。妊娠时期尤其哺乳期要保持乳头清洁,经常用温水及肥皂洗净。但不宜用乙醇洗擦;乙醇可使乳头、乳晕皮肤变脆,反易发生皲裂。乳头内缩者更应注意,在妊娠期应经常反复挤捏、提拉矫正使内缩之乳头隆起,但个别仍需手术矫正。哺喂时应养成良好的哺乳习惯,定时哺乳,每次应吸净乳汁;不能吸尽时,用手按摩挤出,或用吸乳器吸出。另外,不应让婴儿含着乳头睡眠。如已有乳头破损或皲裂存在,要停止哺乳,用吸乳器吸出乳汁,并可局部涂抗生素软膏,待伤口愈合后再哺乳。

五、慢性乳腺炎

慢性乳腺炎(chronic mastitis)多因急性乳腺炎治疗不当或不充分转变而来,也可从发病一开始即为慢性乳腺炎,但不多见。慢性乳腺炎临床表现多不典型,红、肿、热、痛等炎症表现也较急性乳腺炎为轻。病期较长,有的经久不愈,甚至时好时坏或时重时轻,治疗主要是抗生素治疗。应尽可能对病原菌及其对抗生素的敏感性做出鉴定,选择敏感药物治疗,并应两种或两种以上抗生素联合应用。如炎症经久不愈应及时断奶。

六、乳腺结核

结核病虽然是一个较常见的疾病,但乳腺结核(tuberculosis of breast)的报道并不多见。乳腺结核多见于南非和印度,约占2.8%。乳腺结核与乳腺癌的比例约为11:1.6,西方国家约为1:200。本病可见于任何年龄,最年轻者为6个月婴儿,最年老者为73岁,但以20~40岁多见,平均年龄为31.5岁。男性乳腺结核更为少见,占4%~5%。

(一)病因

本病可分原发性和继发性两类,原发性乳腺结核除乳腺病变以外,体内无其他结核病灶,极为少见。继发性乳腺结核患者一般都有其他慢性结核病灶存在,然后在出现腋窝淋巴结结核或胸壁结核之后出现乳腺结核。

乳腺结核的感染途径:关于这个问题各家意见不一,归纳起来有以下几种可能。

(1)直接接触感染:结核分枝杆菌经乳腺皮肤破损处或经乳头,沿着乳管到达乳腺。

(2)血行感染:其原发病灶多在肺或淋巴等处。

(3)邻近组织器官结核病灶的蔓延:最常来自肋骨、胸骨、胸膜、胸腔脏器或肩关节等处。

在上述几种感染途径中,以后两种特别是逆行淋巴管感染途径最为常见。此外,乳腺外伤、感染、妊娠和哺乳,也与诱发本病有关。

(二)病理

本病的早期病变比较局限,常呈结节型;继而病变向周围扩散,成为融合型,由邻近结节融合成为干酪样液化肿块,乳腺组织从而遭到广泛破坏,有相互沟通的多发性脓肿形成,最终破溃皮肤,构成持久不愈的瘘管。有的病例特别是中年妇女患者,则以增殖性结核病变居多,成为硬化型病变,其周围显示明显的纤维组织增生,其中心部显示干酪样液化物不多;有时由于增殖性病变邻近乳晕,故可导致乳头内缩或偏斜。镜下可见乳腺内有典型结核结节形成。

(三)临床表现

病变初起时,大多表现为乳腺内的硬节,一个或数个,触之不甚疼痛,与周围正常组织分界不清,逐渐与皮肤粘连。最常位于乳腺外上象限,常为单侧性,右侧略多见,双侧性少见。位于乳晕附近的病变，尚可导致乳头内陷或偏斜。数月后肿块可软化形成寒性脓肿。脓肿破溃后发生一个或数个窦道或溃疡，排出混有豆渣样碎屑的稀薄脓液。若结核病破坏乳管，可从乳头流出脓液。有时尚可继发细菌感染。患侧腋窝淋巴结常肿大。

乳腺结核患者全身可有结核中毒症状，如低热、乏力、盗汗及消瘦。

（四）诊断

早期乳腺结核不易诊断，需行病理活检才能确诊。晚期有窦道或溃疡形成后，诊断不难。窦道口或溃疡面呈暗红色，镜检脓液中仅见坏死组织碎屑而无脓细胞，脓液染色后有时可找到结核分枝杆菌，这些都有助于乳腺结核的诊断。

（五）鉴别诊断

本病除要注意与结节病、真菌性肉芽肿、丝虫病性肉芽肿、脂肪坏死和浆细胞性乳腺炎等鉴别外，首要的问题是应与乳腺癌相鉴别，其鉴别要点为：

（1）乳腺结核发病年龄较轻，较乳腺癌患者年轻 10~20 岁。

（2）除乳腺肿块以外，乳腺结核患者常可见其他的结核病灶，最常见的是肋骨结核、胸膜结核和肺门淋巴结结核，此外，颈部和腋窝的淋巴结结核也属常见，身体其他部位的结核如肺、骨、肾结核亦非罕见。

（3）乳腺结核除肿块以外，即使其表面皮肤已经粘连并形成溃疡，也很少有水肿，特别是橘皮样变。

（4）乳腺结核发展较快而病程长，除局部皮肤常有粘连、坏死和溃疡以外，还常有窦道深入到肿块中心，有时可深入 5 cm 以上。

（5）除窦道中可有干酪样分泌物以外，乳腺结核乳头有异常分泌的机会亦较乳癌为多。

（6）乳腺结核即使已经溃破并有多量渗液，也不像乳腺癌那样具有异常恶臭。而重要的可靠的鉴别是结核分枝杆菌和活检。此外，尚要想到乳腺结核可并发乳腺癌，但十分罕见。据统计约 5% 乳腺结核可同时并发乳腺癌，两者可能是巧合的。

（六）治疗

合理丰富的营养，适当休息。全身应用足量全程抗结核药。对局限于一处的乳腺结核可行病灶切除。若病变范围较大，则最好将整个乳腺连同病变的腋淋巴结一并切除。手术效果与原发结核病灶的情况有关，一般多良好。

七、浆细胞性乳腺炎

浆细胞性乳腺炎是一种好发于非哺乳期，以导管扩张和浆细胞浸润为病变基础的慢性非细菌性乳腺炎症。其发病率占乳腺良性疾病 1.4%~5.36%，临床上极易误诊。

（一）病因和发病机制

本病病因迄今仍不完全清楚，本病病名由 Ewing 1925 年首先提出，是以乳腺疼痛、乳头溢液、乳头凹陷、乳晕区肿块、非哺乳期乳腺脓肿及乳头部瘘管为主要临床表现的良性乳腺疾病。1956 年 Haagensen 首次提出本病是以乳头部大导管引流停滞为基础，因而命名为乳腺导管扩张症。当病变发展到一定时期，管周出现以浆细胞浸润为主的炎症时才称其为浆细胞性乳腺炎。一般认为与哺乳障碍，乳腺外伤，炎症，内分泌失调及乳腺退行性改变有关。也有认为与厌氧菌感染有关，乳腺内积聚的类脂过氧化物引起局部组织损伤，导致厌氧菌在乳管内滋生而引起化脓性炎症。

（二）临床表现

本病好发于 30~40 岁非哺乳期或绝经期妇女，主要分为急性、亚急性、慢性 3 个阶段。其主要临床特征为：

（1）乳腺肿块：多位于乳晕旁，急性期肿块较大，边界欠清，可伴有肿痛及压痛，至亚急性期及慢性期，肿块持续缩小形成硬结。

（2）乳头溢液：为部分病例首诊症状。多为淡黄色浆液性，与乳管内分泌物潴留相关。

（3）急性期可出现同侧腋窝淋巴结肿大伴压痛，质软不融合，随病程进展逐渐缩小或消退。

（4）由于乳腺导管纤维增生及炎性反应可导致乳管缩短，乳头凹陷，部分病例可出现皮肤橘皮样改变。

（5）部分病例随病程进展可形成脓肿，破溃后形成经久不愈的通向乳头部的瘘管。

（三）诊断

主要依据临床表现。钼靶 X 摄片主要表现为片状模糊致密影，肿块边缘似有毛刺状改变，易与乳腺癌相混淆。B 超检查常提示病灶位于乳晕后或乳晕周围，内部不均匀，低回声，无包膜，无恶性特征的肿块，导管可呈囊状扩张。肿块针吸细胞学检查和乳头溢液涂片检查可见大量炎细胞及浆细胞。乳管造影可清楚显示扩张的导管。目前尚无一种辅助检查有确认价值，确认仍需术中快速冷冻病理学检查。

（四）鉴别诊断

本病临床表现复杂多样，随着人们对该病的不断认识，诊断率不断提高，但仍存在漏诊与误诊，尤其是在基层医院。肿块型乳腺炎特别是有乳头凹陷、皮肤橘皮样改变时应与乳腺癌相鉴别。乳腺癌肿块无触痛，病程进展中肿块逐渐增大，腋窝淋巴结肿大可融合成团质硬，超声示肿块血流丰富，可有钙化，而肿块型乳腺炎可有红肿、触痛，随病程进展肿块及腋窝淋巴结可缩小消退。瘘管形成者与结核性乳腺瘘管相鉴别。可从分泌物查找抗酸杆菌。以乳头溢液为主要表现者应与乳腺导管内乳头状瘤相鉴别，溢液涂片及乳管镜检查对鉴别诊断有一定帮助。

（五）治疗

手术治疗是浆细胞性乳腺炎主要而有效的治疗方法。急性炎症期常并发有细菌感染，应先行抗感染治疗及局部理疗，待炎症控制后手术治疗。手术方式视具体情况而定，但必须完整切除病灶，特别是必须清除乳晕下大乳管内病灶，否则极易复发。手术未完整清除病灶，术后切口可能经久不愈形成瘘管。对于乳头溢液者，术中应亚甲蓝标记受累乳管，再行包括受累乳管的乳腺区段切除术。对于慢性瘘管可术中亚甲蓝标记瘘管，切除瘘管及周围炎症组织与扩张导管，术中应特别注意彻底清除乳晕下导管内病灶。伴乳头凹陷者可做沿乳晕弧形切口，切除主导管病灶同时乳头外翻整形。术中尽可能使用可吸收线缝合乳腺组织，使术区不留残腔且减少异物反应。对于肿块较大或经多次手术切口经久不愈保留乳头乳晕有困难者，征得患者及家属同意后可行单纯乳腺切除术。

八、男性浆细胞性乳腺炎

男性浆细胞性乳腺炎一般发生于男性乳腺增生的基础上，虽然男性乳腺增生并不少见，但是男性浆细胞性乳腺炎确实罕见。其临床症状和一般浆细胞性乳腺炎类似，诊断一般需依靠手术切除后的病理学检查。治疗上一般均采用手术治疗，将男性患者增生的乳腺组织连同病灶一并彻底清除。由于切除范围广泛，复发者较少。

第二节 乳腺增生症

乳腺增生症（mazoplasia）又称乳腺结构不良症（mammary dysplasia），是妇女常见的一组既非炎症亦非肿瘤的乳腺疾病。常有以下特点：在临床上表现为乳房周期性或非周期性疼痛及不同表现的乳房肿块。组织学表现为乳腺组织实质成分的细胞在数量上的增多，在组织形态上，诸结构出现不同程度的紊乱为病理改变。本病好发于 30～45 岁的中年妇女，而且有一定的恶变率。

本病与内分泌失衡有着密切关系。多数学者同意称本病为乳腺结构不良症，也是世界卫生组织（WHO）所提倡的名称。从临床习惯上，一些学者称"乳腺增生症"或"纤维性囊性乳腺病"。文献中名称繁多，很不统一，造成临床诊断标准的不一致，临床医师对恶变尚缺乏统一诊断标准。尤其是临床表现，尚没有一个明确指征为诊断依据。因此，在治疗中所用方法也较混乱，治疗效果也欠满意，故对预防早期癌变，尚没一个可靠的措施。因本病的不同发展阶段有一定癌变率，如何预防癌变或早期发现癌变而进行早期治疗，尚待进一步研究。

一、病因和发病机制

本病的病因虽不完全明了,但目前从一些临床现象的解析认为与内分泌的失衡有密切关系,或者说有着直接关系。

1. 内分泌失衡

尽管乳腺增生症的病因尚未完全探明,但可以肯定,与卵巢内分泌激素水平失衡有关是个事实,其原因如下。

(1)乳房的症状同步于乳腺组织变化,即随月经周期(卵巢功能)的变化而变化。也即随体内雌激素、孕激素水平的周期变化,发生周而复始的增生与复旧。乳腺增生症的主要组织学变化就是乳腺本质的增生过度和复原不全。这种现象必然是由于雌激素、孕激素比例失衡的结果。

(2)从发病年龄看,患者多系性激素分泌旺盛期,该病在青春前期少见,绝经后下降,与卵巢功能的兴衰相一致。

(3)从乳腺病变在乳房上不规律的表现,也说明是受内分泌影响引起。乳腺组织内的激素受体分布不均衡,而乳腺增生在同一侧乳房上的不同部位可表现为程度上的不一致,病变位置每人也不相同。主要表现了激素水平的波动后乳腺组织对激素敏感性的差异,决定着增生结节的状态及疼痛的程度。生理性反应和病理性结构不良的分界,取决于临床上的结节范围、严重性和体征的相对固定程度。然而两者往往很难鉴别,也往往要靠活检来鉴别。

(4)切除实验动物的卵巢,乳房发育停止,而给动物注射雌激素可诱发乳腺增生,目前无可靠依据来说明乳腺增生症患者体内雌、孕激素的绝对值或相对值比正常女性为高。

性激素对引起本病的生理机制主要表现在性激素对乳腺发育及病理变化均起主导作用。雌激素促进乳管及管周纤维组织生长,黄体酮促进乳腺小叶及腺泡组织发育。正常的乳腺组织结构,随着月经周期激素水平变化,而发生着生理性增生-复旧这种周期性的变化。如雌激素水平正常或过高而黄体酮分泌过少或两者之间不平衡,便可引起乳腺的复旧不完全,组织结构发生紊乱,乳腺导管上皮和纤维组织不同程度的增生和末梢腺管或腺泡形成囊肿。也有人认为,雌激素分泌过高而孕激素相对减少时,不仅刺激乳腺实质增生,而且使末梢导管不规则出芽,上皮增生,引起小管扩张和囊肿形成。也因失去孕激素对雌激素的抑制性影响而导致间质结缔组织过度增生与胶原化及淋巴细胞浸润,并认为这种增生与复旧的紊乱,就是该病的基础。另外,近年来许多学者注意到催乳素、甲基嘌呤物与乳腺增生症的关系。因此,目前认为这种组织形态上的变化,并非一种激素的效应所为而是多种内分泌激素的不平衡所引起。

2. 与妊娠和哺乳的关系

(1)多数乳腺增生症患者发生在未哺乳侧,或不哺乳侧症状偏重。

(2)未婚未育患者的乳腺增生症(尤其是乳痛症),在怀孕、分娩、哺乳后,病症多可缓解或自愈。

(3)精神因素:此类患者往往以性格抑郁内向或偏激者为多。部分患者诉说,每遇生气乳房就痛且有硬块出现,心情好时症状减轻,局部肿块变软。这也说明本症与精神情绪改变有关。

二、病理

由于本病组织形态改变较为复杂,病理分类意见纷纭,迄今尚未统一。

正常时,乳腺组织随卵巢周期性活动而有周期性变化,经前期表现为乳腺上皮增生,小管或腺泡形成、增多或管腔扩张,有些上皮呈空泡状,小叶间质水肿、疏松。月经期表现为管泡上皮细胞萎缩脱落,小管变小乃至消失,间质致密化并伴有淋巴细胞浸润。月经结束后,乳腺组织又进入新的周期性变化。如果雌激素分泌过多或孕激素水平低下而使其相对过多时,则刺激乳腺实质过度增生,表现为导管不规则出芽,上皮增生,引起小导管扩张而囊肿形成,同时间质结缔组织增生、胶原化和炎性细胞浸润等。上述病理变化常同时存在,但由于在不同个体、不同病期,这些病变的构成比例不同而有不同的病理阶段和不同的病理改变。

乳腺增生症是有着不同组织学表现的一组病变，尽管其病理分型不同，病因都与卵巢功能失调有关，各型都存在着管泡及间质的不同程度的增生为病理特点。各型之间都有不同程度的移行性病理改变，此点亦被多数医师认为是癌前病变。为了临床分类及诊断有一明确概念，按王德修分类意见，使临床与病理更为密切结合，可将本病分为乳腺腺病期和乳腺囊肿期 2 期，对临床诊治实属有利。

1. 乳腺腺病（adenosis）

乳腺腺病是乳腺增生症的早期，本期主要改变是乳腺的腺泡和小导管明显的局灶性增生，并有不同程度的结缔组织增生，小叶结构基本失去正常形态，甚者腺泡上皮细胞散居于纤维基质中。Foote、Urball 和 Dawson 称"硬化性腺病"，Bonser 等称"小叶硬化病"。根据病变的发展可分 3 期：即小叶增生、纤维腺病和硬化性腺病。有文献报道，除小叶增生未发现癌变外，后 2 期均有癌变存在，该现象有重要临床意义。

（1）乳腺小叶增生：小叶增生（或乳腺组织增生）是腺病的早期。该期与内分泌有密切关系，是增生症的早期表现。主要表现为小叶增生，小叶内腺管数目增多，因而体积增大，但小叶间质变化不明显。镜下所见：主要表现为小叶数目增多（每低倍视野包括 5 个以上小叶），小叶变大，腺泡数目增多（每小叶含腺泡 30 个以上）。小导管可见扩张。小叶境界仍保持，小叶不规则，互相靠近。小叶内纤维组织细胞活跃，为成纤维细胞所构成。小叶内或周围可见少数淋巴细胞浸润，使乳房变硬或呈结节状。临床特点是乳腺周期性疼痛，病变部触之有弥漫性颗粒状感，但无明显硬结。此是由于在月经周期中，乳腺结缔组织水肿，周期性乳腺小叶的发育与轻度增生所引起，是乳腺组织在月经期、受雌激素的影响而出现的增生与复旧的一个生理过程，纯属功能性，也可称生理性，可恢复正常。因此，临床上肿块不明显，仅表现为周期性乳痛。甚者，随月经周期的出没，乳房内的结节出现或消失。本期无发生恶变者，但仍有少数发展为纤维腺病。

（2）乳腺纤维腺病（乳腺病的中期变化）：小叶内腺管和间质纤维组织皆增生，并有不同程度的淋巴细胞浸润，当腺管和纤维组织进一步灶性增生时，可有形成纤维瘤的倾向。早期小管上皮增生，层次增多呈 2～3 层细胞甚至呈实性增生。同时伴随不同程度的纤维化。小管继续增多而使小叶增大，结构形态不整，以致小叶结构紊乱。在管泡增生过程中，由于纤维组织增生，小管彼此分开，不向小叶内管泡的正常形态分化。形成似囊样圆腔盲端者，称"盲管腺病"（blunt ductal adenosis）。此期的后期表现是以小叶内结缔组织增生为主，小管受压变形分散。管泡萎缩，甚至消失，称"硬化性腺病"。在纤维组织增生的同时，伴有管泡上皮增生活跃，形成旺炽性硬化性腺病（nord scheming adenosis）。另有一种硬化性腺病是由增生的管泡和纤维化共同组成界线稍分明的实性肿块，称"乳腺腺瘤"（adenosis tumor)(of breast）。发病率低，约占所有乳腺病变的 2%。因此，临床上常见此型腺病同时伴发纤维腺瘤存在。

（3）硬化性腺病（又称纤维化期）：乳腺腺病的晚期变化，由于纤维组织增生超过腺管增生，使腺管上皮受挤压而扭曲变形，管泡萎缩消失，小叶轮廓逐渐缩小，乃至结构消失。而仅残留萎缩的导管，上皮细胞体积变小，深染严重者细胞彼此分离，很似硬癌，尤其冷冻切片时，不易与癌区分。本病早期有些经过一定时期可以消失，有些可发展成纤维化，某些则伴有上皮明显乳头状增生的该病理改变尤其值得注意，多数医师正视此为癌前期病变。

纤维腺病与纤维腺瘤病理上的区别点是：后者有包膜，小叶结构消失，呈瘤样增生。与硬癌的区别点是：硬癌表现小叶结构消失，癌细胞体积较大，形态不规则，有间变核分裂易见，两者较易区别。有学者从 176 例乳腺结构不良中发现，乳腺腺病期的中期（纤维性腺病）及晚期（硬化性腺病），均有不同程度癌变（其癌变率约为 17%）。该两期应视为癌前病变，临床上已引起足够重视。

2. 乳腺囊性增生病（cystic hyperplasia）

与前述的乳腺组织增生在性质有所不同，前者是生理性改变，后者是病理性而且是一种癌前状态。根据 Stout 的 1 000 例材料总结，本病的基本病变和诊断标准是：导管或腺泡上皮增生扩张成大小不等的囊或有上皮化生。本期可见肿瘤切面为边界不清或不整的硬结区。硬结区质硬韧，稍固定，切面呈灰白色伴不规则条索状区。突出的特点是囊肿形成。囊肿小者直径在 2 mm 以下，大者 1～4 cm 不等，有光滑而薄的囊壁，囊内充满透明液体或暗蓝色、棕色黏稠的液体。后者称为蓝顶囊肿（所谓 Blood)(good cyst 蓝顶盖囊肿），镜下可见囊肿由中小导管扩张而来。上皮增生发生于扩张的小囊内，也可发生于一般的导管内。为实体性增生（乳头状增生），导管或扩张的小囊上皮细胞可化生。显微镜下，囊性上皮增生的病理表现如下。

（1）囊肿的形成：主要是由末梢导管高度扩张而成。仅是小导管囊性扩张，而囊壁内衬上皮无增生者，称"单纯性囊肿"。巨大囊肿因其囊内压力升高而使内衬上皮变扁，甚至全部萎缩消失，以致囊壁仅由拉长的肌上皮和胶原纤维构成。若囊肿内衬上皮显示乳头状增生，称乳头状囊肿。增生的乳头可无间质，有时乳头上皮可呈大汗腺样化生，末端小腺管和腺泡形成囊状的原因可能有以下2种说法：①因管腔发炎，致管周围结缔组织增生，管腔上皮脱落阻塞乳管所致；②乳管及腺泡本身在孕激素作用下上皮增生而未复原所致。但多数认为囊性病变可能是乳管和腺泡上皮细胞增生的结果。

（2）导管扩张：小导管上皮异常增生，囊壁上皮细胞通常增生成多层，也可从管壁多处作乳头状突向腔内，形成乳头状瘤病（papillomatosis），也可从管壁一处呈蕈状增生。

（3）上皮瘤样增生：扩张导管或囊肿上皮可有不同程度的增生，但其上皮细胞均无间变现象，同时伴有肌上皮增生。上皮增生有以下表现。

①轻度增生者上皮细胞层次增多，较大导管和囊肿内衬上皮都有乳头状增生时，称"乳头状瘤"。
②若囊腔内充满多分支的乳头状瘤，称"腺瘤样乳头状瘤"。
③复杂多分支乳头的顶部相互吻合后，形成大小不一的网状间隙，称"网状增生"或"桥接状增生"。
④若上皮细胞进一步增生，拥挤于囊腔内致无囊腔可见时，称"腺瘤样增生"。
⑤增生上皮围成孔状时，称"筛状增生"。
⑥上皮细胞再进一步增生而成实体状时，称"实性增生"。

上皮瘤样增生的病理生理变化：雌激素异常刺激→乳腺末梢导管和腺泡增生成囊肿→囊内液体因流通不畅→瘀滞于囊肿内，囊液中的刺激物→先引起上皮的脱落性增生→再促使增生的上皮发生瘤化→进一步可演变为管内型乳癌（原位癌）→癌由管内浸及管周围组织→浸润性癌。

乳头状瘤可分为：①带蒂型（细胞多为柱状，排列整齐），多系良性，但也有可能恶变；②无蒂型（细胞分化较差，排列不整齐），多有恶变倾向。

有人认为小囊肿易恶变，而大囊肿却不易。可能是因为大囊肿内压力较高，上皮细胞常挤压而萎缩，再生力较差之故。但事实上在大囊肿周围常伴有小囊肿。故除临床上不能触及的小囊肿以外，一切能触及的乳腺囊性增生病，都有恶变可能，对可疑的病变应行活检。

（4）大汗腺样化生：大汗腺细胞样的化生，也是囊性病的一种特征。一般末端导管的上皮是低立方状，一旦化生为汗腺核细胞，其上皮呈高柱状，胞体大，小而规则的圆形核位于基底部，细胞质丰富，嗜酸性，伴有小球形隆出物的游离缘（knobby free margins），称"粉红细胞"（dink cell），这些细胞有强烈的氧化酶活性和大量的线粒体，是由正常乳腺上皮衍生的，而且具有分泌增生能力。不同于大汗腺细胞。大汗腺细胞核化生的原因不明，生化的意义也不了解。Speet（1942）动物实验研究认为此种化生似与癌变无关。乳腺囊性增生病中的乳头状增生与管内乳头状瘤的增生不同之处是，前者发生于中小导管内，而后者则是发生在大导管内，且多为单发性。

三、乳腺组织增生症

乳腺组织增生症（mazoplasia）又称乳痛症（mastodynia），是乳腺结构不良症的早期阶段，是一种因内分泌失衡引起的乳腺组织增生与复旧不良的生理性改变。临床表现以乳痛为主，病理改变主要是末端乳管和腺泡上皮的增生与脱落，目前未发现有癌变的报道。

（一）发病率

本病为妇女常见病，发病年龄多为30～50岁，青少年及绝经后妇女少见。男性极少见。近期文献报道有乳腺增生的妇女为58%～89%。城市患病率高于农村。

（二）临床表现

本病系乳腺结构不良症的早期阶段，主要是乳腺组织增生，如小叶间质中度增生、小叶发育不规则、腺泡或末端乳管上皮轻度增生。

1. 好发年龄

多见于中年妇女(30～40岁)，少数在20～30岁，并伴有乳房发育不全现象。青春期前和闭经期少见。发病缓慢，多在发病1～2年后开始就医。

2. 本病与月经和生育的关系

此类患者月经多不规则，经潮期短，月经量少或经间期短等。多发生于未婚或未育及生育而从未哺乳者。

3. 周期性乳痛

周期性乳痛及乳胀是本病的特点。

（1）疼痛出现的时间：乳痛为本病的主要症状，常随月经周期而出现经前明显乳痛，经潮至症状锐减或消失，少数患者也有不规律的疼痛。乳痛多在月经来潮前1周左右出现且渐加重，月经来潮后渐缓解至消失，此乃本病的特点。

（2）疼痛的性质：多为间歇性、弥漫性钝痛或针刺样痛，亦有表现为串痛或隐痛，甚者有刀割样痛，多数为胀痛或钝痛。有些表现为自觉痛，亦有表现为触痛或走路衣服摩擦时疼痛。乳房也可以有压痛，或上肢过劳后疼痛加重现象。

（3）乳痛的部位：位于一侧乳房的上部外侧或乳尾部位，甚至全乳痛。单侧或双侧，以双侧为多见，有时也可仅有乳房的部分疼痛，也可伴患侧胸部疼痛且疼痛常放射到同侧上肢、颈部、背部及腋窝处。其疼痛程度不一致，多发生在乳房外上象限及乳尾区。疼痛发生前乳房无肿块及结节。

（4）乳痛的原因：在月经周期中，乳腺小叶受性激素影响，在月经前乳腺小叶的发育和轻度增生，乳腺结缔组织水肿，腺泡上皮的脱落导致乳腺管扩张而引起，纯属生理性，可以恢复正常。此种现象在哺乳期、妊娠期或绝经后减轻或消失。

4. 乳痛与情绪改变的关系

本病的症状及乳房肿块，多随月经周期、精神情绪改变而改变。如随愁怒、忧思、工作过度疲劳，甚至刮风、下雨、天阴、暑湿等气候改变而加重；经期或心情舒畅以及风和日暖气候则症状减轻或消失。此乃本病的特点。

与乳痛症的相关特点：

（1）疼痛原因：与性激素有直接关系。

（2）好发年龄：30～40岁妇女。

（3）疼痛出现时间：月经前7天左右。

（4）疼痛性质：慢性钝痛及刺痛。

（5）疼痛部位：乳房上部或外侧，一侧或双侧。

（6）疼痛、触痛及可变的乳房结节为本病三大主要表现。

5. 乳房检查

（1）乳头溢液：有些患者偶尔可见乳头溢出浆液性或牙膏样分泌物。

（2）乳房的检查：乳房外形无特殊变化，在不同部位可触及乳腺组织增厚，呈颗粒状，多个不平滑的结节，质韧软，周界不清，触不到具体肿块。增厚组织呈条索状、三角形或片状非实性。月经来前7天以内胀硬较明显，月经后渐软而触摸不清。多为触痛，有时月经来前出现疼痛时，多伴有乳房肿胀而较前坚挺，触诊乳房皮温可略高。乳房触痛明显，乳腺内密布颗粒状结节，以触痛明显区（多为外上象限）最为典型，但无明显的肿块可触及，故有人称"肿胀颗粒状乳腺"（swollen granular breast）"小颗粒状乳腺"（snail granular breast）。月经来潮后，症状逐渐消失，待月经结束后，多数患者症状完全消失，乳房触诊为原样。

（三）诊断

1. 症状和体征

周期变化的疼痛、触痛及结节性肿块。

2. 物理检查

（1）B 超检查：乳痛症者多无明显改变。

（2）X 线检查：乳痛症乳腺钼靶摄片常无明显改变，在腺病期、囊性增生症期，增生的乳腺组织呈现边缘分界不清的棉絮状或毛玻璃状改变的密度增高影。伴有囊肿时，可见不规则增强阴影中有圆形透亮阴影。也可行 B 超定位下的囊内注气造影。乳腺钼靶摄片检查的诊断正确率达 80%~90%。

（3）红外线透照检查：由于乳腺组织对红外光的吸收程度不同，透照时可见黄、橙、红、棕和黑各种颜色。乳腺腺病一般情况下透光无异常，增生严重者可有透光度减低，但血管正常，无局限性暗影。

（4）液晶热图检查：该检查操作简便、直观、无创伤性，诊断符合率可达到 80%~95%，尤适用于进行乳腺疾病的普查工作。

（5）乳腺导管造影：主要适用于乳头溢液患者的病因诊断。

（6）细胞学检查：细针穿刺细胞学检查对病变性质的鉴别诊断有较大的价值，诊断符合率可达80%~90%。对有乳头溢液的病例，行乳头溢液涂片细胞学检查有助于确定溢液的性质。

（7）切取或切除活体组织检查：对于经上述检查仍诊断不清的病例，可做病变切取或切除，进行组织学检查。乳腺增生症大体标本中，质韧感，体积较小，切面常呈棕色，肿块无包膜亦无浸润性生长及坏死出血。

有下列情况者应行病变切取或切除活体组织检查，以确定疾病性质：①35 岁以上，属乳腺癌高危人群者；②乳腺内已形成边界清的片块肿物者；③细胞学检查（穿刺物、乳头溢液等）查见不典型增生的细胞。

此外，CT、MRI 等方法可用于乳腺增生症的检查，有些因为可靠性未肯定，尤其 CT 价值不大，以 B 超及红外线透照作为乳腺增生症的首选检查方法为妥。除少数怀疑有恶性倾向的病例外，35 岁以下的病例钼靶摄影一般不做常规应用。对临床诊断为乳腺增生症的患者，应嘱患者 2~3 个月复查 1 次，最好教会患者自我检查乳房的方法。

（四）治疗

1. 内科治疗

迄今为止，对本病仍没有一种特别有效的治疗方法。根据性激素紊乱的病因学理论，国外一直采用抑制雌激素类药物的治疗方案。目前对本病的治疗方法都只是缓解或改善症状，很难使乳腺增生后的组织学改变得到复原。

（1）性激素类

以往对乳腺增生症多采用内分泌药物治疗，尽管激素治疗开始阶段多会有较好的效果，但由于乳腺增生症患者多有内分泌激素水平失衡因素，现投入激素，应用时间及剂量很难恰如其分适合本病需要，往往有矫枉过正之弊。应用不当，势必会更加重这种已失衡的状态，效果必然不甚满意。同时乳腺癌的发生与女性激素有肯定关系，甚至增加乳腺癌发生机会。因此，目前应用激素类药物作为治疗本病的已很少作为常规用药。此类药物应用主要机制是利用雄激素或孕激素对抗增高了的雌激素。

以调节体内的激素维持平衡减轻疼痛，软化结节。该类药物早在 1939 年 Spence 就试用雄性激素（睾酮），Atkins 也报道了本药作用。因恐导致乳腺癌的发生，临床应用应谨慎。下面介绍常用药物。

①黄体酮：一般在月经前 2 周用，每周注射 2 次，5 mg/ 次，总量 20~40 mg。疗程不少于 6 个月。然而目前有报道，认为此药对本病治疗无效且不能过量治疗，否则会引起乳房发育不良，甚至引起乳腺上皮恶变。

②雌激素：在月经期间，每周口服 2 次小剂量己烯雌酚（1 mg），共服 3 周。在第 2 次月经期间，依据病情好转程度而适当减量，改为每周给药 1 次或 0.2 mg/d，连用 5 天。如此治疗 6~8 个月。亦可用 0.5%己烯雌酚油膏局部涂抹，每晚抹乳腺皮肤，连用半年。雌激素应用的不良反应可见恶心、呕吐、胃痛、头痛、眩晕等，停药后消失。

③甲睾酮（甲基睾丸素）：甲睾酮 5 mg 或 10 mg，1 次 /d，肌内注射，月经来潮前第 14 天开始用，

月经来潮停用。每次月经期间用药总量不超 100 mg。

④丙酸睾酮：丙酸睾酮 25 mg，月经来前 1 周肌内注射，1 次/d。连用 3～4 天。睾丸素药膏局部涂抹亦有一定作用。

以上两种雄激素的不良反应，有女性男性化多毛、阴蒂肥大、音变、痤疮、肝脏损害、黄疸、头晕和恶心。

⑤达那唑（danazol）：是 17-已炔睾（ethisterone）衍生来的合成激素，其作用机制是抑制促性腺激素，从而减少了雌激素对乳腺组织的刺激。Creenbiall 等在治疗子宫内膜异位症时，发现该药治疗的病例所伴有的良性乳腺疾病同时得到缓解。达那唑不能改变绝经前妇女的促性腺激素水平，其机制可能是抑制卵巢合成激素所需要的酶，从而调整激素水平，此药治疗效果显著。症状消失及结节消失较为明显，有效率达到 90%～98%。但不良反应大，尤其月经紊乱发生率高，因此仅对用其他药物治疗无效，症状严重、结节多者，才选用此药。用药剂量越大，不良反应出现的也越多，且有停药复发问题。用法为：达那唑 100～200 mg，1 次/d，月经来后第 2 天开始服用，3～6 个月为 1 个疗程。

⑥他莫昔芬（tamoxifen）：本品主要是与雌激素竞争结合靶细胞的雌激素受体，直接封闭雌激素受体。阻断雌激素效应是一种雌激素拮抗药。1980 年有人开始用本品治疗本病，国内报道治疗本病的缓解率为 96.3%，乳腺结节缩小率为 97.8%，停药后有反跳作用。不良反应主要为月经推迟或停经，以及白带增多等。且前 Femtinen 认为治疗乳痛效果好。用法 10 mg，2 次/d，持续 2～3 个月。但也有报道长年服用可引起子宫内膜癌的危险。

（2）维生素类药物

维生素 A、维生素 B、维生素 C、维生素 E 等能改善肝功能、调节性激素的代谢，同时还能改善自主神经的功能，可作为乳腺增生症的辅助用药。Abrams（1965）首先报道用维生素 E 治疗本病，随后的研究发现其有效率为 75%～85%。机制系血中维生素 E 值上升，可使血清黄体酮/雌二醇比值上升；另一方面可使脂质代谢改善，总胆固醇-脂蛋白胆固醇的比值下降，α-脂蛋白-游离胆固醇上升。维生素 E 可使乳房在月经前疼痛减轻或缓解，部分病例可使乳房结节缩小、消散，又可调节卵巢功能，防治流产和不孕症，维生素 E 是一种氧化剂还可抑制细胞的间变，可以降低低密度脂蛋白（LDL）增加孕激素，故鼓励患者用维生素 E 以弥补孕激素治疗的不足。其优点是无不良反应，服药方便，价格低廉，易于推广使用，但疼痛复发率高。维生素 B_6 与维生素 A 对调节性激素的平衡有一定的意义，维生素 A 可促进无活性的雄烯酮及孕炔酮转变为活性的雄烯酮及黄体酮，后两者均有拮抗雌激素作用。可以试用。具体用法为：维生素 B_6 20 mg，3 次/d。维生素 E 100 mg，3 次/d，维生素 A 1 500 万 U，3 次/d，每次月经结束后连用 2 周。

（3）5% 碘化钾溶液

小量碘剂可刺激腺垂体产生促黄体素（LH），促进卵巢滤泡黄体化，从而使雌激素水平降低，恢复卵巢的正常功能，并有软坚散结和缓解疼痛的作用。有效率为 65%～70%。碘制剂的治疗效果往往也是暂时的，有停药后反跳现象。由于可影响甲状腺功能，因此应慎重应用。常用的是复方碘溶液（卢戈液每 100 mL 含碘 50 g、碘化钾 100 g），0.1～0.5 mL/次（3～5 滴），口服，3 次/d。可将药滴在固体型食物上，以防止药物对口腔黏膜的刺激。5% 碘化钾溶液 10 mL，口服，3 次/d。碘化钾片 0.5 g，3 次/d，口服。

（4）甲状腺素片

由于近年来认为本病可能与甲状腺功能失调有关，因此有人试用甲状腺素片治疗乳腺增生症获得一定的效果。用甲状腺浸出物或左甲状腺素（synthroid）治疗，0.1 mg/d，2 个月为 1 个疗程。

（5）溴隐亭（bromocriptine）

本品属于多巴胺受体的长效激活剂，它通过作用在垂体催乳细胞上多巴胺受体，释放多巴胺来直接抑制催乳腺细胞对催乳素的合成和释放。同时也减少了催乳素对促卵泡成熟激素的拮抗，促进排卵及月经的恢复，调整激素的平衡，使临床症状得以好转，有效率达 75%～98%。本品的不良反应是头晕困倦、胃肠道刺激（恶心甚至腹痛、腹泻）、面部瘙痒、幻觉、运动障碍等。具体用法为：溴隐亭 5 mg/d，3 个月为 1 个疗程。连续应用不宜超过 6 个月。

（6）其他

①夜樱草油：本品是一种前列腺受体拮抗药，用药后可致某些前列腺素（PGE）增加并降低催乳素活性，3 g/d。效果不肯定，临床不常应用。

②催乳素类药物：正处于临床试验阶段，其效果尚难肯定。

③利尿药：有学者认为乳房疼痛与乳房的充血水肿有关，用利尿药可以缓解症状。常用螺内酯（安体舒通）和氢氯噻嗪短期应用。

2. 手术治疗

（1）适应证：乳腺增生症本身无手术治疗的指征，手术治疗的主要目的是避免误诊，漏诊乳腺癌。因此，手术治疗必须具备下列适应证：①有肿块存在：重度增生伴有局限性单个或多个纤维瘤样增生结节，有明显片块状肿块，乳头溢液，其他检查不能排除乳腺癌的病例；②药物治疗观察的病例，在弥漫性结节状乳腺或片块状乳腺腺体增厚区的某一局部，出现与周围结节质地不一致的肿块者，长期用药无效而且症状又加重者；③年龄在40～60岁患者，又具有乳腺癌高危因素者；④长期药物治疗无效，思想负担过于沉重，有严重的精神压力（恐癌症），影响生活和工作的患者。

（2）手术目的和治疗原则：①手术的主要目的是明确诊断，避免乳腺癌的漏诊及延诊。因此，全乳房切除是不可取的也是禁忌的，如果围绝经期患者必须如此，须谨慎应用（仅行保留乳房外形的腺体切除），绝不宜草率进行；②局限性病变范围较小，肿块直径不超过2.5 cm，行包括一部分正常组织在内的肿块切除；③全乳弥漫性病变者，以切取增生的典型部位做病理学检查为宜；④年龄在50岁以上，病理证实为乳腺导管及腺泡的高度非典型增生患者可行单纯乳房切除（仅行腺体切除，保留乳房外形）。

总之，没有绝对适应证而轻举扩大乳腺切除范围是十分错误的。用防止癌变的借口切除女性（尤其是青、中年女性）的乳房也是绝对不允许的。

3. 其他治疗

（1）中医治疗：中医药在治疗乳腺增生症方面有其独到之处，为目前治疗本病的主要手段。

中医治疗时，除口服药物外，不主张在乳房局部针刺治疗（俗称扎火针）且必须强调的是：在诊断不甚明确而又不能除外癌时，局部治疗属于禁忌。在临床实践中，有多例因中药外敷、扎火针而致使误为乳腺增生症实为乳腺癌的患者病情迅速恶化的病例，应引以为戒。

（2）饮食治疗：据某些学者认为，此病的发生也与脂肪代谢率紊乱有关，因此应适当减少饮食中的脂肪的摄入量，增加糖类的摄入。

（3）心理治疗：乳腺增生症的发生和症状的轻重常与情绪变化有关，多数患者在遇心情不舒畅的情况下及劳累过度时，很快出现症状或使症状加重。因此，给予患者必要的心理护理，对疾病的恢复是有益的，尤其是对乳痛症患者。如果能够帮助患者消除心理障碍，保持良好的心理状态，可完全替代药物治疗。消除恐惧和紧张情绪是心理治疗的关键。必要时可给予地西泮（安定）等镇静药以及维生素类药。

四、乳腺囊性增生病

乳腺囊性增生病（cystic hyperplasia of breast）属于乳腺结构不良的一个晚期阶段，是一种完全性的病理性变化。临床表现主要是以乳房肿块为特点，同时伴有轻微的乳痛。病理改变除了有小叶增生外，多数中小乳管扩张形成囊状为本病特点。乳管上皮及腺泡上皮的增生，与癌的发生有着一定关系。Warren等追踪病理证实的乳腺囊性增生病，其后发生癌变者较一般妇女高4.5倍，并且乳腺囊性增生病在乳腺癌患者的发生率远高于一般的同龄妇女。本病在临床上极为多见，大约20个成年妇女在绝经期前就有1个患本病，发病率较乳腺癌高，在尸检资料中如将小叶囊肿一并统计在内，其发病率更明显增高。

本病属于中医的"乳癖"范围，中医学认为"乳癖及乳中结核……随喜怒消长，多由思虑伤脾，恼怒伤肝，气血瘀结而生"。

（一）发病率

乳腺囊性增生病是乳腺各种病变中最常见的一个阶段。即使仅以临床能觉察的较大囊肿为限，乳腺囊性增生病的发病率也较乳腺其他病变的发病率为高。据纽约长老会医院1941—1950年间共有临床表现明显的乳腺囊性增生病1 196例，同时期内的乳腺癌有991例、腺纤维瘤有440例，可见乳腺囊性增生病之多见。又据Bmhardt和Jaffe曾报道100个40岁以上女尸的尸检资料统计，其乳腺囊性增生病的发生率高达93%。Franas曾报道100个19～80岁的女尸，其乳腺中有显微观的小囊肿者占55%，双侧病变也有25%。Frantz等研究过225例并无临床乳腺瘤的女尸，发现19%有肉眼可见的乳腺囊性增生病（囊肿大1～2 mm以上），半数为两侧性。此外在显微镜下还发现34%有各种囊性病变（包括小囊肿、管内上皮增生等），总计半数以上（53%）具有各种表现的乳腺囊性增生病。总之，以这样的估计，一般城市妇女中每20个就有1个在绝经前可能在临床上发现乳腺囊性增生病，其发病率远较乳癌的发病率高。

乳腺囊性增生病通常最早发生在30～39岁，至40～49岁其发病率到达高峰，而在绝经后本病即渐减少。据美国纽约长老会医院统计的454例临床可见的乳腺囊性增生病也说明了是中年妇女常见病。其发病年龄如以初诊时为准，20～29岁占5.2%，30～39岁占33.2%，40～49岁占49.6%，50～59岁占9.4%，60岁以上的共占2.6%，其平均发病年龄为41岁。我国王德修、胡予（1965）报道的46例乳腺囊性增生病，平均年龄为39.8岁，天津市人民医院报道的乳腺囊性增生病80例，患者就诊年龄为14～74岁，平均为38.7岁，可见乳腺囊性增生病主要为中年妇女的疾病。

（二）临床表现

1. 患病年龄

患病年龄多在40岁左右的中年妇女，青年及绝经后妇女少见。自发病到就诊时间平均3年（数天至10余年）。

2. 乳痛

乳痛多不显著，与月经周期关系不甚密切，偶尔有同乳腺增生症一样的疼痛，此点可与小叶增生相区别。疼痛可以有多种表现，如隐痛、钝痛或针刺样痛，一侧或双侧，同时伴患侧胸、背及上肢的疼痛。疼痛可以是持续性，也可以是周期性，但不规律的乳痛是本病的特点。乳痛多因早期乳管开始扩张时出现，囊肿发展完全时疼痛消失，疼痛也可能与囊内压力迅速增加有关。

3. 乳头溢液

溢液多为草黄色浆液、棕色、浆液血性甚至纯血液。一般为单侧，未经按压而自行排出。也有经挤压而出。溢液主要是病变与大导管相通之故。有文章报道，762例乳房肿块病患者，发生排液者41例，占5.4%，其中63.5%为乳腺囊性增生病。

4. 乳房肿块

乳房肿块是本病主要诊断依据。但检查该病时，最好在月经前后7～10天之内。先取坐位后取平卧位，按顺序仔细检查乳房各个象限，检查肥大型或下垂型乳房时，可采用斜卧位，并将上肢高举过头，以便检查乳腺的外上象限。常见肿块有以下几种表现。

（1）单一肿块状：呈厚薄不等的团块状，数目不定，长圆形或不规则形，有立体囊样感，中等硬度有韧性，可自由推动，不粘连，边缘多数清楚，表面光滑或呈颗粒状，软硬不一，是单纯囊肿的特点。有些囊肿较大，一般呈圆球形，表面光滑，边界清楚；囊肿的硬度随囊内容物的张力大小而有差别，张力小的触诊时感觉较软，甚至有波动感，张力大的显得较硬，有时与实质性的腺纤维瘤很难区别。此外，在月经来潮前因囊内张力较大，肿块也会变得较硬。由于囊内容物一般多为澄清的液体，所以大的囊肿大多透光明亮。

如囊肿有外伤出血或感染，则透光试验时囊肿显出暗淡的阴影，在感染的情况下因囊肿与周围组织常有粘连，还可见皮肤或乳头的粘连退缩现象。囊内乳头状瘤存在时，囊液每呈血性或浆液血性，此时透光试验也能显出境界清楚的阴影。

（2）乳腺区段型结节肿块即多数肿块出现：结节的形态按乳管系统分布，近似三角形，底位于乳房边缘，尖朝向乳头，或为不规则团块，或为中心部盘状团块，或为沿乳管走向的条索状，囊肿表现形式可以是单个或多个，呈囊状感，也有为颗粒状边界清楚，活动度大，大小多在0.5～3 cm。大者甚至可达 8 cm 左右。文献上有人将直径在 0.5 cm 以下，称"沙粒结节"。

（3）肿块分布弥漫型：肿块分布的范围超过 3 个象限或分散于整个或双侧乳腺内。

（4）多形状肿块：同乳腺内，有几种不同形态的肿块（片状、结节、条索、颗粒等），在同一部位或不同部位，甚至散在全乳房。

（5）肿块变化与精神情绪的关系：多数人于月经前愁闷、忧伤、心情不畅以及劳累、天气不好而加重，使肿块变大、变硬，疼痛加重。当月经来潮后或情绪好、心情舒畅时，肿块变软、变小。同时疼痛可减轻或消失。这种因精神、情绪的变化而改变的肿块，是本病的特点，而且多为良性经过。有人认为，这种表现多在乳腺结构不良的早期，而囊肿期则表现不甚明显，仅表现为肿块的突出特点。各型肿块，与皮肤和深部筋膜不粘连，乳头不内陷。乳房外形不变，同侧腋窝淋巴结不肿大。切开肿块，内有大小不等的囊肿（为扩张的乳管），大如栗子，小如樱桃，多散在乳房深部。

（三）辅助检查

1. X 线检查

可见多数大小不一的囊腔阴影，为蜂巢状，部分互相融合或重叠，囊腔呈圆形，大囊腔为卵圆形，边缘平滑，周围大或伴有透亮带。牵引乳头摄片，则发现弧形之透亮区易变形，而由于皮下脂肪层变薄，由于位于边缘的囊腔而呈皱襞状。文献报道钼靶 X 线的诊断正确率达 80%～90%。随着 X 线技术的改进，如与定位穿刺活检相结合，其诊断正确率可进一步提高。近年来磁共振的应用，对诊断本病有一定参考价值，典型的 MRI 表现为乳腺导管扩张，形状不规整，边界不清，但本病 MRI 表现是多种多样。因此法不太经济，故临床应用目前未推广。

2. B 超检查

Wild（1951）首先应用超声波检查乳腺的肿块，近年来 B 超发展很快，诊断正确率高达 90% 左右。超声波显示增生部位不均匀的低回声区，以及无回声的囊肿。它的诊断在某些方面优于 X 线摄片。X 线片不易将乳腺周围纤维增生明显的孤立性囊肿和边界清楚的癌相鉴别，而 B 超则很容易鉴别。B 超对乳腺增生症患者随访很方便，也无创伤。临床检查应作为首选方法。B 超对囊肿型的乳腺病表现为，光滑完整的乳腺边界，内皮质稍紊乱，回声分布不均，呈粗大光点及光斑。囊肿区可表现出大小不等的无声回区，其后壁回声稍强。

3. 肿块或囊肿穿刺

在乳房肿块上面，行多处细针穿刺并做细胞学检查，对诊断乳腺上皮增生症有较大价值。结合 X 线透视下定位穿刺活检，其诊断正确率较高。需注意的是对怀疑癌变的病例，最后确诊仍有赖于组织切片检查。

4. 透照摄影

乳腺透照法首先由 Curler（1929）提出，Cros 等（1972）做了改进。其生物学基础是短波电磁辐射（蓝光）比长波（红光）更容易透入活组织，短波光在组织内广泛散布，长波光可被部分吸收，并产生热。乳腺各区域的不同吸收质量用黄光透照能更好地显示。Gros 等使用非常强的光源，在半暗环境中进行透照，并用普通彩色胶卷摄影，观察其图谱的变化。有一定的诊断价值，最适宜大面积的普查。由于乳腺组织囊性增生和纤维性变，在浅灰色背影下，可见近圆形深灰色均匀的阴影，周围无特殊血管变化，乳腺浅静脉边界模糊不清。由于含的液体不同，影纹表现各异。清液的囊肿为孤立的中心造光区，形态规则，含浊液则表现为均匀深灰色的阴影，边界清楚。也是鉴别良恶性一种方法。

5. 囊内注气或用造影剂摄像检查

这些方法仅可说明有囊肿，并不能确定其性质，最终还需依靠病理组织学检查。

6. 活检

对诊断不清，特别是难与恶性肿瘤相鉴别者，可行活检，但是应注意。

（1）如果肿块小而局限者，可行包括一部分正常组织在内的全部肿物切除，送病理学检查。

（2）如果肿块大，范围广泛，可在肿块最硬处或肿块中心处取组织做病理学检查。

（四）鉴别诊断

鉴别诊断目的主要在于：①为排除癌变的存在；②了解病变增生程度，以便采取相应措施；③预测疾病的发展与转归；④对一些肿物局限者切除，达治疗目的。

根据病史、体征及一些辅助检查，基本能提示本病存在的可能，但最终仍需病理组织学来确诊，确诊后方可采取治疗措施。

乳腺增生症尚需与乳房内脂肪瘤、乳腺导管内或囊内乳头状瘤、慢性纤维性乳腺炎、导管癌等鉴别。

1. 乳房内脂肪瘤

乳房内脂肪瘤为局限性肿块，质软有假性波动，无疼痛及乳头溢液，也无随月经周期的变化而出现的乳房疼痛及肿块增大现象。

2. 乳痛症

以乳房疼痛为主，与月经周期有明显关系，每经潮开始后，痛即减轻或消失。乳腺触诊阴性，仅疼痛区，乳腺腺体增厚，无明显肿块感，仅有小颗粒状感觉。很少有乳头溢液。

3. 乳腺管内或囊内乳头状瘤

有乳头溢液及乳房肿块，但与乳腺结构不良的乳头溢液及肿块不同。前者为自溢性从乳头排出血性液体，呈粉红色或棕褐色；后者多为挤压而出，非自溢性，且为淡黄色的浆液性液体。前者乳房肿块较小，位居乳晕外，挤压肿块可见有血性分泌物从乳头排出，肿块随之变小或消失；而乳房结构不良症的肿块，常占乳房大部分或布满全乳，一侧或双侧乳房肿块随月经周期而出现疼痛及增大为特点。

4. 慢性纤维性乳腺炎

有乳房感染史及外伤史，往往因炎症的早期治疗不彻底而残留2～3个小的结节。在全身抵抗力降低时，再次发作。反复发作为其本病的特点。很易与乳房结构不良相鉴别。

5. 恶性肿瘤

肿块局限、质较硬，无随月经周期变化而出现的乳房变化现象，多需病理协诊。

（五）治疗

1. 手术治疗

（1）手术目的

①明确诊断，排除乳房恶性疾病；②切除病变腺体，解除症状；③除去乳腺癌易患因素，预防乳腺癌发生。

（2）手术指征

①肿块切除：增生病变仅局限乳房一处，经长时间药物治疗而症状不缓解，局部表现无改善或肿块明显增大、变硬和有血性分泌物外溢时，应包括肿块周围正常组织在内的肿块切除病检。如发现上皮细胞不典型增生而年龄大于45岁，又有其他乳腺癌高危因素者，则以单纯乳房切除为妥。在做乳房肿块区段切除时，应做乳房皮肤的梭形（或弧形）切除，但不要损及乳晕，以便在缝合后保持乳房的正常外形。

（2）单纯乳房切除：乳房小且增生病变遍及一侧全乳，在非手术治疗后症状不缓解，肿块继续增大，乳头溢血性分泌物，病理诊断为不典型增生，年龄在40岁以上者，有乳腺癌家族史或患侧乳房原有慢性病变存在，可行单纯乳房切除，并做病理学检查。如为恶性，可行根治。年龄小于30岁一侧乳房内多发增生者，可行细胞学检查，也可进行活检（应在肿块最硬的部位取组织）。如为高度增生，也行乳房区段切除。术后可以药物治疗和严密观察。

（3）病变弥漫及双侧乳房：经较长时间的药物治疗，症状不好转，肿块有继续长大，溢水样、浆液性或浆液血性及血性分泌物者，多次涂片未发现癌细胞，如年龄大于45岁者，可在肿块最明显处做大区段乳房切除，并送病理学检查。年龄小于35岁，有上述情况者，可将较重的一侧乳房行肿块小区段切除，较轻的一侧在肿块中心切取活体组织检查。如无癌细胞，乳管增生不甚活跃，无上皮细胞间变及化生的，可继续行药物治疗，定期复查。

（4）凡为乳腺囊性增生病行肿块切除、区段切除或单纯乳房切除者，术前检查未发现癌细胞，术后一律常规再送病理学检查。发现癌细胞者，均应尽快在短时间内补加根治手术。对于仅行活检或单纯乳房肿块切除患者，术后应继续行中药治疗。

（5）乳腺囊性增生病行单纯乳房切除的适应证：凡病理学检查为囊性增生、上皮细胞不典型增生或重度不典型增生，药物治疗效果不佳，年龄大于40岁，可行保留乳头及乳晕的皮下纯乳房腺体切除。如年龄小于30岁，可肿块区段切除。如病理学检查为腺病晚期或囊肿增生期，无论年龄大小，均做肿块切除，并用药物治疗及定期复查。

总之，关于乳腺增生症的治疗问题不能一概而论，应根据年龄、症状、体征以及病理类型、病变进展速度及治疗反应而综合治疗，且不可长期按良性疾病处理，而忽略恶性病变存在的可能，以致贻误治疗时机。也不能因本病是癌前病变就不注意上皮增生情况、年龄大小及病史和治疗反应就一概而论地行区段乳房切除或单纯乳房切除，这些都是不妥的。

2. 化学药物治疗

同乳腺增生症。

第三节　乳腺癌

乳腺癌是女性中常见的恶性肿瘤，世界上乳腺癌的发病率及死亡率有明显的地区差异。欧美国家高于亚非拉国家。在我国京、津、沪及沿海一些大城市的发病率较高，上海市的发病率居全国之首。上海市女性乳腺癌发病率为29.8/100 000，为全部恶性肿瘤中的6.3%，占女性恶性肿瘤中的14.9%，是女性恶性肿瘤中的第一位。

一、病因

乳腺癌大都发生在41～60岁、绝经期前后的妇女，病因尚未完全明了，但与下列因素有关。①内分泌因素：已证实雌激素中雌酮与雌二醇对乳腺癌的发病有明显关系，黄体酮可刺激肿瘤的生长，但亦可抑制脑垂体促性腺激素，因而被认为既有致癌，又有抑癌的作用。催乳素在乳腺癌的发病过程中有促进作用。临床上月经初潮早于12岁，停经迟于55岁者的发病率较高；第一胎足月生产年龄迟于35岁者发病率明显高于初产在20岁以前者；未婚、未育者的发病率高于已婚、已育者。②饮食与肥胖：影响组织内脂溶性雌激素的浓度，流行病学研究脂肪的摄取与乳腺癌的死亡率之间有明显的关系，尤其在绝经后的妇女。③放射线照射以及乳汁因子：与乳腺癌的发病率亦有关。此外，直系家属中有绝经前乳腺癌患者，其姐妹及女儿发生乳腺癌的机会较正常人群高3～8倍。

二、临床表现

乳腺癌最常见的第一个症状是乳腺内无痛性肿块，大多是患者自己在无意中发现的。10%～15%的肿块可能伴有疼痛，肿块发生于乳房外上象限较多，其他象限较少，质地较硬，边界不清，肿块逐步增大，侵犯库柏韧带（连接腺体与皮肤间的纤维束）使之收缩，常引起肿块表面皮肤出现凹陷，即称为"酒窝征"。肿块侵犯乳头使之收缩，可引起乳头凹陷，肿块继续增大，与皮肤广泛粘连，皮肤可因皮下淋巴的滞留而引起水肿，由于皮肤毛囊与皮下组织粘连较紧密，在皮肤水肿时毛囊处即形成很多点状小孔，使皮肤呈"橘皮状"。癌细胞沿淋巴网广泛扩散到乳房及其周围皮肤，形成小结节，称为卫星结节。晚期时肿瘤可以浸润胸肌及胸壁，而与其固定，乳房亦因肿块的浸润收缩而变形。肿瘤广泛浸润皮肤后融合成暗红色。

弥漫成片，甚至可蔓延到背部及对侧胸部皮肤，形成"盔甲样"，可引起呼吸困难；皮肤破溃，形成溃疡，常有恶臭，容易出血，或向外生长形成菜花样肿瘤。

有5%～10%患者的第一症状是乳头溢液，有少数患者可以先有乳头糜烂，如湿疹样，或先出现乳头凹陷。少数患者在发现原发灶之前先有腋淋巴结转移或其他全身性的血道转移。

癌细胞可沿淋巴管自原发灶转移到同侧腋下淋巴结，堵塞主要淋巴管后可使上臂淋巴回流障碍而引起上肢水肿。肿大淋巴结压迫腋静脉可引起上肢青紫色肿胀。臂丛神经受侵或被肿大淋巴结压迫可引起手臂及肩部酸痛。

锁骨上淋巴结转移可继发于腋淋巴结转移之后或直接自原发灶转移造成。一旦锁骨上淋巴结转移，则癌细胞有可能经胸导管或右侧颈部淋巴管进而侵入静脉，引起血道转移。癌细胞亦可以直接侵犯静脉引起远处转移，常见的有骨、肺、肝等处。骨转移中最常见是脊柱、骨盆及股骨，可引起疼痛或行走障碍；肺转移可引起咳嗽、痰血、胸腔积液；肝转移可引起肝大、黄疸等。

三、临床分期

目前常用的临床分期是按1959年国际抗癌联盟建议，并于1997年经修改的TNM国际分期法。

分类中区域淋巴结包括：①腋淋巴结：指腋静脉及其分支周围的淋巴结及胸大、小肌间的淋巴结，可以分成三组：第1组（腋下群）：即胸小肌外缘以下的淋巴结；第2组（腋中群）：指胸小肌后方及胸肌间的淋巴结（即Rotter淋巴结）；第3组（腋上群）：胸小肌内侧缘以上，包括腋顶及锁骨下淋巴结；②内乳淋巴结。

TNM分期法：

T：原发肿瘤。

T_x：原发肿瘤情况不详（已被切除）。

T_0：原发肿瘤未扪及。

T_{is} 原位癌：指管内癌，小叶原位癌，乳头帕哲病乳管内未扪及肿块者（Pagets病乳房内扪及肿块者依照肿瘤大小分期）。

T_1：肿瘤最大径小于2 cm。

T_2：肿瘤最大径大于2 cm，小于5 cm。

T_3：肿瘤最大径大于5 cm。

T_4：不论肿瘤任何大小，已直接侵犯胸壁或皮肤。

T_{4a}：肿瘤直接侵犯皮肤。

T_{4b}：乳房表面皮肤水肿（包括橘皮征），乳房皮肤溃疡或卫星结节，限于同侧乳房。

T_{4c}：包括T_{4a}及T_{4b}。

T_{4d}：炎性乳腺癌。

注：①炎性乳腺癌指皮肤广泛浸润、表面红肿，但其下不一定能扪及肿块，如皮肤活检时未发现有癌细胞，则T可以定为PT_x，若活检时发现有癌细胞，临床分期为T_{4d}；②皮肤粘连，酒窝征、乳头凹陷、皮肤改变，除了T_{4b}及T_{4c}外可出现于T_1、T_2、T_3中，不影响分期；③胸壁指肋骨、肋间肌、前锯肌，不包括胸肌。

N：区域淋巴结。

N_x：区域淋巴结情况不详（已被切除）。

N_0：无区域淋巴结转移。

N_1：同侧腋淋巴结转移，但活动。

N_2：同侧腋淋巴结转移，互相融合，或与其他组织粘连。

N_3：转移至同侧内乳淋巴结。

M：远处转移。

Mx：有无远处转移不详。

M_0：无远处转移。

M_1：有远处转移（包括皮肤浸润超过同侧乳房）。

临床检查与病理检查间有一定的假阳性或假阴性，因而术后病理检查时分期较临床分期更为准确。

根据以上不同的TNM可以组成临床不同的分期：

0期 $T_{is}N_0M_0$

Ⅰ期 $T_1N_0M_0$

Ⅱ期 A $T_0N_1M_0$

$T_1N_1M_0$

$T_2N_0M_0$

Ⅱ期 B

$T_2N_1M_0$

$T_3N_0M_0$

Ⅲ期 A $T_0N_2M_0$

$T_1N_2M_0$

$T_2N_2M_0$

$T_3 N_{1,2}M_0$

Ⅲ期 B

T_4 和任何 NM_0

任何 T 和 N_3M_0

Ⅳ期

任何 T,任何 N, M_1

四、病理分型

国内将乳腺癌的病理分型如下。

1. 非浸润性癌

（1）导管内癌：癌细胞局限于导管内，未突破管壁基底膜。

（2）小叶原位癌：发生于小叶，未突破末梢腺管或腺泡基底膜。

2. 早期浸润性癌

（1）导管癌早期浸润：导管内癌细胞突破管壁基底膜，开始生芽，向间质浸润。

（2）小叶癌早期浸润：癌细胞突破末梢腺管或腺泡壁基底膜，开始向小叶间质浸润，但仍局限于小叶内。

3. 特殊型浸润癌

（1）乳头状癌：癌实质主要呈乳头状结构，其浸润往往出现于乳头增生的基底部。

（2）髓样癌伴大量淋巴细胞增生：癌细胞密集成片，间质少，癌边界清楚，癌巢周围有厚层淋巴细胞浸润。

（3）小管癌：细胞呈立方或柱状，形成比较规则的单层腺管，浸润于基质中，引起纤维组织反应。

（4）腺样囊性癌：由基底细胞样细胞形成大小不一的片状或小梁，中有圆形腔隙。

（5）黏液腺癌：上皮黏液成分占半量以上，黏液大部分在细胞外，偶在细胞内。

（6）大汗腺癌：癌细胞大，呈柱状，可形成小巢、腺泡或小乳头。主、间质常明显分离。

（7）鳞状细胞癌：可见细胞间桥、角化。

（8）乳头湿疹样癌：起源于乳头的大导管，癌细胞呈泡状，在乳头或乳晕表皮内浸润。几乎常伴发导管癌。

4. 非特殊型浸润癌

（1）浸润性小叶癌：小叶癌明显向小叶外浸润，易发生双侧癌。

（2）浸润性导管癌：导管癌明显向实质浸润。

（3）硬癌：癌细胞排列成细条索状，很少形成腺样结构，纤维间质成分占 2/3 以上，致密。

（4）单纯癌：介于硬癌与髓样癌之间，癌实质与纤维间质的比例近似。癌细胞形状呈规则条索或小梁，有腺样结构。

（5）髓样癌：癌细胞排列成片状或巢状，密集，纤维间质成分少于 1/3，无大量淋巴细胞浸润。

（6）腺癌：癌实质中，腺管状结构占半数以上。

5. 其他罕见癌

有分泌型（幼年性）癌、富脂质癌（分泌脂质癌）、纤维腺瘤癌变、乳头状瘤病癌变等。

五、临床检查和诊断

乳腺是浅表的器官，易于检查，检查时置患者于坐位或卧位，应脱去上衣，以便作双侧比较。

1. 视诊应仔细检查观察

①双侧乳房是否对称、大小、形状，有无块物突出或静脉扩张；②乳头位置有无内陷或抬高，乳房肿块引起乳头抬高，常是良性肿瘤的表现；如伴乳头凹陷则以恶性可能大。此外，观察乳头有无脱屑、糜烂、湿疹样改变；③乳房皮肤的改变，有无红肿、水肿凹陷、酒窝征。嘱患者两手高举过头，凹陷部位可能更明显。

2. 扪诊

由于月经来潮前乳腺组织常肿胀，因而最好在月经来潮后进行检查。乳腺组织的质地与哺乳有关，未经哺乳的乳腺质地如橡皮状，较均匀；曾哺乳过的乳腺常可能触及小结节状腺体组织；停经后乳腺组织萎缩，乳房可被脂肪组织代替，扪诊时呈柔软，均质。

一般在平卧时较易检查，并与坐位时检查做比较。平卧时，肩部略抬高，检查外半侧时应将患者手上举过头，让乳腺组织平坦于胸壁；检查内半侧时手可置于身旁。用手指掌面平坦而轻柔地进行扪诊，不能用于抓捏，以免将正常乳腺组织误认为肿块。应先检查健侧，再检查患侧乳房。检查时应有顺序地扪诊乳腺的各个象限及向腋窝突出的乳腺尾部。再检查乳头部有无异常以及有无液体排出。检查动作要轻柔，以防止挤压而引起癌细胞的播散。最后检查腋窝、锁骨下、锁骨上区有无肿大淋巴结。

检查乳房肿块时要注意：①肿块的部位与质地，50%以上的乳腺肿瘤发生在乳腺的外上方。②肿块的形状与活动度。③肿瘤与皮肤有无粘连，可用手托起乳房，有粘连时局部皮肤常随肿瘤移动，或用两手指轻轻夹住肿瘤两侧稍提起，观察皮肤与肿瘤是否有牵连。④肿瘤与胸肌筋膜或胸肌有无粘连，病员先下垂两手，使皮肤松弛，检查肿瘤的活动度。然后嘱两手用力叉腰，使胸肌收缩，作同样检查，比较肿瘤的活动度。如果胸肌收缩时活动减低，说明肿瘤与胸肌筋膜或胸肌有粘连。⑤有乳头排液时应注意排液的性质、色泽。如未能明确扪及乳房内肿块时，应在乳晕部按顺时针方向仔细检查有无结节扪及或乳头排液。排液应作涂片细胞学检查。⑥检查腋淋巴结，检查者的右手前臂托着病员的右前臂，让其右手轻松地放在检查者的前臂上，这样可以完全松弛腋窝。然后检查者用左手检查患者右侧腋部，可以扪及腋窝的最高位淋巴结，然后自上而下检查胸大肌缘及肩胛下区的淋巴结。同法检查对侧腋淋巴结，如果扪及肿大淋巴结时要注意其大小、数目、质地、活动度以及与周围组织粘连等情况。⑦检查锁骨上淋巴结，注意胸锁乳突肌外侧缘及颈后三角有无肿大淋巴结。

3. 其他辅助检查方法

与病理检查比较，临床检查有一定的误差，即使有丰富临床经验的医师对原发灶检查的正确率为70%~80%。临床检查腋窝淋巴结约有30%假阴性和30%~40%假阳性，故尚需其他辅助诊断方法，以提高诊断的正确率。常用的辅助诊断方法如下。

（1）乳腺的X线摄片检查：是乳腺疾病诊断的常用方法，有钼靶摄片及干板摄片两种，均适用于观察乳腺及软组织的结构，其中以钼靶摄片最为常见。

乳腺癌X线表现有直接征象或间接征象。直接征象有：①肿块或结节明显，表现为密度高的致密影，边界不清或结节状，典型者周围呈毛刺状，肿瘤周围常有透明晕，X线表现的肿块常较临床触及的为小。②钙化点：有30%~50%的乳腺癌在X线表现中可见有钙化点，其颗粒甚小，密度不一致，呈点状、小分支状或泥沙样，直径5~500μm，良性病变也有钙化点，但常较粗糙，大多圆形，数量较少。乳晕下肿块可引起乳头凹陷，X线片上可表现为漏斗征。间接征有乳房导管影增生，常表现为非对称性，乳腺结构扭曲变形，肿瘤周围结构有改变，肿瘤浸润皮肤或腋淋巴结导致淋巴回流受阻引起皮肤增厚等。

X线检查也用做乳腺癌高发人群中普查，可以查出临床上摸不到肿块的原位癌，表现为导管影增粗及微小钙化点，可经立体定位下插入金属有钩的针，确定部位后切除，切除的标本应做X线检查以观察病灶是否已被切净。

乳腺X线摄片可用以临床鉴别肿块的良、恶性，也可用于作为发现临床不能触及的肿块，临床常用于：①乳腺痛术前检查，明确是否有多发性病灶或对侧乳房有无病灶；②乳腺病变的鉴别诊断；③乳头排液、溃疡、酒窝皮肤增厚和乳头凹陷的辅助诊断；④高危人群的普查应用。

（2）B型超声波检查：可以显示乳腺的各层结构、肿块的形态及其质地。恶性肿瘤的形态不规则，回声不均匀，而良性肿瘤常呈均匀实质改变。复旦大学肿瘤医院应用超声波诊断乳腺恶性肿瘤的正确率达97%。超声波检查对判断肿瘤是实质性还是囊性较X线摄片为好，超声显像对明确肿块大小较准确，可用以比较非手术治疗的疗效。

（3）近红外线检查：近红外线的波长为600~900μm，易穿透软组织，利用红外线穿过不同密度组织，可显示各种不同灰度，从而显示肿块。此外，红外线对血红蛋白的敏感度强，乳房内血管显示清晰。乳腺癌癌周的血运常较丰富，血管较粗，近红外线对此有较好的图像显示，有助于诊断。

（4）乳管导管镜检查：对有乳头溢液的病例可通过0.4~0.75mm的乳腺导管管插入溢液的导管进行检查，可在直视下观察到导管内的病变，还可以做脱落细胞学检查，同时可通过导管镜的检查发现一些早期的导管内癌。乳腺导管镜检查便于对病灶的体表定位，以利于手术时正确选择手术切口。

（5）CT检查：可以作为乳腺摄片的补充，因而不作为常规应用。CT可用于临床未能扪及的病灶的术前定位，确定肿瘤的术前分期，以及了解乳腺、腋下及内乳淋巴结有无肿大，有助于制订治疗计划。

（6）磁共振检查：可以作为术前诊断及钼靶X线摄片的补充。浸润性导管癌的磁共振检查表现为边界不清、不规则毛刺的低信号强度的肿块，但不能显示微小钙化点，但对肿块周围的浸润情况表现较好；有助于保留乳房手术前明确手术切除的范围。

（7）脱落细胞学检查：有乳头排液可作涂片检查，一般用苏木—伊红或巴氏染色。有乳头糜烂或湿疹样改变时，可订印片细胞学检查。

肿瘤性质不能明确时，可用6.5或7号细针穿刺肿块，抽吸组织液，内含有细胞，可做涂片细胞学检查，其正确率可达85%左右。而细针抽吸引起肿瘤播散的机会不大，但对小于1cm的肿块，检查成功率较小。

（8）切除活组织检查：病理检查是最可靠的方法，其他检查不能代替。做活检时应将肿块完整切除，并最好在肋间神经阻滞麻醉或硬脊膜外麻醉下进行，避免局部麻醉下手术，以减少肿瘤的播散，同时做冰冻切片检查。如果证实为恶性肿瘤，应及时施行根治性手术。

六、治疗

乳腺癌的治疗方法包括手术、化疗、放疗、内分泌以及近年来的免疫治疗等。

1. 治疗原则

按照临床部位及瘤期，治疗方法的选择大致按如下原则。

（1）临床0期、1期、2期及部分3A期：以手术为首选治疗方法，手术以根治或改良根治术为主，部分病例可行保留乳房的手术方式，术后应用放射治疗。病灶位于内侧及中央时可考虑同时处理内乳淋巴结。术后根据淋巴结转移情况及其他预后指标决定是否需要补充化疗及放疗。

（2）临床3期早：以根治性手术为主，手术前、后根据病情应用化疗或放疗。

（3）临床3期晚：又称局部晚期乳腺癌，常先应用化疗或同时放疗，根据肿瘤的消退情况，再决定手术方式，手术仅作为综合治疗的一个组成部分。

（4）临床4期：以化疗及内分泌等治疗为主。

2. 手术治疗

自从1894年Halsted创立了乳腺癌根治术以来，该术式一向被认为是典型的常规手术。1948年Handley在第2肋间内乳淋巴结的活检手术中，证实该淋巴结亦是乳腺癌的第一站转移途径，从而开展了各种清除内乳淋巴结的扩大根治手术。以后又有人倡立了许多超根治手术，将切除范围扩大到锁骨上及前纵隔淋巴结，但由于其并发症多和疗效未有提高而又放弃应用。1970年以后较多采用是改良根治术，20世纪70年代后期以来对一些早期的病例采用了缩小手术范围及肿瘤的局部切除合并放疗的方法。缩小手术范围的原因除了发现的病例病期较早外，由于放疗及化疗的进步，应用直线加速器可使到达肿瘤深部的剂量增加，局部得到足够的剂量而减少皮肤反应，术后患者能有较好的外形。同时近10多年来对乳腺癌的生物学特性的研究认识到乳腺癌是容易转移的肿瘤，即使手术范围扩大，治疗效果并未明显改变，而治疗的失败原因主要是血道播散，即使临床一期的病例手术治疗后仍有10%～15%因血道播散而失败。因而认为乳腺癌一开始就有波及全身的危险，区域淋巴结对肿瘤发展并无屏障作用，而淋巴结转移又与机体免疫功能有关，但是肿瘤的淋巴结与血道转移主要与其病期有关。原位癌的手术治愈率可达100%，随着病期的发展，其区域淋巴结及血道转移的机会也随之增加。清除的淋巴结中有微小转移灶的预后与无转移者相似，但在明显转移时，患者的生存率随淋巴结转移数及转移部位增多而降低。手术的目的是：①控制局部及区域淋巴结，以减少局部复发；②了解原发灶的病理类型、分化程度、激素受体测定结果、淋巴结转移以及其转移部位和程度等，以帮助选用手术后综合治疗的方案。

（1）手术方式

①乳腺癌根治术：最常用亦是最经典的肿瘤外科治疗的术式。手术一般可在全身麻醉或高位硬脊膜外麻醉下进行，可根据肿瘤的不同部位采用纵形或横形切口，皮肤切除范围可在肿瘤外3～4 cm，皮瓣剥离时在肿瘤周围宜采用薄皮瓣法，将皮下脂肪组织尽量剥除，在此以外可逐渐保留皮下脂肪组织，但不要将乳腺组织保留在皮瓣上。皮瓣剥离范围内侧到胸骨缘，外侧到腋中线。先切断胸大、小肌的附着点，保留胸大肌的锁骨份，这样可以保护腋血管及神经，仔细解剖腋窝及锁骨下区，清除所有脂肪及淋巴组织，尽可能保留胸长及胸背神经，使术后上肢高举及向后运动不受障碍，最后将整个乳房连同周围的脂肪淋巴组织、胸大肌、胸小肌和锁骨下淋巴脂肪组织一并切除。术毕在腋下作小口，置负压引流，以减少积液，使皮片紧贴于创面。

②乳腺癌改良根治术：本手术的目的是切除乳房及清除腋血管周围淋巴脂肪组织，保留胸肌。使术后胸壁有较好的外形，以便于以后做乳房再造手术。手术方式有：a. 保留胸大、小肌的改良根治Ⅰ式（Auchin closs手术）；b. 保留胸大肌切除胸小肌的改良根治Ⅱ式（Pacey手术）。手术大都采用横切口，皮瓣分离与根治术相似，在改良根治Ⅰ式手术时可用拉钩将胸大小肌拉开，尽量清除腋血管旁淋巴脂肪组织，但清除范围仅能包括腋中、下群淋巴结。而改良根治Ⅱ式，由于切除胸小肌使腋血管周围的解剖能达到更高的位置，一般可以将腋上群淋巴结同时清除。此手术方式适合于微小癌及临床第一、二期的乳腺癌，然而由于保留了胸肌，使淋巴结的清除不够彻底，因而对临床已有明确淋巴结转移的病例的应用有一定的限制。

③扩大根治术：Handley在乳腺癌根治术的同时作第2肋间内乳淋巴结的活检，国内李月云等报道根治术时内乳淋巴结活检的阳性率为19.3%（23/119），证实内乳淋巴结与腋下淋巴结同样是乳腺癌的第一站转移淋巴结。肿瘤医院在1 242例乳腺癌扩大根治术病例中，腋淋巴结转移率为51%，内乳淋巴结转移率为17.7%。肿瘤位于乳房中央及内侧者转移率为22.5%，位于外侧者为12.9%。因而根治术时同时将第1～4肋间内乳淋巴结清除，称为扩大根治术。手术方式有：a. 胸膜内法（Urban手术）：手术将胸膜连同内乳血管及淋巴结一并切除。胸膜缺损用阔筋膜修补。该方法术后并发症多，现已较少采用；b. 胸膜外法（Margottini手术）：切除第2～4肋软骨连同第1～4肋间乳内血管旁脂肪淋巴结一并切除，该方法的并发症并不比一般根治术多。虽然该手术方式目前已较少应用，但对临床二、三期尤其病灶位于中央及内侧者其5年与10年生存率较一般根治术提高5%～10%，因而在适当的病例还是有一定价值的。

（4）肿瘤局部切除合并放射治疗：是近年来报道较多的与根治术概念相反的一种治疗方法，即保留乳房的治疗方法。手术切除肿瘤连同周围部分正常乳腺组织方式有肿瘤切除、肿瘤广泛切除、四分之一乳腺切除等。然而各种术式的基本要求是手术切缘无残留癌细胞，腋淋巴结清除，术后用超高压放射线照射整个乳腺、锁骨上、下及内乳区淋巴结。该手术方式主要适用于：a. 临床1期、2期肿瘤小于4 cm；b. 肿瘤距乳晕外2～3 cm；c. 肿瘤为单个病灶；d. 无妊娠或哺乳以及结缔组织病；e. 腋下无明显肿大淋巴结。

（5）单纯乳房切除术：切除乳腺组织、乳头及表面皮肤和胸大肌筋膜。此方法适用于非浸润性癌、微小癌、湿疹样癌限于乳头者，亦可用于年老体弱不适合根治手术，或因肿瘤较大或有溃破、出血时配合放射治疗。

根治性手术后，手术侧上肢的功能常受到一定的障碍，上肢常因淋巴回流受障而引起肿胀。术后应用负压吸引，防止腋窝积液。早期开始上肢功能的锻炼，可使功能早日恢复，减少肿胀。术后应避免上肢感染而引起的淋巴管炎。

手术死亡率较低，国内外报道为0.05%～0.30%，肿瘤医院报道6 000余例根治术及扩大根治术无手术死亡率。

治疗失败原因中2/3是因血道转移。1/3为局部复发。复旦大学肿瘤医院各期乳腺癌的局部复发率在根治术为9%，扩大根治术为3%。文献报道对一、二期病例应用保留乳房的手术方式，术后放疗病例中局部复发率为5%～10%，而未做放疗病例为20%～30%。复发病例可以再次手术，仍能获得较好疗效。

手术治疗后的预后主要与年龄、月经情况、病理类型、分级、激素受体测定等有关，绝经与有无妊娠也有关，但主要影响预后的因素是手术时的病期及淋巴结有无转移。复旦大学肿瘤医院根治性手术的10年生存率在一期病例为85%～88%，二期为65%～70%，三期35%～45%；淋巴结有转移者为40%～50%，无转移者为80%～90%。

（2）手术禁忌证

有以情况之一，不适合手术治疗：①乳房及其周围皮肤有广泛水肿，其范围超过乳房面积的一半以上；②肿块与胸壁（指肋间肌、前锯肌及肋骨）固定；③腋下淋巴结显著肿大，且已与深部组织紧密粘连，或患侧上肢水肿或肩部酸痛；④乳房及其周围皮肤有卫星结节；⑤锁骨上淋巴结转移；⑥炎性乳腺癌；⑦已有远处转移。

3. 放射治疗

与手术相似，也是局部治疗的方法。放射治疗以往常作为根治手术前后综合治疗的一部分，近年来已有作为早期病例局部肿瘤切除后主要的治疗方法。

（1）术后照射：根治术或改良根治术后是否需要放疗，曾是乳腺癌治疗中争议最多的问题。目前，根治术后不做常规放疗；但对有复发可能的病例，选择性地应用放射治疗，可以提高疗效，降低复发率。常用于根治术或改良根治术后腋淋巴结有转移的患者，术后照射内乳及锁骨上区，扩大根治术后若内乳淋巴结有转移病例术后照射锁骨上区。亦有用于肿瘤位于乳房中央或内侧的病例，虽然腋淋巴结无转移，术后照射锁骨上及内乳区。而病灶位于乳房外侧者则不需要照射。术后放疗应尽量采用电子束照射，也可用60钴，一般剂量为50～60 Gy/（5～6）周。术后照射的疗效目前尚难定论，大多报道可以减少局部复发，但生存率的提高尚无定论。

（2）术前放疗：主要用于三期病例、局部病灶较大、有皮肤水肿的病例，照射使局部肿瘤缩小，水肿消退，可以提高手术切除率，降低局部复发及血道播散，但术前放疗不能解决治疗前已存在的亚临床型转移灶，因而近年已有被化疗取代的趋势。术前放疗需采用三野照射法，即二切线野及锁腋部照射野。原发灶照射剂量为40～50 Gy/（4～5）周，锁骨区为50 Gy/5周，放疗结束后4～6周施行手术最为理想。

（3）肿瘤局部切除后的放疗：单行肿瘤局部切除而保留乳房的手术方式，术后的局部复发率可达20%～30%，术后辅助放射治疗使局部复发率降低到5%～8%。术后可以用双侧切线野照射乳房及另一野照射锁骨上、下区。乳房及区域淋巴结照射剂量为50～60 Gy/（5～6）周。

炎性乳腺癌在经化疗后尚不适合手术的病例也可以用放射治疗，术后再应用化疗。

（4）复发肿瘤的放射治疗：对手术野内复发结节或淋巴结转移，放射治疗常可取得较好的效果。局限性骨转移病灶应用放射治疗的效果较好，可以减轻疼痛，少数病灶也可以重新钙化。

4. 化学药物治疗

在实体瘤的化学治疗中，乳腺癌的疗效较好，化学药物治疗常用于晚期或复发病例，有较好的效果。化学药物治疗配合术前、术中及术后的综合治疗是近年来发展的方向。常用的化疗药物有环磷酰胺、氟尿嘧啶、氨甲蝶呤、阿霉素及丝裂霉素等，近年来发展的一些药物有紫杉醇、异长春花碱（诺维本）等对乳腺癌亦有较好的疗效。单药的有效率在阿霉素、紫杉醇、诺维本等药物中可达40%～50%，如果多药联合应用治疗晚期乳腺癌的有效率达50%～60%。

术前化疗又称新辅助化疗，主要用于临床三期及部分晚二期的病例，其优点有：①能使肿瘤缩小，降低分期，提高手术切除率，也可使更多的病例能采用保留乳房的手术；②有助于在体内了解肿瘤对化疗的敏感程度；③有可能防止耐药细胞株的形成；④能防止新转移灶的形成。术前化疗以往采用动脉插管区域性注射抗癌药，目前以全身用药较多，主要的药物以阿霉素为主的方案较为常见。对局部晚期病灶先应用2～6个疗程以后再做手术治疗，术后根据病情再予以化疗或放射治疗。术前化疗的给药途径有经静脉全身用药或动脉插管分次给药，动脉插管的途径可经尺动脉、腹壁上动脉或胸肩峰动脉，所用的药物有噻替派、丝裂霉素、阿霉素等。

术后的化疗又称为辅助化疗，目的是杀灭术前已存在的亚临床型转移灶及手术操作所致的肿瘤细胞播散。常用的联合化疗方案有CMF方案（环磷酰胺、氨甲蝶呤及氟尿嘧啶三药联合应用）及CAF或CFF方案（环磷酰胺、阿霉素或表柔比星、氟尿嘧啶），近年亦有用紫杉醇、诺维本等药物用于辅助治疗。术后辅助治疗可以提高生存率，减少复发率，以绝经期前或淋巴结转移的病例疗效较显著，对绝经后、淋巴结无转移的病例则不显著。术后化疗一般于术后1个月内开始，用药足量时间为6个月至1年，长期应用并不提高其疗效，而且可能损伤机体的免疫功能。

对淋巴结无转移的患者是否需要辅助化疗仍有争议，近年来根据各临床因素判断复发的危险性，来决定是否应用辅助治疗（表4-1）。

表4-1 复发危险程度的判断

复发危险程度	低	中	高
年龄（岁）	小于35	35～45	大于45
肿瘤大小（cm）	小于1	1～2	大于2
核分级	好	中	差
雌激素受体	+	±	-

对危险度中或高的病例，大都主张应用辅助化疗。

5. 内分泌治疗

内分泌治疗是治疗乳腺癌的重要方法之一，具体用药机制尚不完全明了。可以根据患者的年龄、月经情况、手术与复发间隔期、转移部位以及雌激素受体和孕激素受体的情况等因素来选择内分泌治疗。内分泌治疗对绝经后、手术到复发间隔时间长的病例，以及软组织、骨、局部、淋巴结转移有较好的疗效。

（1）雌激素受体的作用机制：乳腺细胞内有一种能与雌激素相结合的蛋白质，称为雌激素受体。细胞恶变后，这种雌激素受体蛋白可以继续保留，亦可能丢失。如仍保存时，细胞的生长和分裂仍受体内的内分泌控制，这种细胞称为激素依赖性细胞；如受体丢失，细胞就不再受内分泌控制，称为激素非依赖性细胞或自主细胞。

雌激素对细胞的作用是通过与细胞质内的雌激素受体的结合形成雌激素—受体复合物，转向核内而作用于染色体，导致基因转录并形成新的蛋白质，其中包括黄体酮受体，黄体酮受体是雌激素作用的最终产物，黄体酮受体的存在也说明雌激素及其受体确有其活力。

雌激素受体测定阳性的病例应用内分泌治疗的有效率为50%～60%，如果黄体酮受体亦为阳性者有效率可高达70%～80%。雌激素受体测定阴性病例的内分泌治疗有效率仅为8%～10%。

（2）内分泌治疗的方法：有切除内分泌腺体及内分泌药物治疗两种。切除内分泌腺体中最常用的是卵巢切除术或用放射线照射卵巢去势，其目的是去除体内雌激素的主要来源。卵巢去势主要应用于绝经前，尤其对雌激素受体测定阳性的患者，有较好的疗效，亦是晚期病例的首选治疗方法，对骨、软组织及淋巴结转移的效果较好，而对肝、脑等部位转移则基本无效。卵巢切除亦有用于作为术后辅助治疗，主要对绝经前、淋巴结转移较广泛、雌激素受体测定阳性的病例能提高术后的生存率，推迟复发，但对生存期的延长尚无定论。晚期男性乳腺癌病例应睾丸切除术常有较好的效果，尤其雌激素受体阳性的病例，有效率可达60%~70%，其他切除内分泌腺体的手术有双侧肾上腺切除术、垂体切除术等，目前均已放弃使用。

内分泌药物治疗中，以往应用的雄激素制剂如丙酸睾酮、雌激素制剂如己烯雌酚等，目前已较少应用，然而丙酸睾酮等对绝经前，尤其骨转移的病例还有一定的应用价值。

近年来常用的内分泌治疗药物有抗雌激素药物、抑制雌激素合成药物和黄体酮类药物。抗雌激素药物有三苯氧胺（tamoxifen）及其衍生物：法乐通（toremifene）等，其主要作用机制是与雌激素竞争雌激素受体，从而抑制癌细胞的增生，对雌激素受体阳性患者的有效率约55%，阴性者则为5%，三苯氧胺用量为每日20~40 mg口服，剂量的增加并不提高疗效。对绝经后软组织、淋巴结、骨转移的效果较好。其毒性反应较小，常见的有阴道排液、少数患者长期服用可引起肝功能障碍、子宫内膜增生、视力障碍等。三苯氧胺作为手术后的辅助治疗常用于绝经后，雌激素受体测定阳性的患者效果较好，对受体阳性的绝经前患者化疗后亦可作为辅助治疗，可以减少复发率，同时可减少对侧乳腺癌发生的机会，术后用药一般主张3~5年。

抑制雌激素合成的药物主要是芳香酶抑制剂，绝经后妇女体内雌激素大多由肾上腺网状层所分泌的皮质酮及黄体酮或脂肪组织经芳香酶的转化后转换而成，因而应用芳香酶抑制剂可以抑制雌激素的合成。芳香酶抑制剂有两型，一型为甾体类的抑制剂，其直接抑制芳香酶，阻断雄激素转化成雌激素，常用药物为Formestane（兰他隆）、Atamestane等，其中以兰他隆等较为常用，每2周一次，每次250 mg，肌内注射。二型为非甾体类的抑制剂，常用药物有氨鲁米特（Aminoglutethimide）、来曲唑（Letrozole）等，其作用于细胞色素P_{450}蛋白，从而抑制芳香酶的作用，氨鲁米特用法为250 mg，每日2~4次，为减少由于肾上腺的反馈作用，在应用氨鲁米特时同时给予口服氧化可的松，不良反应常有恶心、嗜睡、共济失调、皮疹等。来曲唑等第三代非甾体类芳香酶抑制剂，其作用较氨鲁米特强100倍，用法为每日1片，每片2.5 mg口服，不良反应较少，对软组织、淋巴结及骨转移的效果较好。

抗孕激素类药物常用的有甲羟孕酮（MPA）及甲地孕酮（MA）等，其作用机制可能是抑制垂体分泌催乳素及促性腺激素。甲羟孕酮每日剂量1 000~2 000 mg肌内注射，甲地孕酮每日160 mg口服，有效率为16%~20%，一般常用于绝经后的晚期乳腺癌作为二、三线治疗药物。

其他的促生殖腺释放激素的抑制剂为goserelin（LH-RH抑制剂）等，可与三苯氧胺合并应用于绝经前的晚期患者，其有效率为25%~30%。

乳腺癌是常见的浅表肿瘤，早期发现、早期诊断并不困难，早期治疗能获得较好的效果。要选择既符合计划生育要求，又能防止乳腺癌发病率增高的合理生育方案，提倡母乳喂养，绝经后减少脂肪摄入量。在妇女中提倡自我检查，对高危险人群进行定期筛查，有助于乳腺癌的早期发现。

七、特殊类型乳腺癌

1. 男性乳腺癌

男性乳腺癌约占乳腺癌病例1%，复旦大学肿瘤医院报道占乳腺癌病例1.29%。发病年龄为50~59岁，略大于女性乳腺癌。病因尚未完全明了，但与睾丸功能减退或发育不全、长期应用外源性雌激素、肝功能失常以及应用有些药物如异烟肼等有关。

病理类型与女性病例相似，但男性乳腺无小叶腺泡发育，因而病理中无小叶癌。

男性乳腺癌的主要症状是乳房内肿块。可发生在乳晕下或乳晕周围，质硬，由于男性乳房较小，因而肿瘤容易早期侵犯皮肤及胸肌，淋巴结转移的发生亦较早。男性乳房肿块同时伴乳头排液或溢血者常为恶性的征象。

治疗应早期手术，术后生存率与女性乳腺癌相似，但有淋巴结转移者其术后5年生存率为30%~40%。晚期病例采用双侧睾丸切除术及其他内分泌治疗常有一定的姑息作用，其效果较女性卵巢切除为佳。

2. 双侧乳腺癌

双侧乳腺癌指双侧乳腺同时或先后出现的原发性乳腺癌，发病率为乳腺癌5%~7%。双侧同时发生的乳腺癌的诊断标准为：①双侧肿块大小相似，均无区域淋巴结的转移；②双侧均未经治疗；③双侧均能手术，无皮下淋巴管的浸润。此外，双侧病灶均在外上方，也可作为诊断标准之一。双侧非同时发生的乳腺癌平均间隔为 5~7 年，但以第一例治疗后的 3 年内为多。其诊断标准为：①第一侧癌诊断肯定，并已经治疗；②第一侧术后至少 2 年无复发；③无其他远处部位转移，双侧的病理基本类型不一样，可作为双侧原发癌的诊断标准，但还有些临床特点可以帮助鉴别第二侧是否为原发癌还是转移癌（表 4-2）。

表 4-2 原发癌与转移癌的区别

	原发性肿瘤	转移性肿瘤
组织起源	乳腺组织中	乳腺周围脂肪组织中
肿瘤位置	外上方较多	内侧或乳腺尾部
生长方式	浸润性，边界不清	膨胀性，边界清楚
肿瘤数目	单个	多个
病理检查	癌周有原发癌或不典型增生	无
肿瘤分化	较第一侧好	较第一侧差

双侧乳腺癌的治疗与单侧乳腺癌相似，明确诊断后及时手术，预后较单侧乳腺癌为差。

3. 妊娠及哺乳期乳腺癌

乳腺癌发生在妊娠或哺乳期的占乳腺癌 1%~3%。妊娠及哺乳期由于体内激素水平的改变、乳腺组织增生、充血、免疫功能降低，使肿瘤发展较快，不易早期发现，因而其预后亦较差。

妊娠及哺乳期乳腺癌的处理关系到病员和胎儿的生命，是否需要终止妊娠应根据妊娠时间及肿瘤的病期而定。早期妊娠宜先终止妊娠，中期妊娠应根据肿瘤情况决定，妊娠后期应及时处理肿瘤，待其自然分娩。许多报道在妊娠后期如先处理妊娠常可因此而延误治疗，使生存率降低，哺乳期乳腺癌应先中止哺乳。

治疗应采用根治性手术，术后根据病理检查决定是否需综合治疗，预防性去势能否提高生存率尚有争论。

无淋巴结转移病例的预后与一般乳腺癌相似，但有转移者则预后较差。

有报道乳腺癌手术后再妊娠时其预后反而较好。实际上能再妊娠者大多是预后较好的患者。乳腺癌无淋巴结转移病例手术后至少间隔 3 年才可再妊娠，有淋巴结转移者术后应至少间隔 5 年。

4. 隐性乳腺癌

隐性乳腺癌是指乳房内未扪及肿块而已有腋淋巴结转移或其他部位远处转移的乳腺癌，占乳腺癌 0.3%~0.5%，原发病灶很小，往往位于乳腺外上方或其尾部，临床不易察觉。腋淋巴结的病理检查、激素受体测定及乳腺摄片有助于明确诊断。病理切片检查提示肿瘤来自乳腺的可能时，如无远处转移，即使乳腺内未扪及肿块亦可按乳腺癌治疗。术后标本经 X 线摄片及病理检查可能发现原发病灶，预后与一般乳腺癌相似。

5. 炎性乳腺癌

炎性乳腺癌伴有皮肤红肿、局部温度增高、水肿、肿块边界不清，腋淋巴结常有肿大，有时与晚期乳腺癌伴皮肤炎症难以鉴别。此类肿瘤生长迅速，发展快，恶性程度高，预后差。治疗主要用化疗及放疗，一般不做手术治疗。

第五章 胃、十二指肠外科疾病

第一节 先天性肥厚性幽门狭窄

肥厚性幽门狭窄是常见疾病，占消化道畸形的第三位。早在1888年丹麦医师Hirchsprung首先描述本病的病理特点和临床表现，但未找到有效治疗方法。1912年Ramstedt在前人研究基础上创用幽门肌切开术，从而使死亡率明显降低，成为标准术式推行至今。目前手术死亡率已降至1%以下。

依据地理、时令和种族，有不同的发病率。欧美国家较高，在美国每400个活产儿中1例患此病，非洲、亚洲地区发病率相对较低，我国发病率为1/3 000。男性居多，占90%，男女之比为（4～5）：1。多为足月产正常婴儿，未成熟儿较少见；第一胎多见，占总病例数的40%～60%。有家族聚集倾向，母亲患病，则子女患病可能性增加3倍。

一、病理解剖

主要病理改变是幽门肌层显著增厚和水肿，尤以环肌为著，纤维肥厚但数量没有增加。幽门部呈橄榄形，质硬有弹性。当肌肉痉挛时则更为坚硬。一般测量长2～2.5 cm，直径0.5～1 cm，肌层厚0.4～0.6 cm，在年长儿肿块还要大些。但肿块大小与症状严重程度和病程长短无关。肿块表面覆有腹膜且甚光滑，由于血供受压力影响，色泽显得苍白。肥厚的肌层挤压黏膜呈纵形皱襞，使管腔狭小，加上黏膜水肿，以后出现炎症，使管腔更显细小，在尸解标本上幽门仅能通过1 mm的探针。细窄的幽门管向胃窦部移行时腔隙呈锥形逐渐变宽，肥厚的肌层逐渐变薄，两者之间无精确的分界。但在十二指肠侧则界限明显，胃壁肌层与十二指肠肌层不相连续，肥厚的幽门肿块类似子宫颈样突入十二指肠。组织学检查见肌层肥厚，肌纤维排列紊乱，黏膜水肿、充血。由于幽门梗阻，近端胃扩张，胃壁增厚，黏膜皱襞增多且水肿，并因胃内容物滞留，常导致黏膜炎症和糜烂，甚至有溃疡。

肥厚性幽门狭窄病例并发先天畸形相当少见，约7%左右。食管裂孔疝、胃食管反流和腹股沟疝是最常见的畸形，但未见有大量的病例报道。

二、病因

对幽门狭窄的病因和发病机制至今尚无定论，多年来进行大量研究，主要有以下几种观点：

（一）遗传因素

在病因学上起着很重要的作用。发病有明显的家族性，甚至一家中母亲和7个儿子同病，且在单卵双胎比双卵双胎多见。双亲中有一人患此病，子女发病率可高达6.9%。若母亲患病，其子发病率为

19%，其女为 7%；如父亲患病，则分别为 5.5% 和 2.4%。经过研究指出幽门狭窄的遗传机制是多基因性，既非隐性遗传亦非伴性遗传，而是由一个显性基因和一个性修饰多因子构成的定向遗传基因。这种遗传倾向受一定的环境因素而起作用，如社会阶层、饮食种类、各种季节等。发病以春秋季为高，但其相关因素不明。常见于高体重的男婴，但与胎龄的长短无关。

（二）神经功能

从事幽门肠肌层神经丛研究的学者发现，神经节细胞直至生后 2~4 周才发育成熟。因此，许多学者认为神经节细胞发育不良是引起幽门肌肉肥厚的机制，否定了过去幽门神经节细胞变性导致病变的学说。但也有持不同意见者，其观察到幽门狭窄的神经节细胞数目减少不明显，但有神经节细胞分离、空化等改变，这些改变可能造成幽门肌肥厚。如神经节细胞发育不良是原因，则早产儿发病应多于足月儿，然而临床以足月儿多见。近年研究认为肽能神经的结构改变和功能不全可能是主要病因之一，通过免疫荧光技术观察到环肌中含脑啡肽和血管活性肠肽神经纤维数量明显减少，应用放射免疫法测定组织中 P 物质含量减少，由此推测这些肽类神经的变化与发病有关。

（三）胃肠激素

幽门狭窄病儿术前血清促胃泌素升高曾被认为是发病原因之一，经反复实验，目前并不能推断是幽门狭窄的原因还是后果。近年研究发现血清和胃液中前列腺素（PGS）浓度增高，由此提示发病机制是幽门肌层局部激素浓度增高使肌肉处于持续紧张状态，而致发病。亦有人对血清胆囊收缩素进行研究，结果无异常变化。近年来研究认为一氧化氮合酶的减少也与其病因相关。幽门环肌中还原性辅酶Ⅱ（NADPHd）阳性纤维消失或减少，NO 合酶明显减少，致 NO 产生减少，使幽门括约肌失松弛，导致胃输出道梗阻。

（四）肌肉功能性肥厚

有学者通过细致观察，发现有些出生 7~10 天的婴儿将凝乳块强行通过狭窄幽门管的征象。由此认为这种机械性刺激可造成黏膜水肿增厚。另一方面也导致大脑皮质对内脏的功能失调，使幽门发生痉挛。两种因素促使幽门狭窄形成严重梗阻而出现症状。但亦有持否定意见，认为幽门痉挛首先应引起某些先期症状，如呕吐，而在某些呕吐发作很早进行手术的病例中却发现肿块已经形成，且肥厚的肌肉主要是环肌，这与痉挛引起幽门肌肉的功能性肥厚是不相符的。

（五）环境因素

发病率有明显的季节性高峰，以春秋季为主，在活检组织切片中发现神经节细胞周围有白细胞浸润。推测可能与病毒感染有关，但检测患儿及其母亲的血、粪和咽部均未能分离出柯萨奇病毒，检测血清抗体亦无变化，用柯萨奇病毒感染动物亦未见相关病理改变。

三、临床表现

症状出现于生后 3~6 周，亦有更早的，极少数发生在 4 个月之后。呕吐是主要症状，最初仅是回奶，接着为喷射性呕吐。开始时偶有呕吐，随着梗阻加重，几乎每次喂奶后都要呕吐。呕吐物为黏液或乳汁，在胃内滞留时间较长则吐出凝乳，不含胆汁。少数病例由于刺激性胃炎，呕吐物含有新鲜或变性的血液。有报道幽门狭窄病例在新生儿高胃酸期发生胃溃疡及大量呕血者，亦有报道发生十二指肠溃疡者。在呕吐之后婴儿仍有很强的觅食欲，如再喂奶仍能用力吸吮。未成熟儿的症状常不典型，喷射性呕吐并不显著。

随呕吐加剧，由于奶和水摄入不足，体重起初不增，继之迅速下降，尿量明显减少，数日排便 1 次，量少且质硬，偶有排出棕绿色便，被称为饥饿性粪便。由于营养不良、脱水，婴儿明显消瘦，皮肤松弛有皱纹，皮下脂肪减少，精神抑郁呈苦恼面容。发病初期呕吐丧失大量胃酸，可引起碱中毒，呼吸变浅而慢，并可有喉痉挛及手足抽搐等症状，以后脱水严重，肾功能低下，酸性代谢产物滞留体内，部分碱性物质被中和，故很少有严重碱中毒者。如今，因就诊及时，严重营养不良的晚期病例已难以见到。

幽门狭窄伴有黄疸，发生率约 2%。多数以非结合胆红素升高为主。一旦外科手术解除幽门梗阻后，黄疸就很快消退。因此，这种黄疸最初被认为是幽门肿块压迫肝外胆管引起，现代研究认为是肝酶不足的关系。高位胃肠梗阻伴黄疸婴儿的肝葡萄糖醛酸转移酶活性降低，但其不足的确切原因尚不明确。有人认为酶的抑制与碱中毒有关，但失水和碱中毒在幽门梗阻伴黄疸的病例中并不很严重。热能供给不足亦是一种可能原因，与 Gilbert 综合征的黄疸病例相似，在供给足够热量后患儿胆红素能很快降至正常水平。一般术后 5～7 天黄疸自然消退，不需要特殊治疗。

腹部检查时将患儿置于舒适体位，腹部充分暴露，在明亮光线下，喂糖水时进行观察，可见胃型及蠕动波。检查者位于婴儿左侧，手法必须温柔，左手置于右肋缘下腹直肌外缘处，以示指和环指按压腹直肌，用中指指端轻轻向深部按摩，可触到橄榄形、光滑质硬的幽门肿块，1～2 cm 大小。在呕吐之后胃空瘪且腹肌暂时松弛时易于扪及。当腹肌不松弛或胃扩张明显时肿块可能扪不到，可先置胃管排空胃，再喂给糖水边吸吮边检查，要耐心反复检查，据经验多数病例均可扪到肿块。

实验室检查发现临床上有失水的婴儿，均有不同程度的低氯性碱中毒，血液 PCO_2 升高，pH 值升高和低氯血症。必须认识到代谢性碱中毒时常伴有低钾现象，其机制尚不清楚。少量的钾随胃液丢失外，在碱中毒时钾离子向细胞内移动，引起细胞内高钾，而细胞外低钾，同时肾远曲小管上皮细胞排钾增多，从而造成血钾降低。

四、诊断

依据典型的临床表现，见到胃蠕动波、扪及幽门肿块和喷射性呕吐等三项主要征象，诊断即可确定。其中最可靠的诊断依据是触及幽门肿块。同时可进行超声检查或钡餐检查有助于明确诊断。

（一）超声检查

诊断标准包括反映幽门肿块的三项指标：幽门肌层厚度 ≥ 4 mm，幽门管长度 ≥ 18 mm，幽门管直径 ≥ 15 mm。有人提出以狭窄指数（幽门厚度 ×2 ÷ 幽门管直径 ×100%）大于 50% 作为诊断标准。超声下可注意观察幽门管的开闭和食物通过情况。

（二）钡餐检查

诊断的主要依据是幽门管腔增长（大于 1 cm）和管径狭窄（小于 0.2 cm），"线样征"。另可见胃扩张，胃蠕动增强，幽门口关闭呈"鸟喙状"，胃排空延迟等征象。有报道随访复查幽门环肌切开术后的病例，这种征象尚可持续数天，以后幽门管逐渐变短而宽，然而有部分病例不能恢复至正常状态。术前患儿钡餐检查后须经胃管洗出钡剂，用温盐水洗胃以免呕吐而发生吸入性肺炎。

五、鉴别诊断

婴儿呕吐有各种病因，应与下列各种疾病相鉴别，如喂养不当、全身性或局部性感染、肺炎和先天性心脏病、颅内压增加的中枢神经系统疾病、进展性肾脏疾病、感染性胃肠炎、各种肠梗阻、内分泌疾病以及胃食管反流和食管裂孔疝等。

六、外科治疗

采用幽门环肌切开术是最好的治疗方法，疗程短，效果好。术前必须经过 24～48 h 的准备，纠正脱水和电解质紊乱，补充钾盐。营养不良者给静脉营养，改善全身情况。手术是在幽门前上方无血管区切开浆膜及部分肌层，切口远端不超过十二指肠端，以免切破黏膜，近端则应超过胃端以确保疗效，然后以钝器向深层划开肌层，暴露黏膜，撑开切口至 5 mm 以上宽度，使黏膜自由膨出，局部压迫止血即可。目前采用脐环弧形切口和腹腔镜完成此项手术已被广泛接受和采纳。患儿术后进食在翌晨开始为妥，先进糖水，由少到多，24 h 渐进奶，2～3 天加至足量。术后呕吐大多是饮食增加太快的结果，应减量后再逐渐增加。

长期随访报道患儿术后胃肠功能正常，溃疡病的发病率并不增加；而钡餐复查见成功的幽门肌切开术后有时显示狭窄幽门存在 7～10 年之久。

七、内科治疗

内科疗法包括细心喂养的饮食疗法，每隔 2～3 h 一次饮食，定时温盐水洗胃，每次进食前 15～30 min 服用阿托品类解痉剂等三方面结合进行治疗。这种疗法需要长期护理，住院 2～3 个月，很易遭受感染，效果进展甚慢且不可靠。目前美国、日本有少数学者主张采用内科治疗，尤其对不能耐受手术的特殊患儿，保守治疗相对更安全。近年提倡硫酸阿托品静注疗法，部分病例有效。

第二节 胃和十二指肠溃疡

一、胃溃疡和十二指肠溃疡的特点

(一) 概述

1. 定义

胃十二指肠溃疡是一种局限性圆形或椭圆形的局限性黏膜缺损，累及黏膜、黏膜下层和肌层，治愈后不留瘢痕。因溃疡的形成与胃酸-蛋白酶的消化作用有关，也称为消化性溃疡（peptic）（ulcer）。胃十二指肠是好发部位，近年来认为病因是多因素的，是全身疾病的局部表现。

2. 流行病学

消化性溃疡是常见的消化系慢性疾病。据估计，一般人群中，5%~10%的人在人生中某一时期曾患过胃或十二指肠溃疡。近40年来，欧美及亚洲等地区的消化性溃疡发病率、死亡率、住院率和外科手术率均有下降的趋势。然而溃疡并发症的患病率却相对稳定，甚至有上升的趋势。同时老年人消化性溃疡，尤其是老年妇女的消化性溃疡的死亡率和住院率都有增高的趋势。这可能同人口老龄化，非甾体类抗炎药的广泛应用有关。十二指肠溃疡（duodenal ulcers，DU）发病率明显高于胃溃疡（gastric）（ulcer，GU），但在一些西方国家这种差异有逐渐减小的倾向。十二指肠溃疡发病年龄多为35~45岁，胃溃疡年龄多为50~60岁，男性发病率高于女性。

3. 好发部位

胃溃疡好发于胃小弯，尤其是胃角处，其中90%发生在胃窦部（属Ⅰ型胃溃疡，约占胃溃疡的57%）。溃疡的直径一般小于2.5 cm，但直径大于2.5 cm的巨大溃疡并非少见。溃疡底部常超越黏膜下层，深达肌层甚至浆膜，溃疡下层可完全被肉芽组织及瘢痕组织所代替。

胃溃疡根据其部位和胃酸分泌量可分为四型：Ⅰ型最为常见，占50%~60%，低胃酸，溃疡位于胃小弯角切迹附近；Ⅱ型约占20%，高胃酸，胃溃疡并发十二指肠溃疡；Ⅲ型约占20%，高胃酸，溃疡位于幽门管或幽门前，与长期应用非甾体类抗炎药物有关；Ⅳ型约占5%，低胃酸，溃疡位于胃上部1/3，胃小弯高位接近贲门处，常为穿透性溃疡，易发生出血或穿孔，老年患者相对多见。

同胃溃疡相似，十二指肠溃疡约95%发生于球部，直径一般小于1 cm。球部以下者称为球后溃疡（约占5%）。当球部前后壁或胃大、小弯侧同时有溃疡存在时，称对吻溃疡。胃和十二指肠均有溃疡者，称复合性溃疡（属Ⅱ型胃溃疡，约占胃溃疡的22%）。发生于幽门管溃疡或近幽门2 cm以内的胃溃疡属Ⅲ型胃溃疡，约占胃溃疡的20%。距食管胃连接处4 cm以内的胃溃疡属Ⅳ型胃溃疡，在2 cm以内者则称为近贲门溃疡（juxta）（cardial ulcer）。

(二) 病因及发病机制

自20世纪80年代以来对于消化性溃疡的认识有了新突破，消化性溃疡主要为幽门螺杆菌感染和与非甾体类抗炎药（NSAID）有关的两大类。按病因将消化性溃疡分为：幽门螺杆菌（helicobacter pylori，Hp）相关性溃疡，即Hp相关性溃疡；非甾体抗炎药引起的溃疡（non-steroidal anti-inflammatory）（drug，NSAID），即NSAID相关性溃疡；非Hp、非NSAID相关性溃疡三类。

1. 幽门螺杆菌感染

在Warren和Marshall于1982年发现幽门螺杆菌之前，外界的压力和不良的生活习惯被认为是导致消化性溃疡的主要原因。Schwartz在1910年提出"消化性溃疡是一种自身消化的产物，是胃液的消化能力超过胃和十二指肠黏膜防御能力的结果。"即经典的"无酸则无溃疡"学说一直被视为消化性溃疡的理论基础。"一旦溃疡，终身溃疡"。20世纪80年代中期，质子泵抑制剂（如奥美拉唑等）这一强力抑酸剂的出现增强了溃疡的治疗效果，溃疡的治愈已不困难，但溃疡愈合后复发率居高不下，即使采用药物长期治疗，一旦停药仍不可避免复发。

幽门螺杆菌的发现具有深刻的意义，慢性胃溃疡经常复发是因为导致胃部慢性炎症的细菌（幽门螺杆菌）依然存在。Warren 和 Marshall 发现，当致病细菌被清除，慢性胃溃疡类疾病是可以完全治愈的。基于他们的这一突破性发现，胃溃疡不再是一个慢性而且经常复发的顽症，"无幽门螺杆菌无溃疡复发"已成为学者们接受的事实。国外有资料指出：40岁以下正常人群幽门螺杆菌检出率为20%左右，而60岁以上人群幽门螺杆菌检出率为50%左右。在感染幽门螺杆菌的患者中15%~20%一生中会发生溃疡。2007年国内调查了26个省市的2 395例DU患者中，Hp阳性1 206例（50.4%），阴性461例（19.2%），未接受Hp检测728例；1 603例GU患者中，Hp阳性833例（52.0%），阴性287例（17.9%），未接受Hp检测483例，在本组病例中，DU与GU患者的Hp感染率相仿。研究表明：幽门螺杆菌感染者发生消化性溃疡的危险性是未感染者的20倍。

幽门螺杆菌为革兰阴性杆菌，呈弧形或S形，胃黏膜是Hp细菌的自然定植部位。Hp可分泌尿素酶、蛋白酶、磷脂酶及过氧化物酶等多种酶。尿素酶能分解尿素生成氨，除保护Hp在酸性环境中得以生存外，同时破坏胃黏膜、损伤组织细胞。蛋白酶与磷脂酶可降解胃黏液层的脂质结构及黏蛋白，损坏胃黏液层的屏障功能。过氧化物酶能抑制中性粒细胞的杀菌功能。Hp菌株能够生成毒素相关蛋白（CagA）、刺激IL-8与TNF的分泌，引起严重的炎症反应。Hp生成的细胞空泡毒素（VacA）可使细胞发生变性反应，导致细胞损伤。另外，目前一致认为Hp感染是已被证实的人类非贲门胃癌最常见的危险因素。Hp感染是慢性胃炎的主要病因，可启动一系列致病事件，从而导致萎缩性胃炎、化生、异型增生，最终发生胃癌。

2. 胃酸分泌

大量临床试验和研究证明胃酸的病理性升高是溃疡发病的重要因素之一。尤其是十二指肠溃疡更加明显。胃液酸度过高，激活胃蛋白酶原，使十二指肠黏膜自身消化，可能是溃疡形成的重要原因。十二指肠溃疡患者的基础酸分泌（basal acid）（output, BAO）和最大胃酸分泌量（maximal acid）（output, MAO）均高于健康人。除与迷走神经的张力及兴奋性过度增高有关外，与壁细胞数量的增加有关。正常人胃底壁细胞总数约为10亿，而十二指肠溃疡患者胃底壁细胞数高达19亿，为正常人的2倍。此外壁细胞对促胃液素、组胺、迷走神经刺激敏感性亦增高。溃疡患者在胃窦酸化情况下，正常的抑制胃泌酸机制受到影响，促胃液素异常释放，而组织中生长抑素水平低，黏膜前列腺素合成减少，削弱了对胃黏膜的保护作用，使得黏膜易受胃酸损害。而胃溃疡患者的基础胃酸分泌量（basal acid output, BAO）和最大胃酸分泌量（maximal acid output, MAO）均同正常人相似，甚至低于正常人。

3. 胃黏膜屏障的破坏和药物因素

人们注意到在胃溃疡病患者，胃酸和胃蛋白酶水平并不高于正常人，甚至低于正常人，证明某些患者存在胃黏膜抵抗力的下降。胃黏膜屏障由3部分组成：①黏液-碳酸氢盐屏障的存在，使胃内pH保持在2.0，而黏液与上皮细胞之间pH保持在7.0；②胃黏膜上皮细胞的紧密连接，能防止H^+逆向弥散和Na^+向胃腔弥散，上皮细胞再生功能强、更新快也是重要的黏膜屏障功能；③丰富的胃黏膜血流，可迅速除去对黏膜屏障有害的物质如H^+，并分泌HCO_3^-以缓冲H^+黏膜屏障损害是溃疡产生的重要环节。非甾体类抗炎药（NSAID）、肾上腺皮质激素、胆汁酸盐、酒精、氟尿嘧啶等均可破坏胃黏膜屏障，造成H^+逆流入黏膜上皮细胞，引起胃黏膜水肿、出血、糜烂，甚至溃疡。长期使用NSAID使胃溃疡发生率显著增加，但并未使十二指肠溃疡发病率增高。

4. 胃十二指肠运动功能异常

一些十二指肠溃疡病患者，其胃排空速度较正常人快，液体排空过快使十二指肠球部与胃酸接触的时间较长，黏膜易于发生损伤。研究发现，对部分胃溃疡患者，胃运动异常主要表现在胃排空延迟和十二指肠的反流，前者使胃窦部张力增高，刺激胃窦黏膜中的G细胞，使之分泌的促胃液素增加，刺激胃酸分泌。由于幽门括约肌功能不良，导致反流中的胆汁、十二指肠液及胰液对胃黏膜发挥损伤作用。

5. 遗传因素

研究发现消化性溃疡具有遗传素质，并且胃溃疡和十二指肠溃疡病系单独遗传，互不相干。但是在胃溃疡患者的家族中，胃溃疡的发病率比正常人高3倍；遗传因素在十二指肠溃疡的发病中起一定作用，单卵孪生患相同溃疡病者占50%，双卵孪生仅占14%。O型血者患十二指肠溃疡比其他血型者显著为高。另外，高胃蛋白酶血症Ⅰ型（常染色体显性遗传）在十二指肠溃疡患者中比较常见，但具体机制不清。

6. 其他因素

临床研究表明，长期处于精神高度紧张、焦虑或者情绪波动者容易发生消化性溃疡，现已证明十二指肠溃疡在愈合后再遭受到精神应激时容易复发。此外，吸烟与溃疡的发生有一定的关系。吸烟可能减慢溃疡愈合的时间，原因可能是由于吸烟导致前列腺素合成减少，提高了胃酸的分泌，抑制或者减少了十二指肠和胰源性的碳酸氢盐的分泌。停止吸烟是吸烟治疗溃疡的一个关键因素。某些特定的疾病也会增加溃疡的发病概率，如慢性阻塞性肺疾病、酒精肝和慢性肾衰竭等。另外胃肠肽和过度饮酒也可能在溃疡发病中起一定作用，但具体机制还未完全清楚。

从胃和十二指肠的发病机制来看，两者是有区别的。其共同的致病因素主要有Hp感染和NSAID的应用。但就十二指肠溃疡而言，过量的胃酸分泌、胃排空速度过速以及十二指肠的酸中和能力减弱是引发溃疡的主要原因。胃溃疡除了上述与十二指肠溃疡共同的致病因素外，主要是十二指肠液的反流和胃黏膜的破坏。

（三）临床表现及并发症

长期性、周期性和节律性上腹疼痛为胃十二指肠溃疡共有的特点。但两者又有其不同的表现。

1. 胃溃疡

胃溃疡的高峰年龄是50～60岁，男性多于女性。重要的症状为上腹痛，规律性腹痛不如十二指肠明显，进食并不能使腹痛减轻。疼痛多发在餐后半个小时到1 h，也可持续1～2 h。其他表现为恶心、食欲缺乏，常表现因进食后饱胀感和因拒绝进食而引起体重减轻。抗酸药物多难以发挥作用。体格检查常发现疼痛在上腹部、剑突和脐正中间或偏左。

2. 十二指肠溃疡

十二指肠溃疡可见于任何年龄，发病比胃溃疡年轻10岁，多见于35～45岁的患者，男性为女性的4倍。典型的十二指肠溃疡引起的疼痛常常发生在餐后数小时，疼痛主要为上腹部，有明显的节律性，且因进食而有所缓解。饥饿痛和夜间痛与基础胃酸分泌过度有关，腹痛可因服用抗酸药物而缓解，这种疼痛多为烧灼样，可以发射到背部，体检时可以发现右上腹有压痛。十二指肠溃疡引起的腹痛常呈周期性，秋冬季易于发作。

3. 并发症

胃和十二指肠溃疡均可并发出血、穿孔和幽门梗阻。胃溃疡可发生恶变，而十二指肠溃疡一般不会恶变。

（四）诊断

1. X线检查和胃镜

对疑有发生在胃和十二指肠的病变，X线钡餐检查（barium radiography）和纤维胃镜（endoscopy）检查是首选的诊断方法，90%以上的胃和十二指肠病变可以通过X线气钡双重对比造影检查得到明确的诊断。十二指肠溃疡多发生在球部，X线表现为龛影是诊断十二指肠溃疡病的唯一依据。正面观，溃疡的龛影多为圆形、椭圆形或线形，边缘光滑，周围可见水肿组织形成的透光圈，在溃疡愈合过程中，纤维组织增生可呈纤细的黏膜皱襞向龛影集中。胃溃疡多发生于胃小弯，X线气钡双重造影常发现小弯龛影溃疡周围有黏膜水肿时可有环形透明区，龛影是临床上诊断胃溃疡的直接证据，溃疡周围组织的炎症使局部痉挛，可导致钡餐检查时局部疼痛和激惹现象。

应当指出，龛影虽然是诊断消化性溃疡的直接证据，但在一些情况下难以发现典型的龛影，此时内镜检查显得更为重要。据统计有3%～7%的患者在胃发生恶性溃疡时，钡餐检查仅表现为良性病变的征象。纤维内镜可以直接观察到胃和十二指肠内黏膜的各种病理改变，并可进行活组织病理检查，对良恶性溃疡的鉴别是有价值的。在内镜可观察到大而圆形的溃疡，底部平坦，呈白色或灰白色。

2. 实验室检查

胃液分析：胃溃疡患者的胃酸浓度与量和正常人无明显区别，十二指肠溃疡的胃液量及酸浓度明显增加。血清促胃液素测定仅在疑有胃泌素瘤时做鉴别之用。

（五）治疗原则

1. 手术适应证

对于消化性溃疡，外科治疗的目的主要是修复胃肠壁，手术止血或者两者兼有。而对于预防复发而言，主要是内科药物治疗（根除幽门螺杆菌和抑制胃酸分泌）。

当胃、十二指肠溃疡发生并发症而不再是单纯的溃疡时，即有可能需要采用手术治疗。两者有着相似的适应证：①临床上有多年的溃疡病史，症状逐年加重，发作频繁，每次发作时间延长。疼痛剧烈影响正常生活和工作。②既往曾接受过至少一次正规严格的内科治疗，治疗3个月以上仍不愈合或者经内科治愈后又复发。③钡餐检查或内镜检查提示溃疡较大，溃疡直径超过2～2.5 cm，或有穿透胃十二指肠以外的征象。④并发大出血、急性穿孔，或者瘢痕性幽门梗阻者。其中瘢痕性幽门梗阻是溃疡外科手术的绝对适应证。⑤怀疑有溃疡恶变者。⑥一些特殊性质的溃疡：胰源性溃疡（zollinger – ellison syndrome）、胃空肠吻合口溃疡、应激性溃疡等。

但鉴于下述原因，对胃溃疡的手术指征可适当放宽：①多数胃溃疡对内科抗酸药物治疗的效果不满意，有效率仅35%～40%，而且复发率较高；②部分胃溃疡有可能癌变（小于5%）；③合理的手术治疗效果好，目前手术治疗已相当安全；④胃溃疡患者年龄偏大，一旦发生并发症，手术的死亡率和病残率都明显增高。因此，目前大多数外科医师都主张胃溃疡诊断明确，经过短期（8～12周）严格的药物治疗后，如果疗效不好，应该尽早手术。

2. 手术方式

常用的手术方式为胃大部切除术和迷走神经切断术。其中胃大部切除术适用于胃和十二指肠溃疡，而迷走神经切断术更适合于十二指肠溃疡。但总的认为，用以治疗二指肠溃疡的手术方式尚未达到满意的程度。高选择性迷走神经切断术的危险性最小，胃大部切最大。溃疡复发率则以选择性迷走神经切断加胃窦切除术最低，高选择性迷走神经切除术最高。后遗症以胃大部切除术最多，高选择性迷走神经切断术最少。手术方式的选择除与术者的训练、经验与认识、倾向有关，更应考虑患者的具体情况，至今尚无单一的术式能适合于所有的患者，故应根据患者的具体情况制订个体化的方案。

二、胃和十二指肠溃疡并发症的外科治疗

随着各种新型治疗溃疡病药物的发展，消化性溃疡的内科疗效明显提高。临床上需要外科治疗的溃疡也越来越少。尽管如此，溃疡病出血并发症的发病率却相对稳定，尤其在老年患者中，这可能与非甾体类抗炎药物广泛应用有关。因此，从某种意义上讲，胃十二指肠溃疡的外科治疗，主要是针对其并发症：大出血、急性穿孔、瘢痕性幽门梗阻和胃溃疡恶变的治疗。吸烟、年龄、延期手术（大于24 h）以及伴随休克与否是影响并发症的重要因素。治疗时间延迟24 h以上，并发症的发病率增加3倍左右，病死率增加6～7倍。

（一）大出血

胃十二指肠溃疡大出血（hemorrhage）是指那种引起明显出血症状（出血量大于1 000 mL），并有失血性休克表现的大出血，表现为大量呕血、便血、皮肤苍白、尿少等低血容量休克表现。有5%～10%的胃十二指肠大出血需经外科手术治疗。胃十二指肠溃疡出血是溃疡常见的并发症，也是上消化道出血最为常见的原因，占上消化道出血的40%～50%。有资料表明在需要手术治疗的溃疡病患者中，大出血患者占10%～20%。并且在因十二指肠溃疡死亡的患者中，大约40%患者死于急性出血。大量研究表明，曾有过溃疡大出血的患者，再发出血的比例约为50%。

1. 病因病理

溃疡大出血是因为溃疡基底血管被侵蚀破裂所致，大多数为动脉出血，但溃疡基底充血的小血管破裂，也可引起大量失血。大出血的溃疡一般位于胃小弯或十二指肠后壁，胃溃疡出血常来源于胃右、左动脉的分支或肝胃韧带内的较大血管。十二指肠溃疡出血多来自胰十二指肠上动脉或胃十二指肠动脉等附近的血管。多数患者为间歇性出血，大出血可引起循环血量明显减少，血压下降。临床发现出血50～80 mL即可引起黑便，若有便血常表明出血在1 000 mL左右。

2. 临床表现

呕血和排柏油样黑便是胃十二指肠溃疡大出血的主要表现。呕血为鲜红或咖啡样。多数患者表现只有黑便而无呕血。如出血迅速可呈色泽较鲜红的血便。失血量在1 000 mL以上，可出现心悸、恶心、出冷汗、口渴。当出血量超过1 500 mL，便可发生低血压，患者可有眩晕、无力、口干、腹胀或腹痛，肠蠕动增强，并有苍白、出冷汗、脉搏细速、血压下降等失血现象，甚至突然晕倒。腹部检查常无阳性发现，出现腹痛的患者应注意有无溃疡出血伴发急性穿孔。实验室检查可以发现血红蛋白进行性下降。红细胞计数和血细胞比容低于正常。但在急性失血初期，血液循环量已减少而血液尚未被组织液稀释，此时检查结果并不能正确地反映出失血量的多少，所以有必要多次重复检查。

3. 诊断和鉴别诊断

通常根据典型的溃疡病病史、呕血、黑便以及纤维胃镜检查，多可做出正确诊断。但在确诊前必须意识到：①出血是否来自上消化道；②是否属胃十二指肠溃疡出血，必须注意同食管静脉曲张破裂、食管裂孔疝、Mallory-Weiss综合征、胃癌、胆管病变等引起的出血相鉴别；③有无并发症，特别是胃十二指肠溃疡并发门静脉高压食管静脉曲张者。

4. 治疗原则

（1）止血、制酸等药物应用：经静脉或肌内注射血凝酶（立止血）；静脉给予H_2受体拮抗剂（西咪替丁等）或质子泵抑制剂（奥美拉唑）；静脉应用生长抑素奥曲肽（善得定）0.3~0.5 mg加入500 mL补液中缓慢滴注维持24 h，或0.1 mg皮下注射，每6~8 h一次。

（2）留置鼻胃管：用生理盐水冲洗胃腔，清除凝血块，直至胃液变清，持续低负压吸引，动态观察出血情况。可经胃管注入200 mL含8 mg去甲肾上腺素的生理盐水溶液，每4~6 h一次。

（3）急诊胃镜治疗：内镜止血相对于保守疗法可减少出血复发率及死亡率，并且可明确出血病灶，尤其是对动脉性出血和可视血管的出血极为有效。同时还可施行内镜下电凝、激光灼凝、注射或喷洒药物等局部止血措施。检查前必须纠正患者的低血容量状态。近10年来消化性溃疡并发大出血的治疗已从外科手术逐渐转到采用胃镜治疗为首选的局面。消化性溃疡急性出血的内镜止血效果良好，诸如喷涂止血剂或激光、微波等，一度替代了手术。

内镜治疗分四种：①注射疗法；②热疗法；③联合疗法（注射疗法联合热疗法）；④机械疗法。内镜注射肾上腺素治疗溃疡出血，由于安全，低成本和易用性，目前在国外是最普遍的内镜疗法。有资料表明，对于严重的高风险出血，内镜联合疗法（药物注射联合热疗法或者联合其他机械疗法）优于单一内镜疗法，其中肾上腺素注射结合热凝固疗法是不错的选择。肾上腺素注射疗法有较高的初次止血率，而热凝固疗法可降低出血复发率。另外，应用乙醇局部注射治疗溃疡出血患者，在出血灶周围选择3~4点，每点注射乙醇0.1~0.2 mL，可在其浅层再注射0.05~0.10 mL，总量不超过1.5~2.0 mL，止血有效率达99.7%。

（4）补充血容量：建立可靠畅通的静脉通道，快速滴注平衡盐液，作输血配型试验。同时严密观察血压、脉搏、尿量和周围循环状况，并判断失血量来指导补液。失血量达全身总血量的20%时，应输注羟乙基淀粉、右旋糖酐或其他血浆代用品，用量在1 000 mL左右。出血量较大时可输注浓缩红细胞，也可输全血，并维持血细胞比容不低于30%。输入液体中晶体与胶体之比以3∶1为宜。

（5）急症手术止血：多数胃十二指肠溃疡大出血，可经非手术治疗止血，约10%的患者需急症手术止血。手术指征为：①出血速度快，短期内发生休克，或较短时间内（6~8 h）需要输入较大量血液（大于800 mL）方能维持血压和血细胞比容者；②年龄在60岁以上并伴动脉硬化症者自行止血机会较小，对再出血耐受性差，应及早手术；③近期发生过类似的大出血或并发穿孔或幽门梗阻；④正在进行药物治疗的胃十二指肠溃疡患者发生大出血，表明溃疡侵蚀性大，非手术治疗难以止血；⑤胃溃疡较十二指肠溃疡再出血机会大3倍，应争取及早手术；⑥纤维胃镜检查发现动脉搏动性出血，或溃疡底部血管显露再出血危险很大；⑦有长久和屡次复发的溃疡史，出血前曾经检查证明溃疡位于十二指肠后壁或胃小弯，表明出血可能来自大的动脉，溃疡基底部瘢痕组织多，出血不易自止。急诊手术应争取在出血48 h内进行，反复止血无效，时间拖延越长危险越大。

采取积极的复苏措施,力争在血流动力学稳定的情况下手术止血。手术方法有:①包括溃疡在内的胃大部切除术。如术前未经内镜定位,术中可切开胃前壁,明确出血溃疡的部位,以非吸收缝线缝扎止血同时检查是否有其他出血性病灶。②对十二指肠后壁穿透性溃疡出血,先切开十二指肠前壁,贯穿缝扎溃疡底的出血动脉,再行选择性迷走神经切断加胃窦切除或加幽门成形术,或作旷置溃疡的毕Ⅱ式胃大部切除术外加胃十二指肠动脉、胰十二指肠上动脉结扎。③重症患者难以耐受较长时间手术者,可采用非吸收缝线溃疡底部贯穿缝扎止血。

(二)急性穿孔

1. 概述

溃疡穿透浆膜层而达游离腹腔即可致急性穿孔,是胃十二指肠溃疡严重并发症,也是外科常见的急腹症。急性穿孔的发生率为消化性溃疡病的 5%~10%。其中男性占 90%。通常十二指肠溃疡急性穿孔比胃溃疡多见。一旦溃疡穿孔,就有致命的危险,十二指肠溃疡穿孔的死亡率为 5%~13%,胃溃疡为 10%~40%。并且随着年龄的增加和穿孔时间的延长,死亡率也相应增高。

2. 病因与病理

吸烟是 75 以下岁患者穿孔最常见的病因,有文献报道吸烟与溃疡穿孔之间存着相关关系,吸烟可显著增加各个年龄组的穿孔发生率。另外一个重要原因是非甾体类抗炎药的使用。约 1/4 的穿孔患者是由于使用非甾体类抗炎药,在老年人中这个比例更高。胃十二指肠溃疡穿孔可分为游离穿孔与包裹性穿孔。游离穿孔发生时,胃与十二指肠的内容物进入腹膜腔引起弥漫性腹膜炎;包裹性穿孔同样形成侵蚀胃或十二指肠壁全层的溃疡孔洞,但为邻近脏器或大网膜封闭包裹,阻止了消化道内容物进入腹膜腔。如十二指肠后壁溃疡穿入胰腺,为胰组织所包裹,即所谓慢性穿透性溃疡。

90% 的十二指肠溃疡穿孔发生在球部前壁,而胃溃疡穿孔 60% 发生在胃小弯,40% 分布于胃窦及其他各部。急性穿孔后,有强烈刺激性的胃酸、胆汁、胰液等消化液和食物溢入腹腔,引起化学性腹膜炎。导致剧烈的腹痛和大量腹腔渗出液,6~8 h 后细菌开始繁殖并逐渐转变为化脓性腹膜炎。病原菌以大肠埃希菌、链球菌为多见。由于强烈的化学刺激、细胞外液的丢失以及细菌毒素吸收等因素,患者可出现休克。

3. 临床表现

急性胃十二指肠溃疡穿孔者多有较长的病史,近期症状逐渐加重,约有 10% 的患者没有溃疡病史而突然发生急性穿孔。部分患者有暴饮暴食、过度疲劳、情绪激动等诱因。

急性穿孔典型的症状是突然发生的剧烈的腹痛,刀割样,难以忍受,并迅速波及全腹部,有时强烈刺激性的消化液沿升结肠外侧沟流至右下腹,引起右下腹疼痛。要与急性阑尾炎相鉴别。剧烈的腹痛使患者多有面色苍白、出冷汗、肢体发冷等休克表现。患者可以清楚地回忆起剧痛发作的时间。部分患者表现有恶心、呕吐。体检时,患者多为被动体位,表现为屈膝、不敢翻动及深吸气,全腹呈板样硬,压痛、反跳痛及肌紧张明显,疼痛主要在上腹。75% 的患者肝浊音界缩小或消失,肠鸣音消失。80% 的患者直立位腹部 X 线平片示膈下有半月形游离气体。穿孔发生后,继发细菌性腹膜炎可引起患者发热、腹胀、血白细胞计数显著升高。穿孔晚期或穿孔较大者,可出现腹胀,肠麻痹。腹腔积液超过 500 mL 时,可叩到移动性浊音。部分老年患者或体质较虚弱者,临床穿孔表现不典型,往往以脓毒血症和感染中毒性休克为主要表现。

4. 诊断和鉴别诊断

(1) 急性胰腺炎:胃十二指肠溃疡穿孔和急性胰腺炎均属急腹症,两者在临床表现上有许多相似之处。严重的溃疡穿孔或溃疡穿透累及胰腺时,虽然血淀粉酶可升高,但是一般不超过正常值的 5 倍。急性胰腺炎起病也较急骤,多有暴饮暴食史,突然发作上腹疼痛,疼痛剧烈并且向腰背部放射,患者常有"束带"感,早期腹膜炎不明显,检查无气腹征,血清淀粉酶超过 500 索氏单位。

(2) 急性阑尾炎:因穿孔后胃肠内容物可经升结肠旁沟或小肠系膜根部流到右下腹,引起右下腹腹膜炎症状和体征。易误为急性阑尾炎穿孔。后者常有明显的转移性右下腹疼痛,临床症状和腹部体征相对较轻,多不伴休克征象,也多无气腹征表现。

（3）急性胆囊炎和胆囊结石：腹痛和腹膜炎体征相对较轻并且局限于右上腹，有时疼痛放射至右肩胛部或腰背部。腹部超声、X线和CT检查，常有助于诊断和鉴别诊断。

（4）肝破裂出血：常有明显的外伤史，出血性休克是其主要症状，可有腹痛和腹膜炎体征，腹腔穿刺可抽出不凝血。腹部超声和CT检查提示有肝破裂及腹腔积液。

5. 治疗原则

（1）非手术治疗

非手术治疗适用于：一般情况良好，症状体征较轻的空腹小穿孔；穿孔超过24 h，腹膜炎已局限者；患者全身情况差，年老体弱，或并发有严重的心肺疾病；或是经水溶性造影剂行胃十二指肠造影检查证实穿孔业已封闭的患者；终末期脓毒症患者；或者患者因手术风险而拒绝手术。非手术治疗不适用于伴有出血、幽门梗阻、疑有癌变等情况的穿孔患者。

非手术治疗的措施主要包括：①持续胃肠减压，减少胃肠内容物继续外漏，以利于穿孔的闭合和腹膜炎消退；②输液以维持水、电解质平衡并给予营养支持；③全身应用抗生素控制感染；④经静脉给予H_2受体阻断剂或质子泵拮抗剂等制酸药物。非手术治疗期间需严密观察病情变化，如治疗6~8 h后病情仍继续加重，应立即转行手术治疗。非手术治疗少数患者可出现膈下或腹腔脓肿。痊愈的患者应胃镜检查排除胃癌，根治幽门螺杆菌感染并采用制酸剂治疗。

（2）手术治疗

仍为胃十二指肠溃疡急性穿孔的主要疗法，根据患者情况结合手术条件选择单纯穿孔修补术或彻底性溃疡手术。

（1）①穿孔修补术：是治疗溃疡穿孔的主要手段，行单纯修补的病例，效果满意，但术后要加强抑酸剂和抗感染治疗。此方法简单，创伤轻，危险性小，疗效确切。并且缝闭穿孔，不仅终止胃肠内容物继续外漏，同时可较彻底地清除腹腔内的污染物和渗出液，有效地防止和减少术后并发症。如在穿孔修补术后，给予正规的内科治疗，约30%患者溃疡可愈合，症状消失。部分溃疡复发患者需要做溃疡根治性手术。此外，在胃溃疡急性穿孔单纯修补术后的患者中，7%~11%在随访过程中确诊为胃癌。因此，对胃溃疡患者应尽可能地取活检做病理检查，术后应定期做胃镜检查。

适应证：①穿孔时间超过8 h，并发有严重的腹膜炎体征及有大量脓性渗出物；②术中发现腹腔污染严重，胃十二指肠明显水肿；③患者全身情况差，难以耐受较大或较长时间的手术；④以往无溃疡病史或有溃疡病史未经正规内科治疗，无出血、梗阻等并发症。

方法：经上腹正中切口，探查腹腔内污染情况，暴露胃幽门和十二指肠，检查穿孔所在，常可发现穿孔处已被邻近组织或肝缘所覆盖。由于穿孔局部充血水肿，有时不易确定穿孔是在幽门胃侧抑或是在幽门的十二指肠侧。如为胃溃疡穿孔，并疑有胃癌可能时，应取穿孔边缘组织做病理检查。闭合穿孔时，沿横行方向以丝线间隔缝合，第一层为对拢缝合，第二层为内翻缝合。但常由于穿孔周围组织水肿及瘢痕，无法行第二层缝合；或由于穿孔靠近幽门，内翻缝合后有可能造成幽门狭窄，可只做一层对拢缝合，再以网膜覆盖。如穿孔大，瘢痕多，难以将孔洞缝闭，可将带蒂大网膜塞入孔内后固定于肠或胃壁。穿孔缝合前及缝合后，应尽量吸除腹腔，特别是膈下及盆腔内的渗液。术后在穿孔修补附近及盆腔内可酌情放置引流管。对于较大的溃疡穿孔，网膜填塞法是比较安全的，尤其对于高危患者是不错的选择。

（1）腹腔镜溃疡穿孔修补术：手术适应证：急性穿孔；腹腔内渗液不多，术前患者腹膜炎症状不重，仅上腹疼痛、压痛，患者年轻；全身情况较好，能耐受人工气腹；可排除溃疡恶变或胃癌穿孔。手术禁忌证：入院时有休克症状；穿孔时间大于24 h；年龄大于75岁；并发其他重症基础疾病，如心力衰竭、肝硬化等。

手术方法：目前腹腔镜穿孔修补的方法有以下三种：①单纯缝合修补术：用0号、1-0、2-0可吸收线顺胃肠长轴方向间断全层缝合或连锁缝合。这种方法可适用于大多数穿孔较小的患者，并且与患者本身的身体状况关系不大。此法修补可靠，但对溃疡边缘已瘢痕化或十二指肠溃疡边缘处已有变形，尤其溃疡较大时，缝合时较困难。②网膜片修补法：用可吸收缝线穿过穿孔的两侧，缝合3~4针，将大网膜提到穿孔的表面，收紧缝线打结，使网膜片起到生理性封闭物作用即可。该手术操作简单，手术效果好，但网膜片固定须牢固。③蛋白胶粘堵法：用吸收性明胶海绵或网膜组织涂上生物蛋白胶或ZT胶后，直接插入穿孔内，使吸收性明胶海绵或网膜组织与胃十二指肠壁粘在一起，封闭穿孔，该方法适用于较小的穿孔。粘补法操作比较简单，所用黏合剂为生物制剂，但价格较昂贵。

腹内空腔灌洗也是手术的重要环节，包括腹膜腔、肝上间隙、肝下间隙、盆腔等，一般推荐用 6~8 L 的温热生理盐水。另外术后即开始应用质子泵抑制剂或 H_2 受体阻滞剂，并且要保留鼻胃管大于 48 h，抗生素应用至少 5 天或直至发热消退。

术后并发症：术后缝合瘘是最常见的并发症，发生率为 1.5%~16%，主要发生在腹腔镜纤维蛋白胶修复患者；肺炎，可能与气腹有关；其他还有腹内脓肿形成、肠梗阻、外瘘、出血等。

手术评价：腹腔镜溃疡穿孔修补术的优势有：可以减轻术后疼痛；降低发病率的伤口并发症，如感染及切口疝形成；加快恢复进食，缩短住院日数，并更快的恢复工作等。既往对年龄小于 35 岁的年轻患者，多采用保守治疗，或仅行穿孔修补术，或修补术后加行高选择性迷走神经切断术；而对年龄大于 40 岁，特别是有胃十二指肠溃疡病史多年，经系统的内科治疗，包括正规应用 H_2 受体阻滞剂及质子泵抑制剂的抗酸与抗 Hp 治疗，效果渐差的溃疡穿孔，或既往有穿孔史、幽门或十二指肠球部瘢痕形成甚或出现过梗阻情况者，胃大部切除术仍较为合适。即便术后有残胃癌发生风险，一般多于术后 20~25 年发生，即使发生残胃癌，也还可以再次手术。另外，胃溃疡患者，时间久后溃疡也有恶变可能。

当然，对于胃或十二指肠球部后壁穿孔，腹腔镜下无法修补或修补困难，或者腔镜下高度怀疑有胃癌可能性者，还应果断中转开腹。总之，对青年胃十二指肠溃疡穿孔患者，腹腔镜穿孔修补手术，是目前较合理的手术方式。

（3）急诊根治性手术：有资料表明穿孔修补术后，约 2/3 患者仍有轻度或重度慢性溃疡病症状。其中部分患者需要再次作根治性手术。因此，在急诊手术治疗溃疡病时是否行急诊根治性手术，应根据根治性手术的必要性和患者耐受手术的可能性决定。应使根治性手术的死亡率不高于穿孔修补术或非手术治疗。通常有下列情况时应争取做根治性手术：①多年溃疡病病史，症状较重，反复发作；②曾有过穿孔或出血史；③急性穿孔并发出血；④胼胝状溃疡；⑤有瘢痕性幽门狭窄；⑥疑有癌变的胃溃疡穿孔；⑦多发性溃疡；⑧患者全身情况良好，无严重的并发病。此外，还应根据穿孔的大小、时间、腹腔内污染情况以及腹腔探查结果，进行综合判断。常用的急诊根治性手术是胃大部切除或迷走神经切断附加胃窦切除或幽门成形术。

（三）瘢痕性幽门梗阻

胃十二指肠溃疡患者因幽门管、幽门溃疡或十二指肠球部溃疡反复发作形成瘢痕狭窄，并发幽门痉挛水肿可以造成幽门梗阻（pyloric）（obstruction）。

1. 病因和病理

溃疡引起的幽门梗阻有三种：①幽门括约肌痉挛引起梗阻：这类梗阻属于功能性，间歇性发作；②水肿性幽门梗阻：幽门部溃疡炎症使幽门狭窄，炎症水肿消退或减轻后梗阻即缓解；③瘢痕性幽门梗阻：位于幽门附近的溃疡在愈合过程中，形成瘢痕，久之瘢痕收缩而产生狭窄，引起梗阻。前两种情况是暂时的、可逆性的，在炎症消退、痉挛缓解后幽门恢复通畅，瘢痕造成的梗阻是永久性的需要手术方能解除。瘢痕性幽门梗阻是由于溃疡愈合过程中瘢痕收缩所致，最初是部分性梗阻，由于同时存在痉挛或是水肿使部分性梗阻渐趋完全性。初期，为克服幽门狭窄，胃蠕动增强，胃壁肌层肥厚。后期，胃代偿功能减退，失去张力，胃高度扩大，蠕动消失。胃内容物滞留，使促胃液素分泌增加，使胃酸分泌亢进，胃黏膜呈糜烂、充血、水肿和溃疡。由于胃内容物不能进入十二指肠，因吸收不良患者有贫血、营养障碍；呕吐引起的水电解质丢失，导致脱水、低钾低氯性碱中毒。

2. 临床表现

临床表现大多数患者都有慢性溃疡症状和反复发作史，当并发幽门梗阻时，症状的性质和节律也逐渐改变。一般抗酸药物逐渐无效。由于幽门梗阻、胃潴留，患者常感到上腹部饱胀不适，时有阵发性疼痛，尤以餐后加重。自发性呕吐为幽门梗阻的主要症状，约每隔 1~2 天发作一次，常发生于餐后 30~60 min。呕吐量大，可超过 1 000 mL，内含发酵酸臭的宿食，无胆汁。

由于多次反复大量呕吐，可引起 H^+、K^+ 和氯化物严重丢失，导致代谢性低氯低钾性碱中毒。患者可出现呼吸短促、四肢乏力、烦躁不安。由于碱中毒，使循环中游离 Ca^{2+} 减少，以及长期呕吐、禁食和 Mg^{2+} 缺乏，故可发生手足抽搐。患者临床上表现为消瘦，倦怠，皮肤干燥，丧失弹性，腹部检查可见上腹隆起，可有蠕动波，可闻及振水音。

体检时发现：营养不良，空腹时上腹隆起，可见胃蠕动波以及有上腹部振水音。当有碱中毒低血钙时，耳前叩指试验（Chvostek 征）和上臂压迫试验（Trousseau 征）均可为阳性。

3. 实验室检查

包括：①血液生化检查可发现血清 K^+、Cl^-、Ca^{2+} 和血浆蛋白均低于正常，非蛋白氮升高。②血气分析为代谢性碱中毒。③X 线检查清晨空腹透视可见胃内有液平。④钡餐可发现幽门变细或钡剂不能通过，胃呈高度扩张，明显潴留。通常 6 h 后仍有 1/4 以上的钡剂存留于胃，甚至在 24 h 后胃内仍有大量钡剂残留。⑤纤维胃镜检查可发现胃内有大量宿食残渣，幽门部明显狭窄，有时可见溃疡存在。

4. 诊断及鉴别诊断

包括：①具有慢性溃疡病病史和典型的胃潴留症状；②清晨空腹置入胃管，可抽出大量酸臭的宿食。注水试验阳性（空腹经胃管注入生理盐水 750 mL，半小时后抽出量大于 350 mL）；③X 线钡餐和纤维胃镜检查证明有幽门狭窄、胃潴留。

幽门梗阻应与下列情况鉴别：①痉挛水肿性幽门梗阻，系活动溃疡所致，有溃疡疼痛症状，梗阻症状为间歇性，经胃肠减压和应用解痉制酸药，疼痛和梗阻症状可缓解；②十二指肠球部以下的梗阻性病变，十二指肠肿瘤、胰头癌、肠系膜上动脉压迫综合征、十二指肠瘀滞症、淋巴结结核等也可以引起上消化道梗阻，据其呕吐物含胆汁，X 线、胃镜、钡餐检查可助鉴别；③胃窦部与幽门的癌肿可引起梗阻，但病程较短，胃扩张程度轻，钡餐与胃镜活检可明确诊断；④成人幽门肌肥厚症：极为少见，病因尚不清楚，部分病例可能同先天性因素有关。临床上很难同瘢痕性幽门梗阻和胃幽门部硬癌相鉴别。因此需要手术治疗。

5. 治疗

瘢痕性幽门梗阻是外科治疗的绝对适应证，手术治疗的目的是恢复胃肠的连续性，解除梗阻。通常采用胃大部切除术，对于胃酸分泌高，临床症状明显的年轻患者可考虑做胃大部切除术加迷走神经切断术。但对老年患者，全身情况较差者，宜采用胃空肠吻合术。虽然一些学者主张用双侧躯干迷走神经切断术加内镜下幽门扩张术（内镜气囊扩张）来解除梗阻，但是此类方法狭窄的复发率较高。此外，近年微创外科发展迅速，在国外，腹腔镜双侧躯干迷走神经切断术结合胃空肠吻合术在很多机构作为治疗瘢痕性幽门梗阻的首选方法。

对手术患者必须进行积极的术前准备，包括：持续胃管减压和温盐水洗胃，以清除胃内潴留的食物，减轻胃黏膜水肿。同时给予 H_2 受体拮抗剂以减少胃酸分泌，纠正水电解质和酸碱平衡紊乱，加强营养支持疗法，改善贫血和低蛋白血症。通常术前准备为 5～7 天。手术方式可采用胃大部切除术或迷走神经切断加胃窦切除术。对难以切除的十二指肠溃疡，可行溃疡旷置胃大部切除术。无论实施何种手术，术后胃管减压和空肠造瘘管饲养均是有益之举。

（四）胃溃疡恶变

胃溃疡是否恶变是个有争议的问题。有研究表明其发生率小于 5%。由于胃溃疡和胃溃疡恶变属两种完全不同的病变，并且临床上诊断为胃溃疡的患者中，约 10% 切除后的病理检查证实是癌，说明术前临床上的鉴别诊断有较高的误诊率。因此，凡是中年以上的胃溃疡患者若出现下述情况应予以重视：①长期典型的溃疡症状发生改变；②经严格的内科治疗 4～6 周，病情无明显改善；③食欲减退，进行性消瘦；④粪便隐血试验持续阳性，贫血症状加重；⑤X 线和胃镜检查提示溃疡直径大于 2.5 cm，并且不能除外恶变者。对有癌变的胃溃疡应按胃癌进行根治性胃切除术治疗，其远期疗效比原发性胃癌好。

三、胃十二指肠溃疡病的外科治疗方法

胃十二指肠溃疡主要是由于胃酸增加和胃黏膜屏障受到破坏造成的，因此，外科治疗胃十二指肠溃疡的目的是控制和降低胃酸分泌，同时可以消除症状，防止复发。不同部位的溃疡其发病机制也有不同，所选择的手术方式也不尽相同。目前比较常用的手术方法大致分两类：胃大部切除术（subtotalgastrectomy）

和迷走神经切断术（vagotomy）。通常治疗胃溃疡多选择胃大部切除术，也同时治疗十二指肠溃疡。但迷走神经切断术多用于十二指肠溃疡的患者。事实上，单纯的迷走神经切断术很少应用。部分患者实施的胃-空肠吻合术也不应作为常规手术，仅适用于某些患者，原因是该种手术不能有效地减少胃酸分泌，上述两种手术方法可以合并使用互相补充。全胃切除术（total gastrectomy）仅在 Zollinger-Ellison 综合征严重高胃酸情况下应用。

（一）胃大部切除术

胃大部切除术在我国开展比较普遍，切除的范围是胃的远端 2/3～3/4，包括胃体大部、整个胃窦部、幽门和部分十二指肠球部。一般认为十二指肠球部溃疡胃切除范围应大于胃溃疡患者。对年老体弱和女性患者切除的范围可以小些，体力劳动者和食量较大者应少切除一些。

1. 胃大部切除术治疗溃疡的理论基础

胃部分切除术治疗十二指肠溃疡，需要的切除范围应该包括胃远侧的 2/3～3/4，即是胃体部的大部分、整个胃窦部、幽门和十二指肠第一部。这种手术称为胃大部切除术。其治疗溃疡的理论基础有：①根据胃酸分泌的生理，经过上述范围的胃切除后，由于胃窦部已不存在，促胃液素的来源已大部分消除，体液性胃酸分泌明显减少；②同时，由于大部分胃体已切除，分泌胃酸的壁细胞和主细胞数量也减少很多，使得胃酸和胃蛋白酶分泌大为减少；③切除了溃疡的常发部位（邻近幽门的十二指肠第一部、幽门管和胃窦部小弯），使之不可能再在这些部位复发溃疡；④切除了溃疡本身，消除了病灶；⑤胃部分切除术后，幽门的作用不复存在，胃内容物在胃内停留的时间缩短，碱性十二指肠液反流入胃的机会增多，可以中和残胃分泌的胃酸。这种情况也有助于防止胃酸过高、溃疡复发。因此，胃部分切除术既可降低胃酸的分泌，又可以除去溃疡病灶，还可以防止溃疡的复发，所以治疗效果很好，治愈率达 85%～90%，而且手术死亡率仅在 1% 以下。

2. 胃切除范围

胃切除范围决定胃酸降低的程度，是影响手术疗效的主要问题。通常 50% 的胃切除，是从胃大弯左、右胃网膜动脉交界处到贲门下 2～3 cm 处画一直线；60% 为大弯处再向左在胃网膜左动脉第一个垂直分支处，到贲门下 2 cm 处的连线；75% 为贲门下至胃网膜左动脉弓在大弯的起点处。胃大部切除术的切除范围是胃远侧的 2/3～3/4，包括胃体的远侧部分、整个胃窦部、幽门和十二指肠第一部。切除要求一般来讲高泌酸的十二指肠溃疡与 Ⅱ、Ⅲ 型胃溃疡切除范围应不少于胃的 60%，低泌酸的 Ⅰ 型胃溃疡则可略小（50% 左右）。年老体弱女性和重体力劳动者可切除少些，对少数胃酸分泌量很大的胰源性溃疡应做全胃切除。

3. 溃疡的切除

胃部分切除治疗胃十二指肠溃疡的作用之一是可以切除溃疡，达到消除溃疡的目的。因为绝大多数溃疡发生在邻近幽门的十二指肠球部、胃窦部。但事实上溃疡的切除并非必要，因为消除了胃酸之后溃疡多数可以自愈，故临床上十二指肠球后溃疡等形成严重瘢痕者，不宜勉强切除时，可在幽门前胃窦部 3～4 cm 处切断，但必须将残留的胃窦部黏膜全部剥离掉（Bancroft 手术），消除胃酸的作用因素，许多溃疡可以自愈。因此对溃疡切除困难或位于球后的低位溃疡，可采用旷置溃疡的手术，即溃疡旷置术（Bancroft 术）。

4. 吻合口大小

胃肠吻合口的尺度对术后胃肠功能的恢复至关重要。过小的吻合口会使食物通过困难，太大的吻合口使食物过快进入空肠，易发生倾倒综合征。胃十二指肠吻合，依据十二指肠的口径，一般吻合口为 2.0～2.5 cm 大小。如嫌吻合口太小，可将十二指肠前壁切开一部分，以扩大吻合口。胃空肠吻合口的大小以 3～4 cm（2 横指）为宜，过大易引起倾倒综合征，过小可能增加胃排空障碍。胃空肠吻合口的大小，主要取决于空肠肠腔的口径。

5. 胃肠道重建

常用的消化道重建有两种基本方法：胃和十二指肠吻合（毕 Ⅰ 式）；胃和空肠吻合（毕 Ⅱ 式）。关于这两种方法哪一种更适于溃疡的手术治疗，意见仍不统一。多数认为胃十二指肠吻合较好，因为比较接近正常解剖生理，术后并发症和后遗症较少。但也有人认为胃空肠吻合更适于十二指肠溃疡的手术治疗，因为，如强调胃十二指肠吻合，则有可能因担心吻合口张力过大以致胃切除的范围不足，这样在胃酸分泌高的患者，溃疡复发可能较大。此外，胃十二指肠吻合必须将溃疡切除而且留有足够长的正常十二指肠壁，吻合口缝合才牢固，否则易发生吻合口漏或狭窄等并发症。在十二指肠溃疡瘢痕组织多或已穿透至邻近器官的情况下，勉强切除溃疡和游离足够长度的正常十二指肠壁时，即可有损伤胆总管和胰管的危险，对低位十二指肠溃疡更是如此，所以胃空肠吻合更为安全。至于胃溃疡则不存在这些问题，因为需要切除的胃较少，十二指肠也正常，几乎都可以作胃十二指肠吻合。通常胃溃疡患者，由于十二指肠多数正常，所切除的胃组织比十二指肠溃疡少些，作毕Ⅰ式的机会比较多，而十二指肠溃疡患者更适合做毕Ⅱ式。

此外，常用的尚有胃空肠 Roux–en–Y 吻合即远端胃大部切除后，缝合关闭十二指肠残端，在距十二指肠悬韧带 10～15 cm 处切断空肠，残胃和远端空肠吻合，距此吻合口以下 45～60 cm 空肠与空肠近侧断端吻合。其优点有：①有效预防和治疗碱性反流性胃炎，与 Billroth 式胃肠重建相比，是十分突出的优势；②无输入襻并发症；③吻合口宽度易掌握，溃疡防止或减少吻合口狭窄或倾倒综合征；④对防止残胃癌具有重要意义。

6. 吻合口与结肠的关系

多指毕Ⅱ式胃–空肠吻合方式，通常有结肠前、结肠后之分。结肠前吻合是空肠襻在结肠前侧直接上提至胃断端进行吻合，操作上比较简单，但这种吻合空肠襻较长（10～20 cm），并发症相对较多。结肠后吻合是在横结肠系膜上打孔，然后将空肠襻穿过系膜孔，在结肠后方与胃进行吻合。此种吻合法空肠襻相对较短，一般为 4～5 cm。通常结肠前后术式的选择取决于操作医师的熟练程度、经验和个人习惯，只要操作正确，两者并无差别。

7. 近端空肠的长度与方向

近端空肠的长度与走向越靠近十二指肠的空肠，黏膜抗酸能力越强，日后发生吻合口溃疡的可能性越小。在无张力和不成锐角的前提下，吻合口近端空肠段宜短。结肠后术式要求从 Treitz 韧带至吻合口的近端空肠长度在 6～8 cm，结肠前术式以 8～10 cm 为宜。近端空肠与胃大小弯之间的关系并无固定格式，但要求近端空肠位置应高于远端空肠，以利排空；如果近端空肠与胃大弯吻合，应将远端空肠置于近端空肠前以防内疝。

胃大部切除术是目前治疗胃十二指肠疾病较常用的手术方法，疗效肯定。各种手术方法的选择依照各地区手术者的习惯、经验以及条件而定。各类手术均可不同程度地带来不少近期、远期并发症，并有一定的复发率。新的改进方法有待进一步积累经验及时总结。

（二）胃迷走神经切断

1. 迷走神经解剖

迷走神经属混合神经。其中 80% 为传入纤维，20% 为传出纤维。左右迷走神经与食管平行下行，在气管分叉及膈肌水平之间形成食管丛，该丛再形成左、右迷走神经干沿食管两侧下行并共同穿过膈食管裂孔。当胃发生向右 90°角的旋转后，左、右干迷走神经在贲门及小弯便成为前、后干。前干分为肝支和胃前支，肝支经小网膜右行，入肝前又分出一支，下降分布至幽门括约肌及幽门窦和十二指肠球部。胃前支沿小弯走行，其外观像是前干的延续，称胃前 Latarjet 神经，并分出 3～5 支至胃底、体部，随血管穿入胃小弯壁。末端一般为 3 小支称"鸦爪"（crowfoot），在近小弯角切迹处分布至胃窦前壁。后干较前干粗，在胃左动脉进入胃壁处的平面分出腹腔支至腹腔丛，其胃后支即胃后 Latarjet 神经，在胃后的分支与胃前 Latarjet 神经相似。此外，后干在食管裂孔稍下或少数在食管裂孔稍上，发出 1～2 细支斜向外下分布至胃底后壁，走行隐蔽，迷走神经切断时，即使是熟练的外科医师有时也易漏切，以致术后溃疡复发，因而被称为"罪恶神经"（criminal nerve）。

2. 迷走神经切断术后的病理生理改变

（1）对胃酸分泌的影响：胃壁细胞具有乙酰胆碱、促胃液素及组胺受体，三种迷走神经切断均可有效地消除乙酰胆碱受体的功能，对一个受体功能的阻断将抑制另两个受体的功能，明显抑制胃酸的分泌。

（2）对胃蛋白酶分泌的影响：高选择性迷走神经切除作用于胃黏膜的主细胞，抑制胃蛋白酶的释放，从而与降酸作用共同减轻对胃十二指肠黏膜的不良作用，使溃疡得以愈合。

（3）对促胃液素分泌的影响：迷走神经兴奋和食物刺激均能刺激胃窦和十二指肠黏膜释放促胃液素，促胃液素能刺激胃酸分泌，而胃酸分泌增高反过来抑制促胃液素分泌，这一负反馈系统起到调节循环中促胃液素水平的作用。低胃酸、胃窦黏膜碱化、胃膨胀等因素均使促胃液素分泌增加。所以，迷走神经切断术后，均同样有血清促胃液素水平升高。

（4）对胃碳酸氢盐分泌的影响：迷走神经兴奋时可刺激胃窦产生 HCO_3^- 分泌，高选择性迷走神经切断术保留胃窦迷走神经支配，因此，术后对胃分泌碳酸氢盐没有影响。

（5）对胃运动功能的影响：迷走神经干切断，选择性迷走神经切断和高选择性迷走神经切除术均破坏了胃体、胃底部胃壁的张力，并加速流体食物的排出，因此有些患者可能出现进食后饱胀感，并且可在进流体食物后出现倾倒综合征。对固体食物的排空，在高选择性迷走神经切断术后仍正常，反映该手术保留了胃窦和幽门对固体食物的研磨和控制胃排空的作用。

3. 迷走神经切断术的类型

根据迷走神经兴奋刺激胃酸分泌的原理以及没有胃酸就没有溃疡的理论，20世纪40年代以后，迷走神经切断术治疗溃疡病在临床上得到应用和推广。目前迷走神经切断术有三种类型：迷走神经干切断术（truncal vagotomy，TV）；选择性迷走神经切断术（selective vagotomy，SV）；高选择性迷走神经切断术（highly selective vagotomy，HSV）又称壁细胞迷走神经切断术（parietal cell vagotomy，PCV）。迷走神经切断术主要是通过切断迷走神经，去除神经性胃酸分泌，消除了十二指肠溃疡发生的主要原因，同时也去除迷走神经对促胃液素分泌的刺激作用，减少了体液性胃酸分泌，达到使溃疡愈合的目的。迷走神经切断术还通过去除壁细胞群的神经支配，降低壁细胞膜上的乙酰胆碱受体浓度，从而减少胃酸的分泌；同时也影响促胃液素的浓度，使基础胃酸分泌量可减少80%~90%。

（1）迷走神经干切断术（truncal vagotomy，TV）：是在膈下切断迷走神经前、后干，去除了全部脏器的迷走神经支配，也称全腹迷走神经切断术。该术式不但切断了胃全部迷走神经支配，使基础胃酸量和胃蛋白酶下降78%和60%。但同时也切断了支配腹部其他脏器的迷走神经，从而使这些脏器功能发生紊乱。由于胃迷走神经被切断，使胃张力与蠕动减退，胃排空延迟，胃内容物滞留，可以刺激胃窦部黏膜释放促胃液素，促进体液性胃酸分泌，容易导致溃疡复发。此外，因支配肠道的迷走神经被切断，可引起小肠功能紊乱，导致顽固性腹泻。由于迷走神经干切断后，胃壁张力减弱，导致排空延迟，因此必须加做引流术。一般多选择幽门成形术或胃空肠吻合术。

（2）选择性胃迷走神经切断术（selective vagotomy，SV）：在TV基础上进行了改进，即保留迷走神经肝支和腹腔支，切断供应胃壁和腹腔食管段的所有迷走神经分支，避免了其他内脏功能紊乱的可能性。由于上述两种迷走神经切断术，均造成胃窦部迷走神经支配缺失，导致胃潴留。为了解决胃潴留问题，必须附加胃引流手术。常用的引流术有：①幽门成形术：往幽门处做一纵切口，然后横行缝合。或在幽门处沿胃大弯到十二指肠作一倒"U"字形，切除后行胃十二指肠吻合。②胃空肠吻合术：吻合口应在靠近幽门的胃窦最低点，以利排空。③胃窦或半胃切除术：胃十二指肠或胃空肠吻合术。近年来的资料表明，选择性迷走神经切断术总的临床效果并不比迷走神经干切断术好。选择性迷走神经切断术加各种引流术在我国许多地方广泛应用。在有些地方已经作为十二指肠溃疡治疗的首选方法。此方法也有一些问题，如迷走神经解剖变异，切断神经纤维常不够完整，神经也可能有再生，且有复发可能。此外，还有幽门括约肌丧失导致胆汁反流，部分患者还有倾倒综合征和腹泻等并发症。具体方法是找到迷走神经前干肝支和后干腹腔支，再往远侧分别找到前、后干的胃支，分别于肝支、腹腔支远侧切断前、后胃支。并注意切断前、后干分布至胃底的各小分支及后干的"罪恶神经"。此手术需加做幽门成形术或胃-空肠吻合等引流手术。

（3）高选择性迷走神经切断术：随着对十二指肠溃疡发生机制的进一步认识，近年来PCV越来越受到重视。该术式仅切断胃前、后Latarjet神经分支，保留了迷走神经肝支、腹腔支和"鸦爪"支神经，降低了胃肠功能的紊乱，尤其是倾倒综合征、腹泻和胆汁反流等。术后胃肠道并发症少，死亡率仅为0.3%，但其不消除 Hp 主要的滋生场所。由于保留了胃窦幽门部的神经支配和功能，故术后不需要加做引流手术。但应注意切断可能存在的罪恶神经，以防止术后溃疡复发。

由于 PCV 有效地降低了胃酸和胃蛋白酶的分泌；保留了胃窦幽门部以及肠道的生理功能，手术安全、恢复快、术后并发症少，适用于腹腔镜手术，因此被认为是治疗十二指肠溃疡的首选方法，适用于：①内科治疗无效的十二指肠溃疡；②十二指肠溃疡急性穿孔在 8～12 h，腹腔内无严重污染，患者全身情况允许，可采用高选择性迷走神经切断术加穿孔修补术；③十二指肠溃疡出血，可采用 PCV 加出血溃疡缝扎术。随着内镜微创外科（microlnvasive surgery）的发展，一些应用腹腔镜和胸腔镜切断迷走神经的手术也有报道。

4. 迷走神经切除术后并发症

（1）胃潴留：主要是迷走神经切断后胃张力减退、胃窦幽门部功能失调所致。常发生在术后 5～7 天。表现为上腹部饱胀不适，呕吐食物和胆汁。X 线钡餐和核素扫描均提示有胃排空延迟和潴留。多数患者在 2 周内症状可自行或通过禁食、持续胃肠减压、应用胃肠动力促进剂等治疗而缓解。对该类患者应注意排除机械性梗阻，慎用手术治疗。

（2）胃小弯坏死穿孔：在行 PCV 时，分离胃小弯时过于贴近胃壁或过多地损伤血管，造成胃小弯缺血、坏死和穿孔。避免手术时分离小弯血管过深过广，以及神经切断后行胃小弯侧浆膜层完整而严密的缝合，是预防胃小弯坏死穿孔的主要方法。

（3）吞咽困难：通常迷走神经前干在贲门上 2～3 cm 处发出支配食管下段和贲门的分支，若手术切断，则可引起食管下段和贲门的持续性痉挛。对长期痉挛、狭窄者，可通过食管气囊扩张而缓解。

（4）腹泻：发生率为 5%～20%，原因不明，可能与迷走神经干切除后小肠神经调节功能紊乱、食糜转运加快所致。临床上可表现为轻型、发作型和暴发型。通常经调节饮食、应用止泻收敛剂等可缓解症状。若经上述处理无效，症状严重，病程持续达 18 个月者，可考虑行 Henle 手术（间置逆蠕动空肠）。

（三）治疗结果及评价

胃迷走神经切断术疗效的判断：如果基础胃酸分泌量较术前减少 80% 以上；增量组胺试验最大胃酸分泌量较术前减少 60%～70%，夜间高胃酸现象消失，基础胃酸中无游离酸，提示疗效良好。胰岛素试验也可判断迷走神经是否完全切断，方法是皮下注射胰岛素 0.2 U/kg，使血糖减至 2.8 mmol/L 以下，刺激迷走神经引发胃酸分泌。如刺激胃酸分泌的反应消失，基础胃酸分泌小于 2 mmol/h，注射后胃酸分泌量上升小于 1 mmol/h，表示迷走神经切断完全；如胃酸分泌量上升为 1～5 mmol/h，表示切断不全，但仍足够；如胃酸分泌量上升超过 5 mmol/h，表示迷走神经切断不够。

各种胃切除术与迷走神经切断术的疗效评定，可参照 Visick 标准，从优到差分为四级。Ⅰ级：术后恢复良好，无明显症状；Ⅱ级：偶有不适及上腹饱胀、腹泻等轻微症状，饮食调整即可控制，不影响日常生活；Ⅲ级：有轻到中度倾倒综合征，反流性胃炎症状，需要药物治疗，可坚持工作，能正常生活；Ⅳ级：中、重度症状，有明显并发症或溃疡复发，无法正常工作与生活。

第三节　胃、十二指肠损伤

腹部外伤，无论是闭合伤还是开放伤，均可能伤及胃、十二指肠。由于解剖因素，胃受到肋弓保护且有一定的活动度，十二指肠位置深在，故临床上胃、十二指肠单纯性损伤较为少见，约占腹部脏器损伤的 5%。常并发其他脏器的损伤或腹腔内大出血。若诊治不及时，可酿成严重后果，甚至危及患者生命。因此，掌握胃、十二指肠损伤的诊治特点，对减少误诊和漏诊，降低死亡率都是极为重要的。

一、胃损伤

1. 损伤原因及类型

（1）闭合性损伤：上腹部在遭受外界突然暴力打击、撞击或挤压时，胃可发生不同程度的损伤，在饱食状态下更易发生。常见于工伤、钝器伤、交通事故等。由于致伤原因不同，胃损伤可仅表现为较轻微的损伤如浆膜挫裂伤、胃壁血肿，也可导致严重的胃全层破裂，引起腹腔广泛污染。

（2）开放性损伤：平时多见于刀刺伤，战时以火器、枪弹伤为主。损伤类型以胃破裂穿孔为主，胃前壁损伤最多见，但后壁亦可同时受累，表现为前后壁贯穿伤。有时可在胃的多个部位同时发生穿孔破裂。由于胃血供极为丰富，穿孔破裂后常伴有大量失血，甚至引起失血性休克。无论是开放性还是闭合性胃损伤，都常伴有腹腔内邻近或远隔脏器的损伤（如胸腹联合伤）。

（3）医源性损伤：在手术、洗胃等过程中，因操作不当、疾病因素、经验不足等可导致医源性胃损伤，如再次胆管手术中胃前壁可与肝门紧密粘连，在分离时易发生胃壁浆膜大片撕脱，甚至胃全层破裂。

（4）其他原因引起的胃损伤：如误服强酸、强碱可引起胃黏膜广泛烧灼伤，胃黏膜充血、水肿、糜烂、溃疡形成，严重者可引起胃大出血或穿孔。吞食金属异物等也可引起不同程度的胃损伤。

2. 临床表现

胃损伤后的临床表现取决于多种因素，如致伤原因、损伤的严重程度、就诊早晚、是否复合性损伤等。轻微的胃壁挫伤可无明显的症状和体征或仅表现为上腹饱胀，餐后隐痛不适。胃破裂穿孔则可引起明显的临床症状。由于大量的、具有强烈化学刺激性的胃内容物进入腹腔，患者表现为急性腹膜炎：起病急、剧烈腹痛、明显的腹膜刺激征、伴或不伴有发热。呕吐物可呈血性。若安置胃管，从胃管内可引出血性胃液。体检时全腹压痛、反跳痛，以中上腹为主。腹肌紧张呈"板状腹"，肝浊音界缩小或消失，肠鸣音减弱或消失。立位 X 片可提示存在膈下游离气体。若就诊过晚，患者从最初的化学性腹膜炎演变为细菌性腹膜炎，伴不同程度的发热，严重者发生感染性休克。如果为复合型损伤，除上述症状、体征外，还有相应器官受损的临床表现。

3. 诊断

开放性胃损伤根据伤道的部位、方向和深度、创口流出物的性质等，一般容易做出诊断，但要警惕有时远离上腹部的刺伤也可能伤及胃部。闭合性胃损伤当出现典型的上腹痛、腹膜刺激征时，结合腹部 X 片发现膈下游离气体，则不难考虑诊断。对症状和体征不典型或并发有其他严重复合伤（如颅脑损伤、胸部损伤等）的患者，可因伴发伤症状更为突出而掩盖了胃损伤的诊断。有时因腹腔内其他脏器损伤而行剖腹探查时在术中才得以意外诊断。对高度怀疑诊断者，应密切观察伤情变化，特别要注意腹部体征的转变，必要时结合腹部穿刺、安放胃管、反复腹部摄片、胃镜检查等做出诊断。

4. 治疗

根据受伤的原因和程度，分别给予不同的处理。

（1）轻微的胃损伤：若无明显的腹痛、腹膜刺激征，也无其他需行手术的并发伤时，可暂行保守治疗，密切观察病情变化。一旦病情加重恶化，立即转为手术治疗。

（2）严重的胃损伤：胃破裂穿孔一经确诊应立即手术探查。手术时遵循先止血、后控制胃内容物外溢和修补的治疗原则。在对胃损伤程度进行检查和评估时，除检查胃前壁外，必须切断胃结肠韧带，进入网膜囊，检查胃后壁、胃底及贲门部，防止漏诊胃多发性损伤。在术中还应对腹腔内其他脏器做一全面的探查，以免遗漏伴发损伤而造成严重后果。对开放性胃损伤者，必须解剖显露出整个伤道的走行过程，以防遗漏远离伤道入口部位的损伤。

（3）手术方式：因损伤程度而异。①胃浆膜的撕裂伤，可用 1 号丝线间断缝合修补。②胃壁血肿应切开血肿表面的浆膜，清除血肿，结扎出血点，修补胃壁。③如胃壁已破裂、穿孔，应先彻底修剪、清除创缘失活的组织，对出血点予以缝扎止血，然后行两层内翻间断缝合。对损伤部位在幽门部，估计缝合修补后会造成幽门狭窄者，应作幽门成形术。④对胃壁广泛挫裂伤、缺血坏死或位于幽门部比较大的裂伤，估计单纯修补无法达到治疗目的者，可行胃部分切除术。⑤并发有其他腹腔脏器损伤者，应根据实际情况同期或二期处理。

（4）并发症的防治：做好围手术期处理是减少或预防并发症的关键。术前应尽量改善患者全身情况，纠正休克，维持血流动力学稳定，纠正水、电解质及酸碱平衡紊乱，使用广谱抗生素。术中探查应仔细、彻底，吸尽漏至腹腔内的胃内容物，尤其要注意膈下、小肠间、盆腔等处，避免积液，导致术后感染、脓肿形成。胃修补完成后用大量温生理盐水冲洗腹腔，并置放乳胶引流管。术后积极改善患者营养状况，防止切口感染及腹腔内残余感染。

二、十二指肠损伤

十二指肠分为球部、降部、水平部和升部。除球部近侧有腹膜包裹外，其余各部均位于腹膜后，解剖位置深在，前有右侧肋弓，后有腰背部肌肉保护，因此，十二指肠损伤的机会较其他脏器为少，约占腹腔内脏损伤的2.5%～5%。第二军医大学长海医院华积德等报道468例腹部内脏损伤中十二指肠损伤仅占2.56%。十二指肠损伤虽然较少见，但因其位置特殊，常并发邻近器官损伤，诊断和治疗均较棘手。有资料显示术前诊断率仅为6%～10%，术中漏诊率可达5%～30%，术后并发症发生率和病死率亦可高达15%～20%。十二指肠损伤的诊治至今仍是临床外科医生面临的难题之一。

1. 损伤类型和机制

（1）闭合性损伤：最常见，国内一组资料表明闭合性损伤约占88%。多见于交通事故、工作生产意外、上腹钝器伤、挤压伤等。当腹壁受到突然而强烈的暴力冲击时，腹内压急剧升高，十二指肠可直接被压向坚硬的脊柱，造成十二指肠血肿、破裂或横断。暴力亦可将胰头和十二指肠第2、3段推向脊柱右侧而十二指肠1、4段被推向脊柱左侧，形成一种剪切力，同时幽门痉挛、十二指肠空肠曲关闭，使十二指肠肠腔内压力明显升高，导致十二指肠破裂。

（2）开放性损伤：国外多见。平时以刀刺伤为主，战时多见于枪弹伤，常并发周围邻近脏器和组织的损伤。

（3）医源性损伤：指患者在接受诊疗过程中发生的损伤，常因术者操作粗暴、缺乏经验或责任心不强而引起。一般为单纯十二指肠损伤，损伤部位多为一处，损伤程度不重，但若未能及时发现和治疗，可酿成严重后果。

由于损伤原因不同，十二指肠损伤程度轻重不一。轻者可仅有十二指肠壁挫伤、血肿，重者可引起十二指肠横断。按Lucas分类法可将十二指肠损伤分为四级：Ⅰ级：十二指肠壁挫伤或壁内血肿，多为肌层断裂而黏膜、浆膜并无破裂。Ⅱ级：十二指肠破裂穿孔或断裂，但无胰腺损伤。Ⅲ级：十二指肠损伤伴有胰腺轻微损伤，胰管未断裂。Ⅳ级：十二指肠损伤伴有重度胰腺损伤，常有胰头、颈部碎裂，主胰管断裂，病情严重，多伴有腹膜炎及休克。

在十二指肠各段中，仅在起始处和屈氏韧带处有较大活动度，其余部分位于腹膜后，较为固定。因此，十二指肠闭合性损伤中以降段损伤最多见，约占35%，第3、4段占30%，第1段占10%，其余为多发伤。

2. 临床表现

十二指肠大部分位于腹膜后，位置深在隐蔽，与肝、胆、胰腺等重要器官关系密切。一旦损伤，常为并发伤。临床表现根据十二指肠损伤的部位、程度以及有无并发伤而异。

若仅为十二指肠壁挫伤或小血肿，患者无急性腹膜炎的表现，无腹膜刺激征，可能仅表现为上腹隐痛不适。但当十二指肠壁内血肿增大后，可引起十二指肠不全或完全性梗阻。在十二指肠乳头附近者还可同时引起胆管梗阻。患者出现腹痛、频繁恶心、呕吐、胃扩张、胃内容物潴留等高位肠梗阻症状，有时伴有不同程度的黄疸。

若为十二指肠前壁破裂（腹膜内），大量含酶消化液流入腹腔，具有强烈的刺激性。临床表现为急性上腹痛，很快扩散至全腹，呈弥漫性腹膜炎症状。查体时腹式呼吸减弱或消失，全腹均有压痛、反跳痛、腹肌紧张，可呈板状腹，肝浊音界缩小或消失，肠鸣音减弱或消失。腹部X线平片可见膈下游离气体。腹穿可抽出消化液、胆汁或肠内容物。

十二指肠腹膜后破裂更为常见。由于破口位于腹膜后，十二指肠内容物在腹膜后弥漫扩散，患者表现为上腹疼痛，但腹膜刺激征不明显。随着时间推移，可出现右侧腰背部疼痛和压痛，并向肩部及会阴部放射。也可由于气体在腹膜后疏松间隙内弥散，出现全身多处皮下气肿，少数患者在直肠指检时可因气体弥散至盆腔腹膜后而有捻发感。患者可有不同程度的发热、恶心呕吐，呕吐物也可呈血性。X片、

B超等可提示腹膜后积气、积液。如果诊治不及时，可出现腹膜后严重感染、水、电解质酸碱平衡紊乱、重度营养不良等，甚至休克、多器官功能衰竭。

3. 诊断

开放性十二指肠损伤根据损伤原因、伤道、流出液的性状（含十二指肠液、胆汁）等诊断相对容易。闭合性十二指肠损伤若为腹腔内破裂，表现类似消化性溃疡急性穿孔，有明显的腹膜刺激征，一般也不致延误诊断。然而，闭合性十二指肠损伤大多为腹膜后破裂，缺乏典型的症状和体征，术前确诊率很低。Cogbill等报道术前确诊率仅为10%，即使是剖腹探查时，漏诊率也可高达5%～30%。常见的误漏诊原因包括：①解剖学因素：十二指肠破口位于腹膜后，肠道内容物进入腹膜后疏松结缔组织，症状、体征不典型。②常并发胰腺、肝脏、肾、结肠等脏器损伤，易掩盖或与十二指肠损伤的症状、体征相混淆。③临床医生经验不足、缺乏警惕性，满足于已发现的其他损伤部位，忽视了对十二指肠各段的详细探查。

术前出现以下情况时应考虑有十二指肠损伤可能：①上腹部、下胸部或腰背部的严重钝性损伤、冲击伤后出现腹膜刺激征者。②上腹部钝性损伤后数小时有腹痛加重，呕吐血性液体，右腰大肌部位有疼痛及压痛，并向会阴、睾丸和肩部放射。③右腰背部皮下气肿的患者。④上腹外伤后不明原因的、逐渐加重的高位消化道梗阻。⑤直肠指检时骶骨前有触痛或捻发感。⑥腹穿液中含有胆汁或肠内容物。⑦腹部X线平片、CT、MRI等发现膈下游离气体、右腰大肌阴影模糊或右肾周积气、积液。⑧B超提示十二指肠周围血肿、积气或积液。⑨口服泛影葡胺见十二指肠处有造影剂外溢。

十二指肠损伤的严重程度和预后与穿孔部位、大小、病程长短、就诊早晚等有关，早期诊断能显著降低并发症的发生率和患者死亡率。对术前高度怀疑十二指肠损伤者，应积极行剖腹探查术。剖腹探查既是治疗手段，也是最可靠的诊断方法。全面、细致、有序的探查可大大减少十二指肠损伤漏诊的机会。在术中若发现以下情况时应仔细探查十二指肠有无损伤：①十二指肠周围后腹膜有胆汁染色者。②经胃管注入空气或亚甲蓝稀释液100 mL，腹膜后有气体积聚或亚甲蓝染色者。③后腹膜肿胀、积气、积液，有捻发感或后腹膜血肿。④腹膜后穿刺抽出肠内容物、胆汁等。⑤后腹膜右侧结肠系膜水肿、瘀血、脂肪坏死或后腹膜蜂窝织炎。⑥腹腔内有胆汁积聚。⑦十二指肠壁严重肿胀、瘀斑或坏死。

部分十二指肠Ⅰ级损伤的患者可暂行保守治疗，但要密切观察腹部体征的变化，警惕发生十二指肠迟发性破裂。

4. 治疗

十二指肠损伤的治疗较为复杂和棘手。治疗时应根据受伤的原因、部位、时间、程度分级和患者的全身情况等综合评估，因人而异，遵循个体化的治疗原则，选择最合适的手术治疗方式。由于十二指肠损伤的术前确诊率很低，不少患者就诊时已发生严重的腹膜后感染、内环境紊乱、血流动力学不稳定，甚至出现休克。术前处理应加强抗感染治疗，纠正水、电解质及酸碱平衡紊乱，纠正休克，维持血流动力学稳定，改善营养状况，以提高患者的手术耐受性。

术中探查时应充分显露全部十二指肠，避免遗漏十二指肠的多发性损伤。刀刺伤可引起十二指肠贯通伤，应注意对十二指肠后壁的检查，特别是比较细小的破口，术中极易漏诊。为防止漏诊，术中按照一定的顺序探查十二指肠各段是很重要的。可先作Kocher切口，切开十二指肠降段外侧的侧腹膜，将降段后方充分游离至下腔静脉处并翻向内侧，检查十二指肠第1、2段后壁；游离横结肠及肝曲，切断胃结肠韧带以显露十二指肠下曲和第3段；提起横结肠及其系膜，沿根部切开后腹膜，切断屈氏韧带，显露十二指肠第4段。

十二指肠损伤的治疗原则是彻底清创、妥善修补和通畅引流。在此原则指导下，具体术式多种多样。国内秦新裕等提出根据损伤部位、Lucas分型和就诊时间决定手术方式，颇为合理。其具体手术方式选择见表5-1。

表 5-1　十二指肠损伤的手术方式

损伤部位	Lucas 分型	病情	术式
D1~4	Ⅰ	单纯肠壁挫伤、大血肿	肠壁血肿清除加修补术
D1~4	Ⅱ、Ⅲ	肠破口小于 1/3 肠径，伤后至手术时间小于 12 h	清创加单纯缝合加胃、十二指肠减压
D2~4	Ⅱ、Ⅲ	肠破口小于 1/3 肠径，伤后至手术时间小于 12 h	扩创加缝合、修补术加三造瘘术
D2~4	Ⅱ、Ⅲ	肠壁缺损大，伤后至手术时间小于 12 h	扩创加吻合加胃、肠带蒂肌瓣修补加三造瘘术或 Roux-Y 吻合术或 Graham 手术
D2、D3	Ⅱ、Ⅲ	肠破、断裂、缺损，伤后至手术时间大于 12 h，或伤后肠水肿严重，或首次术后发生十二指肠	清创术加修补加 Roux-Y 术或 Berne 手术或三造瘘术
D2	Ⅲ	十二指肠毁损，但后壁乳头部周围良好	95% 十二指肠切除术或 Berne 手术
D2	Ⅳ	十二指肠毁损、胰头断裂或乳头部毁损严重	胰十二指肠切除术（保留幽门）

注：D1~4：十二指肠各段；Berne 手术：十二指肠憩室化。

Graham 手术：暂时性十二指肠憩室化手术在治疗过程中应注意以下几点：

（1）在行局部缺损缝合修补时，必须做到无张力对拢缝合。修补处肠壁应保证有良好的血供，否则术后极易发生十二指肠漏。

（2）必须做到充分的十二指肠减压，降低肠腔内压力，并在破口修补处和吻合口附近放置有效的腹腔引流，防止腹腔内积液、感染，促进修补处和吻合口愈合，减少十二指肠漏的发生。十二指肠漏是极其严重的并发症，一旦发生，处理上相当困难，死亡率极高。

（3）术后应加强抗感染药物治疗、肠内外营养支持治疗。有报道联合应用生长抑素和生长激素可抑制胆汁、胰液、肠液的分泌，促进蛋白质合成，明显提高十二指肠损伤的治愈率，降低死亡率。

（4）十二指肠损伤后的最佳手术时间是在伤后 6~8 h 内，随着时间延长，并发症发生率和病死率均明显上升。因此，改善十二指肠损伤预后的关键在于早诊断、早治疗。外科医师应强化对此病的认识，提高警惕性，尽量减少误诊、漏诊率。

第四节　胃扭转

各种原因引起的胃沿其纵轴（贲门与幽门的连线）或横轴（胃大弯和小弯中点的连线）扭转，称胃扭转。胃扭转不常见，其急性型发展迅速，诊断不易，常延误治疗，而其慢性型的症状不典型，也不易及时发现。

一、病因

新生儿胃扭转是一种先天性畸形，可能与小肠旋转不良有关，使胃脾韧带或胃结肠韧带松弛而致胃固定不良。多数可随婴儿生长发育而自行矫正。

成人胃扭转多数存在解剖学因素，在不同的诱因激发下而致病。胃的正常位置主要依靠食管下端和幽门部的固定，肝胃韧带、胃结肠韧带和胃脾韧带也对胃大、小弯起到一定的固定作用。较大的食管裂孔疝、膈疝、膈膨出以及十二指肠降段外侧腹膜过度松弛，使食管裂孔处的食管下端和幽门部不易固定。此外，胃下垂和胃大、小弯侧的韧带松弛或过长等，均是胃扭转发病的解剖学因素。

急性胃扩张、急性结肠胀气、暴饮暴食、剧烈呕吐和胃的逆蠕动等可以成为胃的位置突然改变的动力，故常是促发急性型胃扭转的诱因。胃周围的炎症和粘连可牵扯胃壁而使其固定于不正常位置而出现扭转，这些病变常是促发慢性型胃扭转的诱因。

二、分型

1. 按起病的缓慢及其临床表现

可分为急性和慢性两型。急性胃扭转具有急腹症的临床表现，而慢性胃扭转的病程较长，症状反复发作。

2. 根据扭转的范围

可分为胃全部扭转和部分扭转。前者是指除与横膈相贴的胃底部分外整个胃向前向上的扭转。由于胃贲门部具有相对的固定性，胃全部扭转很少超过180°。部分胃扭转是指胃的一个部分发生扭转，通常是胃幽门部，偶可扭转360°。

3. 按扭转的轴心

胃扭转可分为下列两型。

（1）系膜轴扭转型：是最常见的类型，胃随着胃大、小弯中点连线的轴心（横轴）发生旋转。多数是幽门沿顺时针方向向上向前向左旋转，有时幽门可达贲门水平。胃的前壁自行折起而后壁则被扭向前。幽门管可因此发生阻塞，贲门也可以有梗阻。右侧结肠常被拉起扭转到左上腹，形成一个急性扭曲而发生梗阻。在少数情况下，胃底部沿逆时针方向向下向右旋转。但较多的胃系膜轴扭转是慢性和部分型的。

（2）器官轴扭转：是少见的类型。胃体沿着贲门幽门连线的轴心（纵轴）发生旋转。多数是向前扭转，即胃大弯向上向前扭转，使胃的后壁由下向上翻转到前面，但偶尔也有相反方向的向后扭转。贲门和胃底部的位置基本上无变化。

三、临床表现

急性胃扭转起病较突然，发展迅速，其临床表现与溃疡病急性穿孔、急性胰腺炎、急性肠梗阻等急腹症颇为相似，与急性胃扩张有时不易鉴别。起病时均有骤发的上腹部疼痛，程度剧烈，并牵涉至背部。常伴频繁呕吐和嗳气，呕吐物中不含胆汁。如为胃近端梗阻，则为干呕。此时拟放置胃肠减压管，常不能插入胃内。体检见上腹膨胀而下腹平坦，腹壁柔软，肠鸣音正常。如扭转程度完全，梗阻部位在胃近端，则有上述上腹局限性膨胀、干呕和胃管不能插入的典型表现。如扭转程度较轻，临床表现很不典型。在一组25例急性胃扩张的研究中提示下列三种X线表现有重要诊断意义：①胃位于胸腔而腹部体征轻微。②胸片发现在下胸部或上腹部有充满气体的内脏，尤其是伴有大的食管裂孔疝时。③上消化道稀钡或碘水造影可见扭转处发生梗阻。

慢性胃扭转多系不完全性质，若无梗阻，可无明显症状，或其症状较为轻微，类似溃疡病或慢性胆囊炎等慢性病变。腹胀、恶心、呕吐，进食后加重，服制酸药物疼痛不能缓解，以间断发作为特征。部分因贲门扭转而狭窄，患者可出现吞咽困难，或因扭转部位黏膜损伤而出现呕血及黑便等。部分患者可无任何症状，偶在胃镜、胃肠钡餐检查或腹部手术而被发现。

四、辅助检查

1. 放置胃管受阻

完全性胃扭转时，放置胃管受阻或无法置入胃内。

2. 上消化道内镜检查

纤维或电子胃镜进镜受阻，胃内解剖关系异常，胃体进镜途径扭曲，有时胃镜下充气可使胃扭转复位。

3. 腹部X线检查

完全性胃扭转时，腹部透视或腹部X线平片可见左上腹有充满气体和液体的胃泡影，左侧膈肌抬高。胃肠钡餐检查是重要的诊断方法。系膜轴扭转型的X线表现为双峰形胃腔，即胃腔有两个液平面，幽门和贲门处在相近平面。器官轴扭转型的X线表现有胃大小弯倒置、胃底液平面不与胃体相连、胃体扭曲变形、大小弯方向倒置、大弯在小弯之上、幽门和十二指肠球部向下、胃黏膜纹理呈扭曲走行等。

五、诊断

急性胃扭转依据 Brochardt 三联症（即早期呕吐，随后干呕；上腹膨隆，下腹平坦；不能置入胃管）和 X 线钡剂造影可确诊。慢性胃扭转可依据临床表现、胃镜和 X 线钡剂造影确诊。

六、治疗

急性胃扭转必须施行手术治疗，否则胃壁血液循环可受到障碍而发生坏死。急性胃扭转患者一般病情重，多伴有休克、电解质紊乱或酸碱平衡失调，应及时进行全身支持治疗，纠正上述病理生理改变，待全身症状改善后，尽早手术；如能成功地插入胃管，吸出胃内气体和液体，待急性症状缓解和进一步检查后再考虑手术治疗。在剖开腹腔时，首先看到的大都是横结肠系膜及后面绷紧的胃后壁。由于解剖关系的紊乱以及膨胀的胃壁，外科医师常不易认清其病变情况。此时宜通过胃壁的穿刺将胃内积气和积液抽尽，缝合穿刺处，再进行探查。在胃体复位以后，根据所发现的病理变化，如膈疝、食管裂孔疝、肿瘤、粘连带等，予以切除或修补等处理。如未能找到有关的病因和病理机制者，可行胃固定术，即将脾下极至胃幽门处的胃结肠韧带和胃脾韧带致密地缝到前腹壁腹膜上，以防扭转再度复发。

部分胃扭转伴有溃疡或葫芦形胃等病变者，可行胃部分切除术，病因处理极为重要。近年有报道对不适宜手术的患者行经皮内镜导引下置入胃造瘘管，甚至置入两根胃造瘘管以增加固定点，待胃与腹前壁粘连完全后再予拔除。也可应用腹腔镜手术纠正由食管裂孔疝引起的器官轴扭转。

第五节 胃泌素瘤

胃泌素瘤是一种比较少见的疾病，在胰腺内分泌肿瘤中其发生率仅次于胰岛素瘤。1955 年 Zollinger 和 Ellison 两人首先报道了两例表现为高胃酸分泌、顽固消化性溃疡和胰腺内非 β 细胞瘤的患者，以后人们把具有这种三联症特点的疾病称为卓-艾综合征（Zollinger-Ellison syndrome）。卓-艾综合征患者的症状多是由于胰岛 G 细胞肿瘤组织分泌大量的促胃液素引起，因此卓-艾综合征也称为胃泌素瘤（gastrinoma）。但胃窦的 G 细胞增生临床表现与胃泌素瘤相同，却无胃泌素瘤的存在，因此将胃窦的 G 细胞增生称为卓-艾综合征 I 型，而将胃泌素瘤称为卓-艾综合征 II 型。

胃泌素瘤除可发生在胰腺内，也可见于胰外部位，如十二指肠、胃、空肠、肝、脾门等。据统计有 90% 左右的胃泌素瘤发生在胃泌素瘤三角区（gastrinoma triangle）。该三角区是指上起自胆囊管和胆总管，下至十二指肠第三部，内至胰腺颈体交界处。胰内的胃泌素瘤往往是单发的，直径一般为 0.6~2 cm，但亦有较大肿瘤，且多数为恶性肿瘤。十二指肠及胃的胃泌素瘤有 50% 左右是多发性的，直径为 2~6 mm，散在于黏膜之下，呈小结节样，因而内镜检查难以发现，甚至有时剖腹探查亦难发现。

一、临床表现

1. 消化性溃疡

胃泌素瘤患者的主要症状是消化性溃疡，其发生率在 90% 以上。与普通的溃疡病相比，其症状较重，腹痛持续时间长，对抗溃疡药物治疗的反应差，易于复发，易于发生出血、穿孔等并发症。溃疡可以是单发的、中等大小，亦可以是多发的，有时为大于 2 cm 直径的大溃疡。

2. 腹泻

近 20% 的病例以腹泻为首发症状，有少数患者只有腹泻而无溃疡病症状。引起腹泻的主要原因是大量胃液进入肠道超过小肠吸收的能力，肠黏膜受到盐酸的直接侵蚀，同时在酸性的环境中胃蛋白酶活性增强，这些都能使黏膜受损并影响小肠的吸收功能，导致水泻。高酸状态下还可导致脂肪酶失活，发生脂肪泻。

3. 贫血

由于长期脂肪消化和吸收不良，影响到各种脂溶性维生素的摄入，且内因子在强酸的作用下失活而

干扰了其与维生素 B_{12} 的结合，从而妨碍肠道对维生素 B_{12} 的吸收，使患者出现贫血。

4. 并发 MEN

Ⅰ型的临床表现 20% 左右的胃泌素瘤患者可能是多发性内分泌腺瘤（multiple endocrine)(neoplasia，MEN）Ⅰ型的组成部分，所以除了有消化性溃疡的症状外，尚会伴有其他内分泌肿瘤的相应症状。最常见的为甲状旁腺腺瘤或增生，伴有甲状旁腺功能亢进的症状，如骨骼疼痛、病理骨折等。

二、诊断

临床上有下列表现的患者应考虑胃泌素瘤可能：①上消化道巨大、多发而难治的溃疡。②溃疡位于十二指肠球后或空肠上段。③外科治疗后溃疡很快复发或出现并发症。④伴不明原因的水样泻或脂肪泻。⑤有甲状旁腺瘤或垂体瘤。⑥有明确的内分泌肿瘤或溃疡病家族史。下列检查有助于明确诊断。

1. 胃液分泌测定

70%～90% 的胃泌素瘤患者的基础胃酸（BAO）超过 15 mmol/h，有的患者可高达 150 mmol/h，但也有 12% 的普通溃疡病患者的 BAO 可超过 150 mmol/h 的。胃泌素瘤患者的最大胃酸排出量（MAO）一般大于 60 mmol/h，但增高的幅度不如正常人或普通的溃疡患者大，正常人或普通消化性溃疡患者的 BAO/MAO 之比值常小于 0.6，而胃泌素瘤患者的比值常大于 0.6。

2. 血清促胃液素测定

测定血清促胃液素的水平是诊断胃泌素瘤的直接依据。正常人或普通溃疡患者空腹促胃液素一般在 100 pg/mL 以下，而胃泌素瘤患者促胃液素水平升高至 100～1 000 pg/mL，但需多次测定。

对有些疑为胃泌素瘤而血清促胃液素水平升高不显著，临床上又难以确定诊断的患者，除了重复促胃液素水平测定外，还应进行激发试验，如促胰液素激发试验、钙刺激试验等。

胃泌素瘤诊断明确后，还应对肿瘤进行明确定位。由于肿瘤定位与外科治疗密切相关，该项内容将在外科治疗部分阐明。

三、治疗

胃泌素瘤的治疗观点和治疗方法都在不断地进展，治疗效果逐渐提高。全胃切除术在以往被认为是一个有效的方法而得到广泛的应用，患者可带瘤生存多年而无任何症状，但最后仍因肿瘤转移而死亡。随着 H_2 受体拮抗剂、质子泵抑制剂等制酸药物的出现，已有逐渐取代了全胃切除而作为首选的趋势。

1. 外科治疗

手术切除肿瘤是唯一能彻底治疗患者的方法，因此为了使患者能获得根治的机会，必须对每例胃泌素瘤患者进行仔细的肿瘤定位检查。术前 B 超、CT、选择性血管造影等影像学检查对直径 1 cm 以上的肿瘤定位意义较大。经皮肝穿门静脉置管（PTPC）分段取门脾静脉血测定促胃液素含量对胃泌素瘤的定位有较大的帮助。静脉插管动脉刺激试验（ASVS）是选择性地动脉插管到胃十二指肠动脉、脾动脉、肠系膜上动脉、肝动脉等，分别注射促胰液素后，由肝静脉取血测定促胃液素含量，当该分支动脉供血区有肿瘤存在时，静脉血中促胃液素含量就明显增高，根据此峰值可以推断出肿瘤的位置。鉴于后两者为有创性检查，其最终效果尚难定论，需积累更多的临床资料。对于诊断明确但不能清楚术前定位的患者，在无手术禁忌的情况下，可作剖腹探查，结合术中定位以期发现肿瘤而给予根治。

手术时无论术前肿瘤是否已定位都需仔细探查全腹腔，自胰腺、胃、十二指肠、系膜根部及后腹膜、肝脏、小肠、盆腔、卵巢等，特别应注意胃泌素瘤三角区。对大于 2 cm 直径的胰腺内肿瘤不难发现，而对胰腺组织内的小肿瘤需反复仔细扪诊，对可疑的在胰腺表面小结节可切除做病理检查，对深在的可采用细针穿刺做细胞学检查。如配合术中 B 超可提高胰腺内肿瘤发现率。要注意的是不满足于发现一个肿瘤，需反复探查，特别是在 PTPC 或 ASVS 检查有峰值的部位。对胰腺外胃泌素瘤有的学者主张切开十二指肠，将黏膜外翻后仔细检查，也有主张常规地应用内镜透照胃及十二指肠壁以仔细寻找肿瘤。

位于胰头钩部或胰体部的 2 cm 直径左右的胃泌素瘤，往往有完整的包膜，可将肿瘤完整摘除。位于十二指肠、胃或空肠黏膜下的单个肿瘤，也宜施行摘除术，但应将肿瘤周围的全层肠壁、胃壁切除。

如肿瘤位于胰体尾部，小的可摘除，较大的可行胰尾切除，位于胰体部大于 2 cm 直径的肿瘤，摘除术易于伤及大的胰管，以胰体尾切除为好。位于胰头的较大、深在而无包膜的胃泌素瘤，往往是恶性的多，如未发现有明确的远处转移，或转移灶可以较彻底地切除，应考虑行 Whipple 手术。

对已有广泛转移的恶性胃泌素瘤进行姑息手术治疗。原则上应尽可能地切除病灶，包括原发肿瘤和转移瘤，肝转移者若条件允许，可作肝不规则切除或肝叶切除。切除大部分肿瘤对提高以后的化疗效果有利。

全胃切除以往被认为是有效的方法而得到广泛应用，在已有强有力的制酸药物的今天，全胃切除的适应证已明显减少，只有在无法找到肿瘤或已广泛转移手术无法切除的恶性胃泌素瘤，并对质子泵抑制剂治疗反应不佳的患者才适合选用。

选择性迷走神经切断术可使胃酸分量减少，并使患者制酸药物的用量降低，适用于在肿瘤不能定位，无法切除而患者术前需要大剂量的制酸药物时，为了减少用药量而选用的一种辅助性手术。

2. 内科治疗

胃泌素瘤的临床症状和并发症皆由于高胃酸分泌引起，药物治疗的目的是抑制胃酸分泌，从而控制和改善临床症状。H_2 受体拮抗剂治疗胃泌素瘤有很好的临床效果，使溃疡迅速愈合，但需长期服药，而其剂量往往因人而异。质子泵抑制剂作用于壁细胞泌酸过程中的最终环节所必需的 $H^+ - K^+ - ATP$ 酶，是最强效和长效的抗酸药物，多数学者认为其是治疗胃泌素瘤患者的首选药物。生长抑素衍生物能降低患者的胃酸和使血清促胃液素水平下降，增添了治疗胃泌素瘤的手段。

3. 伴 MEN I 型胃泌素瘤的治疗

多数 MEN I 型胃泌素瘤患者伴有甲状旁腺功能亢进症，应先行甲状旁腺切除。术后血钙正常者多数的 BAO、MAO 和血清促胃液素均下降，H_2 受体拮抗剂用量可减少。如果仅切除胃泌素瘤而不纠正甲状旁腺功能亢进，胃酸分泌不见减少。

4. 恶性胃泌素瘤的化疗

对已失去了手术切除机会的晚期恶性胰岛素瘤患者除了应用抗酸类药物抑制高酸分泌所引起的各种症状，改善患者的生活质量外，还可应用化疗药物，常用的药物是链佐星、多柔比星和氟尿嘧啶联用。但对化疗的治疗效果各家报道差异较大。

第六节　急性胃扩张

一、概述

急性胃扩张是指短期内由于大量气体和液体积聚，胃和十二指肠上段的高度扩张而致的一种综合征。通常为某些内外科疾病或麻醉手术的严重并发症。

二、病因学

某些器质性疾病和功能性因素均可并发急性胃扩张，常见的病因归纳为三类。

(一) 外科手术

创伤、麻醉和外科手术，尤其是腹腔、盆腔手术及迷走神经切断术，均可直接刺激躯体或内脏神经，引起胃的自主神经功能失调，胃壁的反射性抑制，造成胃平滑肌弛缓，进而形成扩张。麻醉时气管插管，术后给氧和胃管鼻饲，亦可使大量气体进入胃内，形成扩张。

(二) 疾病状态

胃扭转、嵌顿性食管裂孔疝以及各种原因所致的十二指肠壅积症、十二指肠肿瘤、异物等均可引起胃潴留和急性胃扩张；幽门附近的病变，如脊柱畸形、环状胰腺、胰癌等偶可压迫胃的输出道引起急性胃扩张；躯体部上石膏套后 1～2 d 引起的所谓"石膏套综合征"，可能是脊柱伸展过度，十二指肠受肠系膜上动脉压迫的结果；情绪紧张、精神抑郁、营养不良均可引起自主神经功能紊乱，使胃的张力减低和排空延迟；糖尿病神经病变、抗胆碱能药物的应用；水、电解质代谢失调、严重感染（如败血症）均可影响胃的张力和胃的排空，导致急性胃扩张。

（三）各种外伤产生的应激状态

尤其是上腹部挫伤或严重复合伤，其发生与腹腔神经丛受强烈刺激有关。

（四）其他

短时间内进食过多也是偶见原因。

三、病理生理

当胃扩张到一定程度时，胃壁肌肉张力减弱，使食管与贲门、胃与十二指肠交界处形成锐角，阻碍胃内容物的排出，膨大的胃可压迫十二指肠，并将系膜及小肠挤向盆腔。因此，牵张系膜上动脉而压迫十二指肠，造成幽门远端的梗阻。唾液、胃、十二指肠液和胰液、肠液的分泌亢进，均可使大量液体积聚于胃内，加重胃扩张。扩张的胃还可以机械地压迫门静脉，使血液淤滞于腹腔内脏，亦可压迫下腔静脉，使回心血量减少，最后可导致周围循环衰竭。由于大量呕吐、禁食和胃肠减压引流，可引起水和电解质紊乱。

四、临床表现

大多起病缓慢，迷走神经切断术者常于术后第2周开始进流质饮食后发病。主要症状有腹胀、上腹或脐周隐痛，恶心和持续性呕吐。呕吐物为浑浊的棕绿色或咖啡色液体，呕吐后症状并不减轻。随着病情的加重，全身情况进行性恶化，严重者可出现脱水、碱中毒，并表现为烦躁不安、呼吸急促、手足抽搐、血压下降和休克。突出的体征为上腹膨胀，可见毫无蠕动的胃轮廓，局部有压痛，叩诊过度回响，有振水音。脐右偏上出现局限性包块，外观隆起，触之光滑而有弹性、轻压痛，其右下边界较清，此为极度扩张的胃窦，称"巨胃窦症"，乃是急性胃扩张特有的重要体征，可作为临床诊断的有力佐证。

本病可因胃壁坏死发生急性胃穿孔和急性腹膜炎。

五、诊断

根据病史、体征，结合实验室检查和腹部X线征象，诊断一般不难。手术后发生的胃扩张常因症状不典型而与术后一般胃肠症状相混淆造成误诊。此外，应和肠梗阻、肠麻痹鉴别，肠梗阻和肠麻痹主要累及小肠，腹胀以腹中部明显，胃内不会有大量积液和积气，抽空胃内容物后患者也不会有多大好处，X线平片可见多个阶梯状液平。

实验室检查可发现血液浓缩、低血钾、低血氯和碱中毒。立位腹部X线片可见左上腹巨大液平面和充满腹腔的特大胃影及左膈肌抬高。

六、治疗

暂时禁食，放置胃管持续胃肠减压，纠正脱水、电解质紊乱和酸碱代谢平衡失调。低血钾常因血浓缩而被掩盖，应予注意。病情好转24 h后，可于胃管内注入少量液体，如无潴留，即可开始少量进食。如无好转则应手术。过度饱餐所致者，胃管难以吸出胃内容物残渣或有十二指肠梗阻及已产生并发症者亦应手术治疗。手术方式一般以简单有效为原则，如单纯胃切开减压、胃修补及胃造口术等。胃壁坏死常发生于贲门下及胃底近贲门处，由于坏死区周围炎症水肿及组织菲薄，局部组织移动性较差，对较大片坏死的病例，修补或造口是徒劳无益的，宜采用近侧胃部分切除加胃食管吻合术为妥。

七、并发症

急性胃扩张可因胃壁坏死发生急性胃穿孔和急性腹膜炎。

当胃扩张到一定程度时，胃壁肌肉张力减弱，使食管与贲门、胃与十二指肠交界处形成锐角，阻碍胃内容物的排出，膨大的胃可压迫十二指肠，并将系膜及小肠挤向盆腔。因此，牵张系膜上动脉而压迫十二指肠，造成幽门远端的梗阻，唾液、胃、十二指肠液和胰液、肠液的分泌亢进，均可使大量液体积聚于胃内，加重胃扩张。扩张的胃还可以机械地压迫门静脉，使血液淤滞于腹腔内脏，亦可压迫下腔静脉，使回心血量减少，最后可导致周围循环衰竭。由于大量呕吐、禁食和胃肠减压引流，可引起水和电解质紊乱。

八、预后

近代外科在腹部大手术后多放置胃管，术后多变换体位，注意水、电解质及酸碱平衡，急性胃扩张发生率及死亡率已大为降低。

第七节　溃疡性幽门梗阻

一、概述

溃疡发生于幽门部或十二指肠球部，容易造成幽门梗阻。有暂时性和永久性两种同时存在。约有10%的溃疡患者并发幽门梗阻。梗阻初期，胃内容物排出发生困难，引起反射性胃蠕动增强，到了晚期，代偿功能不足，肌肉萎缩，蠕动极度微弱，胃形成扩张状态。

二、病理分型及病理生理

（一）溃疡病并发幽门梗阻分型

（1）痉挛性梗阻：幽门附近溃疡，刺激幽门括约肌反射性痉挛所致。
（2）炎症水肿性梗阻：幽门区溃疡本身炎症水肿。
（3）瘢痕性梗阻：瘢痕胼胝硬结，溃疡愈后瘢痕挛缩。
（4）粘连性梗阻：溃疡炎症或穿孔后引起粘连或牵拉。
前两种梗阻是暂时性或是反复发作，后两种梗阻是永久性，必须施手术治疗。

（二）病理生理

梗阻初期，为了克服梗阻，胃蠕动加强，胃壁肌肉呈相对地肥厚，胃轻度扩张。到梗阻晚期代偿功能减退，胃蠕动减弱，胃壁松弛。因而胃扩张明显。长期有大量胃内容物潴留，黏膜受到刺激，而发生慢性炎症，又将加重梗阻，因而形成恶性循环。由于长期不能进食，反而经常发生呕吐，造成水电解质失调和严重的营养不良。大量氢离子和氯离子随胃液吐出，血液中氯离子降低；碳酸氢根离子增加，造成代谢性碱中毒。钾除呕吐丢失外，随尿大量排出，可以出现低血钾。因此，低钾低氯性碱中毒是幽门梗阻患者中较为多见。

三、临床表现

（1）呕吐：呕吐是幽门梗阻的突出症状，其特点是：呕吐多发生在下午或晚上，呕吐量大，一次可达1L以上，呕吐物为郁积的食物，伴有酸臭味，不含胆汁。呕吐后感觉腹部舒服，因此患者常自己诱发呕吐，以缓解症状。
（2）胃蠕动波：腹部可隆起的胃型，有时见到胃蠕动波，蠕动起自左肋弓下，行向右腹，甚至向相反方向蠕动。
（3）振水音：扩张内容物多，用手叩击上腹时，可闻及振水音。
（4）其他：尿少、便秘、脱水、消瘦，严重时呈现恶病质。口服钡剂后，钡剂难以通过幽门。胃扩张、蠕动弱、有大量空腹潴留液，钡剂下沉，出现气、液、钡三层现象。

四、诊断

有长期溃疡病史的患者和典型的胃潴留及呕吐症状，必要时进行X线或胃镜检查，诊断不致困难。需要与下列疾病相鉴别。

（1）活动期溃疡所致幽门痉挛和水肿有溃疡病疼痛症状，梗阻为间歇性，呕吐虽然很剧烈，但胃无扩张现象，呕吐物不含宿食。经内科治疗梗阻和疼痛症状可缓解或减轻。

（2）胃癌所致的幽门梗阻病程较短，胃扩张程度较轻，胃蠕动波少见。晚期上腹可触及包块。X线钡剂检查可见胃窦部充盈缺损，胃镜取活检能确诊。

（3）十二指肠球部以下的梗阻性病变如十二指肠肿瘤、环状胰腺、十二指淤滞症均可引起十二指肠梗阻，伴呕吐，胃扩张和潴留，但其呕吐物多含有胆汁。X线钡剂或内镜检查可确定梗阻性质和部位。

五、治疗

（一）非手术疗法

幽门痉挛或炎症水肿所致梗阻，应以非手术治疗。方法是：胃肠减压，保持水电解质平衡及全身支持治疗。

（二）手术疗法

幽门梗阻和非手术治疗无效的幽门梗阻应视为手术适应证。手术的目的是解除梗阻，使食物和胃液能进入小肠，从而改善全身状况。常用的手术方法如下。

1. 胃空肠吻合术

方法简单，近期效果好，死亡率低，但由于术后吻合溃疡发生率很高，故现在很少采用。对于老年体弱，低胃酸及全身情况极差的患者仍可考虑选用。

2. 胃大部切除术

患者一般情况好，在我国为最常用的术式。

3. 迷走神经切断术

迷走神经切断加胃窦部切除术或迷走神经切断加胃引流术，对青年患者较适宜。

4. 高选择性迷走神经切断术

近年有报道高选择性迷走神经切除及幽门扩张术，取得满意效果。

幽门梗阻患者术前要做好充分准备。术前2～3d行胃肠减压，每日用温盐水洗胃，减少胃组织水肿。输血、输液及改善营养，纠正水电解质紊乱。

第八节　急性胃黏膜病变

一、病因

（一）药物

多种药物，常见的有非甾醇类抗感染药如阿司匹林、吲哚美辛、保泰松等以及肾上腺皮质激素类。阿司匹林在酸性环境中呈非离子型及相对脂溶性，能破坏胃黏膜上皮细胞的脂蛋白层，削弱黏膜屏障引起氢离子逆渗至黏膜内，引起炎症渗出、水肿、糜烂、出血或浅溃疡。其他药物如洋地黄、抗生素、钾盐、咖啡因等亦可引起本病。

（二）酒精（乙醇）中毒

也是本病常见的原因。大量酗酒后引起急性胃黏膜糜烂、出血。

二、临床表现

上消化道出血是其最突出的症状，可表现为呕血或黑粪，其特点是：①有服用有关药物、酗酒或可导致应激状态的疾病史。②起病骤然，突然呕血、黑粪。可出现在应激性病变之后数小时或数日。③出血量多，可呈间歇性、反复多次，常导致出血性休克。起病时也可伴上腹部不适、烧灼感、疼痛、恶心、呕吐及反酸等症状。

三、诊断

（1）X线钡剂检查常阴性。

（2）急性纤维内镜检查（24～48 h进行），可见胃黏膜局限性或广泛性点片状出血，呈簇状分布，多发性糜烂、浅溃疡。好发于胃体底部，单纯累及胃窦者少见，病变常在48 h以后很快消失，不留瘢痕。

四、鉴别诊断

（1）急性腐蚀性胃炎：有服强酸（硫酸、盐酸、硝酸）、强碱（氢氧化钠、氢氧化钾）或来苏水等病史。服后引起消化道灼伤、出现口腔、咽喉、胸骨后及上腹部剧烈疼痛，伴有咽疼痛，咽下困难，频繁恶心、呕吐。严重者可呕血，呕出带血的黏膜腐片，可发生虚脱、休克或引起食管、胃穿孔的症状，口腔、咽喉可出现接触处的炎症，充血、水肿、糜烂、坏死黏膜剥脱、溃疡或可见到黑色、白色痂。

（2）急性阑尾炎：本病早期可出现上腹痛、恶心、呕吐，但随着病情的进展，疼痛逐渐转向右下腹，且有固定的压痛及反跳痛，多伴有发热、白细胞增高、中性白细胞明显增多。

（3）胆囊炎、胆石症：有反复发作的腹痛、常以右上腹为主，可放射至右肩、背部。查体时注意巩膜、皮肤黄疸。右上腹压痛、墨菲征阳性，或可触到肿大的胆囊。血胆红素定量、尿三胆检测有助于诊断。

（4）其他：大叶性肺炎、心肌梗死等发病初期可有不同程度的腹痛、恶心、呕吐。如详细询问病史、体格检查及必要的辅助检查，不难鉴别。

五、治疗

（一）一般治疗

祛除病因，积极治疗引起应激状态的原发病，卧床休息，流质饮食，必要时禁食。

（二）补充血容量

5%葡萄糖盐水静脉滴注，必要时输血。

（三）止血

口服止血药如白药、三七粉或经胃管吸出酸性胃液，用去甲肾上腺素8 mg加入100 mL冷盐水中。每2～4 h次1次。亦可在胃镜下止血，喷洒止血药（如孟氏溶液、白药等）或电凝止血、激光止血、微波止血。

（四）抑制胃酸分泌

西咪替丁200 mg，每日4次或每日800～1 200 mg分次静脉滴注，雷尼替丁（呋喃硝胺）150 mg，每日2次或静脉滴注。

近来有用硫糖铝或前列腺素E_2，亦获得良好效果。

第六章 肝胆、胰腺、脾脏疾病

第一节 肝胆外科常用诊疗方法

一、常用操作技术

（一）胆管造影

1. 方法步骤

（1）口服胆囊造影：摄胆囊区片，若显影可口服脂肪餐，0.5～1h后再摄片，观察胆囊收缩功能，有无充盈缺损。

（2）静脉胆管造影：静脉缓慢注入造影剂后30 min摄片观察。

2. 注意事项

（1）碘过敏试验阳性者禁用。

（2）有黄疸者，口服胆管造影胆囊常不显影。

（二）术中胆管造影

1. 方法步骤

（1）术中显露胆总管，穿刺胆总管，回抽见胆汁后注入造影剂，拍片观察胆管情况。

（2）亦可经胆囊管插入导管行胆管造影，造影术毕结扎胆囊管。

2. 注意事项

碘过敏试验阳性者禁用。

（三）T管造影

1. 方法步骤

取头低位，抽吸T管内空气后，将造影剂缓慢注入，边注射边观察胆管通畅情况和肝内胆管成像情况。

2. 注意事项

（1）T管造影一般选择在术后14天以后进行。

（2）若右肝管显影不满意，可向右侧卧位。

（3）术后需将T管开放至少1天，若无发热、黄疸或其他不适，可夹管后拔除。

（四）PTC（D）- 经皮经肝胆管造影（引流）

1. 方法步骤

术野消毒、铺巾后于腋中线第七或第八肋间局麻下穿刺，针刺方向指向剑突。边进针边抽吸。如有胆汁吸出，注入少量造影剂，若注入肝实质，则呈圆形图像，且停留时间较长；若穿入肝内血管，呈树枝状影像，但稍目即逝；若穿入胆管，则显示胆管树枝样图像，且停留时间较长。造影剂注入完毕后，可令患者缓慢转身，以利造影剂混匀，有助于摄片。穿刺针经引流管开放，即为PTCD。

2. 注意事项

（1）PTC（D）适用于梗阻性黄疸的患者。

（2）出凝血时间异常、有腹水、碘过敏试验阳性者为禁忌证。

（3）B超提示肝内胆管不扩张者慎用。

（4）术毕监测生命体征、腹部体征，注意血象变化。

（5）并发症包括胆血瘘、胆汁性腹膜炎、胆管感染等。

（五）内镜逆行胰胆管造影（ERCP）

1. 方法步骤

术前4 h禁食禁水。患者左侧半俯卧位，内镜进入十二指肠降部，找到十二指肠乳头开口插管。X线透视下注入造影剂，分别显示胆管系统和胰管，显影满意后摄片。对于有适应证的病例可同时行十二指肠乳头切开引流（EST）。

2. 注意事项

（1）十二指肠溃疡、毕Ⅱ式胃肠吻合术后、急性胰腺炎患者为禁忌证。

（2）术后严重并发症包括急性胰腺炎和化脓性胆管炎，严重时可危及生命，因此在术后1 h及术后第1天早晨必须抽血查血常规和血淀粉酶，必要时可多次复查进行监测。同时注意观察生命体征和腹部体征。

（六）三腔双囊管的应用

1. 方法步骤

检查两个气囊是否漏气。将三腔管用液状石蜡充分润滑后进行插管，当插管进入50～65 cm，抽到胃内容物后，向胃气囊充气并夹闭管口，将导管向外拽至有轻度张力时固定导管。如患者仍有活动性出血，将食管气囊充气，使其压迫食管下段。通过导管抽吸胃内容物，并用生理盐水进行冲洗，必要时可向胃内注入凝血药物。

2. 注意事项

（1）留置三腔两囊管期间，患者头部应侧卧，并注意及时清除口咽分泌物，以防误吸。

（2）密切观察患者情况，慎防气囊滑脱，堵塞咽喉至窒息。

（3）三腔管一般放置24 h，如出血停止，先抽空食管气囊，后抽空胃气囊，再观察12 h，如止血，可拔除导管。

（4）如三腔管放置时间长，需每隔12 h将气囊抽空30 min，否则，食管胃底黏膜受压时间过长，会发生糜烂、坏死。

二、围术期处理

（一）术前准备

1. 常规术前准备

（1）实验室和影像学检查：①取血，查血常规、血型、Rh因子、乙肝五项、HCV-Ab、HIV-Ab、RPR凝血功能、肝肾功能。②心电图、胸片。③超声心动图，对于既往有心脏病、高血压或年龄大于60岁的老年人应常规作此项检查。④肺功能、动脉血气分析，适合于有肺部疾患或年龄大于60岁的老年患者。

（2）备血：大中型手术术前1天送血样备血，用血量多（大于2 000 mL）或需用特殊品种（如单采血小板者）需提前申请。

（3）谈话签字。

医务人员应关怀、鼓励患者，并就疾病的诊断、手术的必要性、手术方式、术中术后可能出现的不良反应、并发症及意外情况、术后治疗及预后估计等方面做详细解释和介绍，取得患者本人或家属（需在患者的授权下）的同意，并签署手术报告单。

2. 特殊术前准备

（1）肝功能评估：主要应用 Child-Pugh 分级系统，如肝功能 Child A 级可行手术治疗；Child B 级经保肝治疗后转为 A 级亦可手术；Child C 级为普通手术禁忌（肝移植除外）。

（2）肿瘤标志物：肝脏占位患者常规查 AFP、CA 系列、GP73 等肿瘤标志物。

（3）影像学检查：根据不同疾病选择 B 超、CT、MRI、血管造影等，如肝脏肿瘤与血管关系密切需行血管重建；与胆管关系密切需行 MRCP 检查。必要时测肝脏体积。

（4）胃肠道准备：一般手术术前 12 h 开始禁食，术前 6 h 开始禁水。术前一天灌肠。

（5）输血和补液：凡有水、电解质及酸碱平衡失调和贫血的，均应纠正。

（6）预防感染：术前注意预防上呼吸道感染及术野皮肤感染。

下列情况需预防性应用抗生素：①涉及感染病灶或切口接近感染区域的手术。②涉及肠道手术。③操作时间长、创面大的手术。④开放性创伤，创面已污染或有广泛软组织损伤，创伤至实施清创的间隔时间较长，或清创所需时间较长以及难以彻底清创者。⑤癌肿手术。⑥需要植入人工制品的手术。⑦肝脏移植手术。

（7）营养支持：对于择期或限期手术的患者，术前通过口服或静脉途径提供充分的热量、蛋白质和维生素。

（8）其他：手术前夜给予镇静，询问妇女月经史，以便安排手术时间。根据不同手术需要放置胃管和尿管。

3. 并发症处理

（1）高血压：术前请内科会诊，选择合适的降压药物，使血压稳定在一定水平。

（2）心脏疾患：①心律失常者，如房颤或心动过缓，术前应通过有效的内科治疗，尽可能将心率控制在正常范围。②急性心肌梗死患者发病后 6 个月内，不宜行择期手术，6 个月以上且无心绞痛发作者，可在良好的监护条件下施行手术。③心力衰竭患者，最好在心力衰竭控制 3～4 周后，再施行手术。

（3）呼吸功能衰竭：①戒烟，练习深呼吸和咳嗽，增加肺通气量和排出呼吸道分泌物。②应用麻黄碱、氨茶碱等支气管扩张剂以及异丙肾上腺素等雾化吸入剂。③痰液稠厚的患者可用蒸汽吸入或药物使痰液稀薄、易咳出。④麻醉前给药应适当，以免抑制呼吸。⑤重度肺功能不全及并发感染者，应在改善肺功能及控制感染后才能手术。⑥急性呼吸道感染者，如为择期手术应推迟，如为急诊手术，应及时应用抗生素，尽量避免吸入麻醉。

（4）肾脏疾病：肾功能不全患者术前应查 24 h 肌酐清除率、血尿素氮，如肾功能重度损害，需在有效的透析治疗后方能施行手术。

（5）糖尿病：施行大手术前应将血糖控制在轻度升高状态（5.6～11.1 mmol/L）较为适宜，术前应请内分泌科会诊，协助围术期血糖的调节处理。

（二）术后处理

1. 监测生命体征

（1）施行中小手术且病情平稳的患者，手术当日每隔 2～4 h 测定脉搏、呼吸和血压 1 次。

（2）大手术或有可能出现大出血、气管压迫者，需行持续心电、血氧、血压监测直至生命体征平稳。

（3）危重患者、特殊手术患者应送入 ICU 病房，直至平稳再转回普通病房。

2. 体位

（1）肝脏手术多为全麻，患者尚未清醒时应平卧，头转向一侧，使口腔分泌物或呕吐物便于流出，避免误吸。

（2）术后多采用低半坐卧位或斜坡卧位，减少腹壁张力。

（3）腹腔内有污染的患者，病情允许时，应尽早改为半坐位或头高脚低位，避免形成膈下脓肿。

（4）休克患者应取平卧位，或下肢抬高 20°，头部和躯干抬高 5° 的特殊体位。

3. 活动和起床

（1）原则上应早期活动，有利于增加肺活量，减少肺部并发症，并减少深静脉血栓形成的发病率。

（2）有休克、心力衰竭、严重感染、出血、极度衰弱等情况，以及施行过若干有特殊固定、制动要求的手术患者，则不宜早期活动。

4. 饮食和输液

涉及胃肠道手术后，需禁食 24～48 h，待肠蠕动恢复、肛门排气后，可进少量水及流质饮食。如不涉及胃肠道和胆管，单纯肝脏手术，一般术后第 2～3 日开始进半流食，第 5～7 日恢复普食。禁食及少量流食期间，应通过静脉输液来提供水、电解质及营养。

5. 缝线拆除

（1）拆线时间：根据切口部位、局部血供情况、患者年龄决定。一般腹部手术 7～9 日，减张缝线 14 天。青少年患者可缩短拆线时间，年老、营养不良患者可延迟拆线时间。

（2）切口分类：初期完全缝合的切口可分为三类。①清洁伤口（Ⅰ类伤口），指缝合的无菌切口。②可能污染伤口（Ⅱ类伤口），指手术时可能带有污染的缝合切口，如皮肤不容易灭菌的部位、6 h 内的伤口经过清创术缝合、新缝合的切口再度切开者。③污染切口（Ⅲ类切口），指邻近感染区或组织直接暴露于感染物的切口。

（3）切口愈合分级：①甲级愈合，用"甲"字代表，指愈合优良，无不良反应。②乙级愈合，用"乙"字代表，指愈合处有炎症反应，如红肿、硬结、血肿、积液等，但未化脓。③丙级愈合，用"丙"字代表，指切口化脓，需要做切开引流等处理。

6. 引流物的处理

（1）引流物种类：有很多种，可分别置于切口、体腔和空腔脏器。

（2）拔除时间：每日记引流量，观察颜色、性状变化，引流量减少可拔除。乳胶片引流一般术后 1～2 日拔除，烟卷式多在 4～7 日拔除，引流管根据部位及引流目的不同决定拔除时间，如胃肠减压管一般在肠道功能恢复、肛门排气后拔出。

7. 各种不适的处理

（1）疼痛：一般 24 h 内最剧烈，可用镇静止痛药，咳嗽、翻身、活动肢体时应保护好切口。

（2）发热：术后 3～7 天内发热为手术后正常反应，体温较高时可予对症处理，术后 1 周后发热，要警惕感染的可能性，如手术切口、肺部、泌尿系感染等，应根据检查结果进行针对性治疗。肝脏术后局部肝组织吸收发热可能时间较长，如患者一般情况良好，判断为吸收热，可给予对症处理。

（3）恶心、呕吐：常见原因为麻醉反应，其他原因有急性胃扩张、胃潴留、肠梗阻、糖尿病酸中毒、尿毒症、低钾、低钠等，除应用镇静、止吐药外，应查明原因后针对治疗。

（4）腹胀：早期腹胀一般是由于胃肠道蠕动受抑制，可持续胃肠减压，术后数日未排气，伴腹胀、肠鸣音消失，可能为腹膜炎或其他原因引起的肠麻痹，如腹胀伴阵发性绞痛，肠鸣音亢进，是早期肠粘连或腹内疝引起的机械性肠梗阻，必要时需二次手术。

（5）呃逆：原因为神经中枢或膈肌直接受刺激引起，可压迫眶上缘，短时间吸入二氧化碳，镇静、解痉等，顽固性呃逆应警惕膈下感染的可能，应及时行 CT 和介入穿刺等。

（6）尿潴留：手术麻醉使排尿反射抑制，切口疼痛引起膀胱和后尿道括约肌反射性痉挛，患者不习惯在床上排尿均为常见原因。下腹部热敷、轻按摩如无效，可导尿或留置尿管。

（三）术后并发症的处理

1. 术后出血

术后出血可发生在手术切口、空腔脏器及体腔内。术后应仔细观察引流量、心率、血压，如患者烦躁，排除高热、心脏病等原因，心率持续增快、中心静脉压低于 0.49 kPa（5 cmH$_2$O），输血和足够的液体后，休克征象无好转，提示腹腔内出血。

预防和治疗：手术时严格止血，结扎牢靠，关腹前仔细检查止血，一旦确诊，需再次手术止血。

2. 切口裂开

切口裂开的主要原因有营养不良，切口缝合技术有缺点，腹内压突然增高。通常发生于术后 1 周左右，表现为患者一次腹部用力时，自觉切口疼痛和突然松开，大量淡红色液体从切口流出。

预防和治疗：在良好麻醉、腹壁松弛的条件下缝合切口，加用减张缝合，及时处理腹胀，患者咳嗽时平卧，适当的腹部加压包扎，切口裂开一旦确诊，应立即上台重新缝合。

3. 切口感染

切口感染指清洁切口和可能污染的切口并发感染。表现为术后3~4日，切口疼痛加重或减轻后又加重，并伴有体温升高、脉率加快，白细胞计数增高，体检时发现伤口局部有红、肿、热、压痛，或有波动感等典型体征。

预防和治疗：严格遵循无菌原则，手术操作轻柔仔细，严格止血，避免切口渗血，加强术前后处理，增进患者抗感染能力，已形成脓肿的应切开引流，待创面清洁时，可考虑二期缝合。

4. 应激性溃疡

应激性溃疡泛指患者在大手术和重病的应激情况下，特别是并发休克、感染或多器官功能障碍时，胃十二指肠黏膜所出现的糜烂及溃疡性病变，主要临床表现为上消化道出血。

预防和治疗：对于大手术或严重感染患者术前静脉应用抗酸药，如发生溃疡，除继续治疗病因、补充血容量、控制感染外，应放置胃管，冰盐水加凝血酶灌注，使用抗酸药、生长抑素等，必要时行胃镜检查或手术治疗。

5. 下肢深静脉血栓形成

手术创伤或静脉输液可造成静脉壁损伤，卧床或制动使血流缓慢，手术创伤可引起反应性血液凝固性增高，高龄、肥胖、口服避孕药、髋关节或盆腔手术、恶性肿瘤及静脉曲张等患者，术后特别容易发病。

预防和治疗：应防止血流滞缓和血液高凝状态，卧床期间作踝关节伸屈活动，早期下床活动，给予小剂量肝素。出现血栓后可采用溶栓和抗凝疗法，必要时手术取栓治疗。

6. 肺栓塞

肺栓塞指空气、脂肪或血栓等物质经由静脉途径至右心，再进入肺动脉并使其部分或完全阻塞，从而引起呼吸和循环障碍的一种疾患，死亡率很高。临床表现为呼吸困难、胸痛和咳嗽、咯血三大症状，三大体征为肺部啰音、肺动脉瓣区第二音亢进和奔马律。

预防和治疗：应预防下肢深静脉血栓形成和中断下腔静脉，治疗方面有抗凝、溶栓和手术疗法。

7. 肝脏衰竭

肝脏衰竭指术后肝功能不足以支持机体需求而逐步恶化至衰竭，严重时致患者死亡。临床常见表现有胆红素持续升高、凝血功能恶化、清蛋白持续偏低等。应在术前仔细评估，术后严密监测，应用保肝及促肝细胞生长药物。

三、抗生素应用原则及选择

（一）基本原则

外科患者使用抗生素有两个目的：一是预防可能发生的感染，二是治疗已经产生的感染。

1. 预防性抗生素

在以下几种情况下使用全身性预防性抗生素是有益的：①有污染的手术，如胃肠道、胆管、呼吸道手术。②严重创伤时的手术，伤口内组织坏死、污染明显，清创不能彻底。③已有明确细菌污染或脓液的手术。④感染高危者的手术，包括营养不良、接受激素和（或）抗代谢药物治疗、糖尿病、伴缺血的肢体手术患者、有心脏瓣膜病的患者等。⑤开颅手术、腹主动脉血管手术、永久性假体材料植入手术等。

对于气管切开、气管插管、保留尿管、中心静脉插管的患者，抗生素对预防相应的肺部感染、泌尿系感染及全身感染是无效的。预防性抗生素对大多数开放性伤口一般也是无效的。使用预防性抗生素时，应根据抗生素的抗菌谱有针对性地选择对细菌高度敏感的药物，并保证术区内组织的药物浓度大于致病菌的最低抑菌浓度（MIC）。给药应在手术开始前15~30 min内静脉注入，或手术前30~60 min肌内注射。药物的有效浓度应该覆盖整个手术过程，若药物半衰期短，可于术中、术后追加给药；术野污染严重时亦可追加给药。

2. 治疗性抗生素

外科患者的治疗性抗生素是在患者有明确的外科感染的情况下使用的药物。选择致病菌敏感的药物，并保证感染部位的药物浓度大于致病菌的最低抑菌浓度（MIC）也是治疗性抗生素使用的基本原则。在未获得致病菌培养及药敏结果前，药物的使用是一种经验性、不确切的治疗；然后应根据细菌培养和药敏结果进行调整。对于轻度感染的患者，可以采用口服抗生素治疗；重症感染患者，由于其全身不良反应的影响而无法预测胃肠道吸收情况，使体内药物浓度变得不稳定，因此应该使用静脉抗生素。多数外科感染患者均需要使用静脉抗生素。抗菌药物的剂量一般按体重计算，并结合患者年龄、肝肾功能、感染部位综合考虑。

另外，应注意，当严重感染患者，经积极抗生素治疗一周以上，发热等感染症状未减轻，应考虑合并真菌感染的可能。

对外科感染抗生素治疗停药的一个较好指导原则是：根据临床检查确认患者有明显的临床改善，包括精神状态改善、胃肠道功能恢复、自发性利尿等，且体温正常 48 h 或更长时间后，即可停药。

（二）抗生素的选择

1. 抗生素的分类

每一类抗生素有不同的作用机制，一般将抗生素分为杀菌和抑菌两大类：①繁殖期杀菌剂（β-内酰胺类、万古霉素），静止期杀菌剂（氨基苷类、喹诺酮类、多粘菌素）。②快速抑菌剂（氯霉素、红霉素、林可霉素），慢效抑菌剂（磺胺、TMP、环丝氨酸）。

在未获得致病菌的病原学检查结果前，一般应根据感染部位常见致病菌的种类选择相应敏感的抗生素。对于病原菌未明的严重感染、一种抗生素不能控制的感染或多种细菌引起的混合感染，常需联合用药。联合用药应该注意药物的相互作用，两大类抗生素联合应用可能产生协同、累加、无关和拮抗四种结果：①一般情况下，繁殖期杀菌剂和静止期杀菌剂合用可以产生协同作用，是最理想的配伍。②快速抑菌剂和慢效抑菌剂合用可获得累加作用。③繁殖期杀菌剂和快速抑菌剂合用可能产生拮抗，因此二者不能同时使用。④其他形式的配合应用，一般不致发生拮抗作用。

2. 常见致病菌

肝脏外科感染常见的致病菌有肠道杆菌（大肠杆菌、克雷伯菌属、变形杆菌、阴沟杆菌、产气杆菌）、不动杆菌、铜绿假单胞菌、肠球菌、厌氧类杆菌。

3. 致病菌首选药物

（1）葡萄球菌：青霉素、磺胺甲（噁）唑+甲基苄啶、苯唑西林、氯唑西林（用于耐药菌株）。

（2）链球菌：青霉素、磺胺甲（噁）唑+甲基苄啶、氨苄西林+氨基糖苷类（用于肠球菌）、红霉素、头孢菌素、万古霉素。

（3）大肠杆菌：哌拉西林+庆大霉素、阿米卡星、新头孢菌素，诺氟沙星（用于尿路感染）。

（4）铜绿假单胞菌：羧苄西林+庆大霉素（或妥布霉素）、环丙沙星、多粘菌素、羧苄西林、阿米卡星、新头孢菌素。

注：①头孢菌素包括第一代和第二代头孢菌素，如头孢噻吩、头孢唑林、头孢氨苄、头孢拉定、头孢呋辛、头孢克洛、头孢孟多等。②新头孢菌素指第三代头孢菌素，如头孢哌酮、头孢噻肟、头孢曲松、头孢他定等。③氨基糖苷类指庆大霉素、卡那霉素、妥布霉素、阿米卡星等。

第二节 肝脏移植

一、移植的基本概念

将一个个体的细胞、组织或器官用手术或其他方法，移植到自体或另一个体的某一部位，统称为移植术。移植的细胞、组织或器官称为移植物，提供移植物的个体称为供体，接受移植物的个体称为受体。

按供体和受体是否来源于同一个体，分为自体移植和异体移植。

按供体和受体的遗传学关系，如两者的基因完全相同，称为同质移植或同基因移植，移植后不会发生排斥反应，例如同卵双生间的异体移植，自体移植也属于这一类；如种相同，但基因不同，如人与人之间的移植，称为同种异体移植，移植后会发生排斥反应；不同种之间的移植，称异种移植，移植后会引起强烈的排斥反应，如人与狒狒之间的移植。

移植物植入受体原来的解剖部位，称为原位移植，如心脏移植、断肢再植术；移植物植入受体与原来不同的解剖部位，则称为异位移植，如肾移植术、胰腺移植术。

按移植物是否保持活力，对保持活力、移植后能恢复其原有功能者，称活体移植；移植物已失去活力或经过人工处理灭活，如冻干血管、骨库存骨等的移植，目的是以其提供的机械结构，保留其外形，或使来自受体的同类细胞得以生长存活，移植后不会出现排斥反应，称为结构移植，又称支架移植。

细胞移植是指移植大量游离的某种具有活力的细胞，采用输注到受体的血管、体腔或组织器官内的方法。其主要适应证是补充受体体内该种细胞数量或改善其功能，例如输注全血或浓缩红细胞，以治疗失血或贫血。细胞移植实际上开展较早，例如输全血。现今，临床应用日益广泛而受人瞩目的则是骨髓与造血干细胞移植治疗遗传性联合免疫缺陷病、重症地中海贫血等遗传性疾病、重症再生障碍性贫血以及包括各种白血病的血液系统恶性肿瘤等；此外，还有如胰岛移植治疗胰岛素依赖型糖尿病等。

二、肝脏移植

（一）供体的选择

供移植用的肝脏可来自活体或尸体。活体主要是指有血缘关系的亲属，仅用作为部分肝移植的供体；尸体供肝要求肝热缺血时间不超过 30 min，最好是有心跳的"脑死亡"尸体。无论活体或尸体供肝，最好能通过一系列检查和化验证实供体主要器官，如心、脑、肝、肾功能正常。肝脏供体的选择应按如下标准：①年龄范围为新生儿至 50 岁。②血型与受体相同。③供肝大小与受体病肝接近或稍小。④临终前血流动力学稳定，动脉血氧分压 ≥ 80 mmHg。⑤肝功能正常。⑥凝血功能正常。⑦无肝脏外伤。⑧非恶性肿瘤。⑨无感染病灶。⑩无明显高血压和动脉硬化。⑪ HBs-Ag 阴性。

（二）受体选择的一般标准

一切肝病经内外科治疗均不能治愈且预计在短期内无法避免死亡者均适合做肝移植，但患者必须能够耐受手术的巨大创伤。总体来说，受体必须满足以下条件：①患有不可逆的、进行性、致死性肝脏疾患。②除肝移植外目前无有效的治疗方法。③能够耐受肝移植手术。④患者本人及家属对肝移植有充分地理解和同意。

（三）肝移植的适应证

随着外科技术的发展和临床经验的积累，原位肝移植的适应证不断增多，目前已用于治疗 60 多种肝脏疾病，概括起来可分为以下四类。

1. 肝实质疾病

肝实质疾病包括肝炎后肝硬化、酒精性肝硬化、急性肝功能衰竭、慢性活动性肝炎、先天性肝纤维性疾病、囊性纤维性肝病、多发性肝囊肿、新生儿肝炎、布-加综合征和严重的、难复性肝脏外伤等。

2. 先天性代谢障碍性疾病

先天性代谢障碍性疾病包括铜蓄积症、血红蛋白沉积症、家族性非溶血性黄疸、糖原累积综合征、肝豆状核变性、血友病甲、血友病乙等。

3. 胆汁淤滞性疾病

胆汁淤滞性疾病包括原发性胆汁性肝硬化、硬化性胆管炎、继发性胆汁性肝硬化、家族性胆汁淤滞病、肝内胆管闭锁等。

4. 肝脏肿瘤

肝脏良性肿瘤如多发性肝腺瘤病、巨大肝血管瘤等，若超过肝三叶切除范围则为原位肝移植的适应证；原发性肝脏恶性肿瘤，如肝细胞癌、胆管细胞癌、肝血管内皮肉瘤、黑色素瘤等病变范围广泛或合并肝硬化，病变尚未侵犯肝外组织者。胆管细胞癌移植术后预后差；转移性肝癌是否适宜行肝移植术争议较大，多数移植中心认为预后差。

（四）肝移植的禁忌证

1. 绝对禁忌证

绝对禁忌证包括：①持续性低氧血症，PaO_2 小于 60 mmHg。②肝胆管以外的全身性感染。③肝胆管以外的恶性肿瘤。④严重的酒精中毒者（未戒酒者）。⑤脑、心、肾等重要生命器官功能衰竭者。⑥HBs-Ag 和 HBe-Ag 均为阳性的肝硬化患者。⑦对肝移植无充分理解者（小儿除外）。

2. 相对禁忌证

相对禁忌证包括：①门静脉血栓或栓塞者。②肝胆管感染所致的败血症。③HBs-Ag 阳性的肝硬化患者。④重度酒精中毒者（戒酒不够半年者）。⑤上腹部（特别是右上腹部）有手术史者。⑥有腹主动脉瘤的患者。⑦年龄 60 岁以上者。⑧患有胆管细胞型肝癌者。⑨既往有精神病史者。

（五）受体的术前准备

1. 详细询问病史

询问病史时要特别注意有无出血倾向、手术史、输血史、肝病病史。

2. 体格检查

体格检查要注意全身有无感染病灶，有无黄疸、腹水征、门脉高压体征。

3. 化验

（1）血液学：血型、HLA 配型（包括供体）、Rh 因子、血常规、出凝血时间、凝血机制、凝血因子（Ⅰ~Ⅻ）。

（2）生化：肝肾功能、电解质、血糖、血氨、乙肝五项、抗 HIV、血气分析。

（3）免疫机制：淋巴细胞毒性试验，淋巴细胞混合培养试验。

（4）其他：尿、便常规，肺功能等。

4. 影像学检查

（1）心电图、超声心动图检查。

（2）胸部 X 线检查。

（3）腹部超声、CT 检查，注意胆总管直径、有无腹水。

（4）腹部血管彩超检查，注意肝动静脉、门静脉、下腔静脉直径、有无解剖变异，必要时作选择性动脉造影检查。

5. 其他必要检查

（1）肝脏肿瘤患者，需行头、胸部 CT、核素骨扫描检查。

（2）怀疑感染时，作细菌培养及药敏试验（血液、尿、腹水、痰、脑脊液等）。

（3）怀疑 Wilson 病时，眼科会诊。

（4）怀疑内科疾患时，内科会诊并作相应处理。

（六）手术方式

肝移植的标准术式是原位肝移植，即将移植肝与受体的肝上及肝下下腔静脉、门静脉、肝动脉和胆总管分别作端端吻合。背驮式肝移植是保留受体下腔静脉的原位肝移植，与标准式原位移植不同，其优点是当供肝的肝上下腔静脉吻合完成之后，即可一直维持下腔静脉的回心血流，术中可不必用静脉转流系统。为了充分利用和开拓供肝渠道，还创建了许多新术式。减体积肝移植，是把成人的肝减体积后（如仅用肝左外叶即Ⅱ、Ⅲ段）植入儿童体内。劈离式肝移植，是把一个尸体供肝劈成两半，同时分别移植给两个不同的受体。活体亲属供肝移植多为父（或母）的供肝，主要是左外叶移植，对供者危害性不大，效果与一般肝移植相似。急性重症肝炎肝衰竭还可采用异位和辅助肝移植，其优点是如果受体的肝功能恢复，可以不必长期用免疫抑制药物，让植入的肝自行萎缩或将其切除。

第三节　肝脏外伤

一、诊断

（一）病因
肝区直接暴力伤、战时火器伤、平时的刺伤、胸部穿透伤贯通横膈引起的肝损伤、交通事故等。

（二）临床表现
1. 肝包膜下出血和（或）肝实质挫裂伤

肝区疼痛、肝大，腹膜刺激征不明显，疼痛程度渐减轻，生命体征渐平稳，有时张力很大的肝包膜下血肿，会出现迟发性急性腹痛和内出血（伤后数小时，数天甚至更长时间）。

2. 真性破裂

以内出血为主，可有胆汁性腹膜炎表现，右上腹疼痛，可向右胸及右肩放射，腹膜炎由右上腹开始渐累及全腹。表浅裂伤出血易自行停止，病情趋于平稳；深在肝破裂，病情加重，逐渐发展为失血性休克；伴有大血管撕裂者致严重出血和胆汁性腹膜炎，早期就出现休克。

3. 腹部检查

腹部平坦或高度膨隆，腹式呼吸减弱或消失，右上腹有局限性压痛或全腹压痛，反跳痛，肌紧张。移动性浊音阳性或阴性，肠鸣音减弱或消失。血液经胆管进入十二指肠时，可出现呕血或黑便。

（三）实验室检查
血常规白细胞增多，动态测定红细胞、血红蛋白和血细胞比容逐渐下降。早期或表浅裂伤无明显变化。

（四）辅助检查
1. 腹腔穿刺抽出不凝血

腹腔灌洗肉眼血性液（25 mL 血可染红 1000 mL 灌洗液），红细胞计数超过 10×10^9/L。

2. 腹部 B 超

B 超示肝包膜下血肿形成或腹腔游离液体。

3. X 线检查

X 线示右膈升高，肝正常外形消失及右胸肋骨骨折。局限于肝裸区的实质破裂引起腹膜后血肿形成，腰大肌影消失。肝损伤诊断明确，伴有休克者，应抓紧时间处理，不必再行 X 线检查。

4. CT 检查

CT 检查能更准确揭示肝脏形态、大小、肝实质内出血。

二、鉴别诊断

肝损伤应鉴别肝内多发损伤。有严重内出血，休克患者应除外脾损伤和胃和十二指肠损伤。合并肝外胆管损伤、胃和十二指肠损伤可有严重腹膜炎。

三、治疗原则

（一）保守治疗
保守治疗包括卧床休息、控制饮食、止痛、应用抗生素等，借助 B 超、CT 对局部伤情进行动态观察。

钝性肝脏损伤或表浅裂伤可试行保守治疗，其指征如下：①血流动力学稳定。②腹部体征轻。③神志清楚。④CT 示创伤小。⑤不伴有其他脏器损伤。⑥输血少于 2 单位。⑦CT 示创伤随时间延长而改善或不加重。

（二）手术治疗
肝脏火器伤和累及空腔脏器的非火器伤都应手术治疗，清创，去除坏死组织。常用方法有：①缝合，同时用明胶海绵和止血药物填塞或喷涂，适于单纯肝损伤无肝坏死者。②肝动脉结扎，适于深在而复杂的肝裂伤经缝扎创面血管仍不能控制出血时。③肝切除术，适于肝脏组织严重碎裂、伤及肝内主要血管和（或）胆管、创伤造成大片失活组织、无法控制的出血。④碘仿纱布压迫填塞。⑤术后引流，应用广谱强效抗生素，支持治疗，保肝治疗。

第四节 肝脓肿

一、细菌性肝脓肿

（一）诊断

1. 症状

寒战和高热，体温 38～40℃，呈弛张热，寒热往来伴大量出汗，脉率增快，反复发作。肝区疼痛，早期为持续钝痛，后期常为剧痛。随呼吸加重者常提示肝膈顶部脓肿。疼痛有时可向右肩放射，左肝脓肿也可向左肩放射。伴有乏力、食欲缺乏、恶心和呕吐。少数患者出现腹泻、腹胀或难以忍受的呃逆等症状。

2. 体征

肝脏肿大和压痛。肝区或右肋下有明显叩击痛和压痛，相应部位呈水肿、饱满并有触压痛。重症患者出现腹水。并发胆管梗阻或重度肝损伤时，可能会出现黄疸。

3. 实验室检查

血常规化验白细胞及中性粒细胞增高，中性粒细胞在 90% 以上，并可能出现核左移或中毒颗粒。谷丙转氨酶、碱性磷酸酶升高，也可伴有总胆红素升高、血清蛋白降低等肝功异常。血培养中若有细菌生长，说明肝脓肿患者已有败血症存在。肝脓肿穿刺脓液培养，常可培养出致病菌，必要时行脓液厌氧菌培养，提高阳性率。

4. 辅助检查

B 超检查是诊断肝脓肿最简便而准确的方法，应首选。在脓肿形成前表现为大片边界不清的低回声区，可与肝癌相鉴别。脓肿形成后，该区表现为液性暗区。CT 是诊断肝脓肿最敏感和特异性较高的方法。CT 图像表现为密度减低区。

（二）鉴别诊断

1. 阿米巴性肝脓肿

阿米巴性肝脓肿有阿米巴肠炎和脓血便病史，肝脓肿病程长，贫血明显，但全身情况良好，肝脏肿大及压痛明显，粪便中可阿米巴原虫或滋养体，肝脓肿穿刺液为"巧克力"样，其中可找到阿米巴滋养体。

2. 胆囊炎、胆石症

胆囊炎、胆石症可有右上绞痛反复发作，疼痛放射到右肩背，右上腹肌紧张，胆囊区有压痛或可触及肿大的胆囊，X 线检查无膈肌抬高及运动受限，B 超检查肝脏无任何病变，胆囊肿大，壁厚毛糙，内有结石。

3. 肝囊肿合并感染

先天性肝囊肿及肝包虫囊肿在未感染前多已明确诊断，对原先不知有肝囊肿存在，后因感染就诊，需详细询问病史和仔细检查加以鉴别。

4. 膈下脓肿

膈下脓肿有腹膜炎或上腹部手术后感染，全身中毒症状轻，主要表现胸痛，呼吸时加重，X 线检查膈肌抬高，运动受限，出现液气面，B 超膈下有液性暗区，CT 有助于鉴别，当肝脓肿穿破合并感染时，鉴别则较困难。

5. 原发性肝癌

原发性肝癌多有病毒性肝炎及肝硬化病史，结合 B 超、CT、肝动脉造影及 AFP 等不难鉴别，必要时可穿刺活检。

（三）治疗原则

细菌性肝脓肿的治疗包括非手术治疗和手术治疗。非手术治疗原则是在治疗原发病的同时，采用大剂量有效抗生素和全身支持疗法，控制炎症促使脓肿吸收自愈。下列情况应考虑手术治疗：①脓肿较大经非手术治疗后，全身中毒症状仍较严重或出现并发症。②脓肿穿透胸腔，穿入腹腔引起腹膜炎或穿入胆管。③脓肿壁厚非手术治疗无效。④脓肿局限一个肝叶也可考虑手术治疗。

二、阿米巴性肝脓肿

（一）诊断

1. 病史

有阿米巴痢疾病史或于阿米巴痢疾发病中。

2. 症状

持续发热，体温38～39℃，常以呈弛张热或间歇热居多，多伴有乏力、食欲缺乏、腹胀、恶心和呕吐、消瘦和贫血等。肝区持续疼痛、胀痛，偶有刺痛或剧烈疼痛，可随呼吸、咳嗽或体位变动而加剧。脓肿位于膈顶部时，疼痛可放射至右肩部或右腰背等处。

3. 体征

肝脏肿大呈弥漫性，病变部位有明显的局限性压痛及叩击痛，右肋缘下可扪及肿大的肝脏，触痛明显，多伴腹肌紧张。

4. 实验室检查

血常规化验白细胞及中性粒细胞增高。少数患者新鲜粪便中可找到阿米巴原虫。血清补体结合试验对阿米巴病的诊断有较大价值，阿米巴性肝脓肿的阳性率可达92%～98%。血清学间接血凝法、微量免疫电泳、间接免疫荧光试验及酶标免疫吸附测定也有一定诊断价值。

5. 辅助检查

B超诊断准确率可达90%以上，显示肝内液性暗区，并了解肝脓肿大小、范围、数目，有助于引导穿刺定性诊断和治疗。X线显示右侧膈肌抬高、运动受限、局部隆起及肝区有特征性的不规则透光影——气影。CT图像肝脓肿呈不均或均匀低密度区。放射性核素扫描呈放射性缺损区。诊断性肝穿刺可抽得巧克力色、无色、无臭、黏稠的脓液，离心沉淀物内可找出阿米巴滋养体。

6. 诊断性治疗

经上述方法仍难以确诊时，可试用抗阿米巴药甲硝唑治疗，若症状改善，肝体缩小，即可确诊。

（二）鉴别诊断

1. 原发性肝癌

原发性肝癌多有病毒性肝炎及肝硬化病史，结合B超、CT、肝动脉造影及AFP等不难鉴别，必要时可穿刺活检。

2. 细菌性肝脓肿

细菌性肝脓肿常有胆管感染、败血症腹腔器官感染病史，起病急骤，全身中毒症状深，易中毒休克，肝大不明显，多无局部隆起，脓肿小，多发性，肝穿刺液无阿米巴滋养体，细菌培养多为阳性，血清阿米巴间接血凝试验等阳性，粪便无阿米巴包囊或滋养体，抗生素治疗有效。

3. 膈下脓肿

膈下脓肿有腹膜炎或上腹部手术后感，全身中毒症状轻，主要表现为胸痛，呼吸时加重，X线检查膈肌抬高，运动受限，出现液气面，B超膈下有液性暗区，CT有助于鉴别，当肝脓肿穿破合并感染时，鉴别则较困难。

（三）治疗原则

阿米巴性肝脓肿治疗首先是抗阿米巴药物治疗，多种抗阿米巴药物交替使用可提高疗效。经药物治疗症状无明显改善者，或脓腔大，或合并细菌感染病情严重者，应在抗阿米巴药物治疗同时，进行穿刺抽脓及引流。下列情况应考虑手术引流：①经抗阿米巴药物治疗及穿刺排脓后症状无改善者。②脓肿伴继发细菌感染，经综合治疗不能奏效者。③脓肿深在或由于位置不好不宜穿刺排脓者。④脓肿穿入胸腔或腹腔并发脓胸或腹膜炎者。⑤肝左外叶脓肿经抗阿米巴药物治疗不见效，穿刺有可能损伤腹腔脏器者。

第五节　胰腺囊肿

一、胰腺真性囊肿

(一)诊断

1. 症状

胰腺先天性囊肿常伴发肝肾等多发囊肿，很少见，常无明显症状。潴留性囊肿常有上腹部胀痛或钝痛，囊肿增大压迫胃肠道可出现消化道症状，还可以出现体重下降等。

2. 体征

部分患者在上腹部可扪及肿块，常为单发、圆形、界限清楚的囊性肿块，可有不同程度的压痛。

3. 实验室检查

部分潴留性囊肿患者可出现血液白细胞计数增加、血清淀粉酶升高。穿刺检查可发现囊液淀粉酶含量高。囊壁活检可以发现上皮样囊壁结构。

4. 辅助检查

B超检查先天性囊肿，一般较小，常伴有肝肾等多发囊肿；潴留性囊肿多为沿主胰管或其分支处出现单房无回声区。CT检查能明确肿物为囊性及其与周围器官的关系，了解胰腺的情况。

(二)鉴别诊断

1. 胰腺囊性疾病

如胰腺假性囊肿、胰腺囊性肿瘤，仅能通过手术切除后的病理诊断进行确诊。

2. 胰腺脓肿

胰腺脓肿可出现发热、畏寒等脓毒血症表现，上腹部可出现腹膜刺激征，血液中白细胞计数显著增加，腹平片和CT上有时可见气体影。

3. 胰腺癌

部分胰腺癌出现中心区坏死液化，可出现小囊肿，影像学检查有助于鉴别诊断。

(三)治疗原则

如无禁忌证需行手术探查，明确病理诊断。对于较大的囊肿，尤其是突出于胰腺表面的囊肿应尽量予以切除。难以切除的囊肿可考虑行胰腺囊肿空肠Roux-en-Y吻合术。

二、胰腺假性囊肿

(一)诊断

1. 症状

病史多有急、慢性胰腺炎或胰腺外伤史。有不同程度的腹胀和腹部隐痛，常放射至右肩部。有胃肠道症状；压迫胆管可引起胆管扩张和黄疸；胰腺外分泌功能受损引起吸收不良。并发感染、消化道梗阻、破裂和出血时，可出现相应的症状。

2. 体征

可在上腹部扪及肿块，圆形或椭圆形，边界不清，较固定，不随呼吸移动，有深压痛，巨大囊肿可测出囊性感。

3. 实验室检查

在早期囊肿未成熟时部分患者可有血尿淀粉酶升高。囊壁活检无上皮细胞覆盖。囊液一般混浊，淀粉酶一般很高。

4. 辅助检查

腹平片可见胃和结肠推挤移位，胃肠钡餐造影则可见到胃、十二指肠、横结肠移位及压迹。B超可显示分隔或不分隔的囊性肿物。CT检查对假性囊肿影像更清晰明确，并可了解胰腺破坏的情况。必要时行逆行胰胆管造影（ERCP），观察囊肿与胰管是否相通。

（二）鉴别诊断

术前不易与其他胰腺囊性疾病（胰腺真性囊肿、胰腺囊性肿瘤）进行鉴别诊断，仅能通过手术切除后的病理诊断进行确诊。

（三）治疗原则

（1）胰腺假性囊肿形成早期（小于6周），囊壁较薄或较小时，如无明显并发症，无全身中毒症状，可在B超或CT随诊下观察。

（2）急性假性囊肿，特别是在伴有感染时，以及不适于手术的慢性胰腺假性囊肿，可在B超和CT引导下行囊肿的穿刺外引流。

（3）囊肿直径超过6 cm，且有症状的胰腺假性囊肿，特别是胰头部假性囊肿而又不适宜手术的患者，可选择内镜进行囊肿造瘘或十二指肠囊肿造瘘。

（4）手术疗法是治疗胰腺假性囊肿的主要方法，对非手术疗法无效的病例，均应在囊壁充分形成后进行手术疗法，一般在发病后3个月以上手术为宜。

外引流术作为急症手术用以治疗囊肿破裂，出血及感染。术后多形成胰瘘或囊肿复发，而需再次行内引流术。

内引流术有囊肿胃吻合和囊肿空肠Roux-en-Y吻合术，吻合口应尽可能足够大，宜切除一块假性囊肿壁，而不是切开囊壁。吻合口应尽量选择在囊肿的最低点，以便重力引流。术中应注意：①先行囊肿穿刺，抽取部分囊液送淀粉酶测定。②对囊腔应做全面探查，发现赘生物应冰冻切片检查，同时切取部分囊壁做冰冻切片，确定是否囊腺瘤和有无恶变，并除外腹膜后肿瘤或恶性肿瘤坏死后囊性变。③如发现囊内有分隔，应将其分开，变成单囊后再做引流术。

对于一些多房性胰腺假性囊肿，估计内引流术的引流效果不彻底，可选择切除，如假性囊肿位于胰腺尾部可以连同脾脏一并切除外，胰头部囊肿可行胰十二指肠切除术。

三、胰腺囊腺瘤和胰腺囊腺癌

（一）诊断

1. 症状

早期多无症状，生长慢，随肿瘤生长和病情发展可能出现上腹部持续性隐痛或胀痛。位于胰头部的囊腺瘤可压迫胆总管下端，发生梗阻性黄疸。病变广泛时，胰腺组织受损范围大，部分患者出现糖尿病；压迫胃肠道可发生消化道梗阻。位于胰尾部的囊性肿瘤，可压迫脾静脉导致脾肿大、腹水、食管静脉曲张。恶性变时体重减轻，胰腺囊性癌可发生远处转移。

2. 体征

上腹部可有压痛，程度不一，多不伴有肌紧张。上腹部可扪及无压痛的肿块，稍活动，可出现腹水和脾肿大。

3. 实验室检查

穿刺囊液测定的淀粉酶一般正常，囊液涂片发现富有糖原的浆液或黏液细胞，对囊腺瘤的诊断具有较高的特异性。囊液中CEA等肿瘤标记物有助于鉴别诊断。

4. 辅助检查

（1）B超发现病变部位的液性暗区，囊腔内为等回声或略强回声光团，并有粗细不等的分隔光带及等回声漂浮光点；囊壁厚薄不均或有乳头状突起，常提示恶性病变的可能。多数胰管不扩张，胰腺组织本身形态回声正常。

（2）CT和MRI检查：可了解肿瘤的大小，部位和内部情况。进行增强扫描后出现囊壁结节提示囊性癌可能性大。

（3）X线检查：腹平片可见上腹部肿块影，胃肠钡餐检查可出现周围肠管、胃等脏器受压移位。囊壁出现钙化灶影提示恶变的可能。

（4）术中必须进行全面探查，囊肿外观无特异性，良性病变和恶性病变可以并存，并多点多次取材才能避免误诊。

（二）鉴别诊断

1. 胰腺假性囊肿

胰腺假性囊肿多发生在胰腺外伤或胰腺炎后，囊壁无上皮覆盖，而由囊肿与周围脏器共同构成。B超和CT多显示单腔囊肿，呈水样密度，腔内无分隔。囊壁薄而均匀无强化，无囊壁结节。ERCP检查常发现胰管变形，大部分囊肿与胰管相通，囊液淀粉酶明显增高。

2. 乳头状囊性肿瘤

乳头状囊性肿瘤极少见疾病，极易与黏液性囊腺瘤或囊性癌混淆。瘤体部分较黏液性囊腺瘤更多，壁厚而不规则，可见乳头伸入，囊内充斥血块和坏死组织，CT值较高，内无分隔。恶性程度低，根治术后可长期存活。

3. 胰腺导管扩张症

胰腺导管扩张症多发生于胰腺钩突部，是由主胰管及其分支局限性囊状扩张所致，瘤体约3 mL大小呈葡萄串状，囊内无分隔。ERCP的典型表现是囊腔与主胰管相通充满造影剂。

（三）治疗原则

胰腺囊腺癌对放疗化疗不敏感，手术切除是其唯一的治疗方法，彻底切除肿瘤可获长期存活。肿瘤一般与周围组织粘连较少，切除不难。因囊腺癌的囊腔较大并且呈多房性，故不可做外引流术和内引流术，以免引发感染或贻误手术切除时机。手术中注意进行全面探查并行病理检查，如怀疑胰腺囊腺瘤应多处取材送病理检查，注意局部恶变的可能。手术方式：位于胰体尾者可行胰体尾切除，一般同时行脾切除术；位于胰头者可行胰头十二指肠切除术。除非病变范围广泛，患者不能耐受根治性手术或肿瘤已经有转移外，一般不作单纯肿瘤切除。

第六节　急性梗阻性化脓性胆管炎

急性梗阻性化脓性胆管炎（acute obstructive suppurative cholangitis，AOSC）为急性胆管炎的严重阶段，病程进展迅速，是良性胆管疾病死亡的主要原因。

一、病因

许多疾病可导致AOSC，如肝内外胆管结石、胆道肿瘤、胆道蛔虫、急性胰腺炎、胆管炎性狭窄、胆肠或肝肠吻合口狭窄、医源性因素等，临床以肝内外胆管结石为最常见。近年随着内腔镜和介入技术的普及，经皮肝穿胆管造影（PTC）、经皮肝穿胆管引流（PTCD）、经内镜逆行胰胆管造影（ERCP）、经T管胆道镜取石等操作所致的医源性AOSC发生率有所上升。

二、病理生理

AOSC的发生和发展与多个因素相关，其中起主要作用的是胆道梗阻和感染，两者互为因果、互相促进。当胆道存在梗阻因素时胆汁淤积，细菌易于繁殖，引起的感染常为需氧菌和厌氧菌混合感染，需氧菌多为大肠杆菌、克雷伯菌、肠球菌等。胆汁呈脓性，胆管壁充血水肿，甚至糜烂。如果梗阻因素不解除，胆道压力将持续上升，当压力超过2.94 kPa（30 cmH$_2$O）时，肝细胞停止分泌胆汁，脓性胆汁可经毛细胆管-肝窦返流进肝静脉。此外，脓性胆汁还可经胆管糜烂创面进入相邻的门静脉分支，或经淋巴管途径进入体循环。进入血循环的胆汁含有大量细菌和毒素，可引起败血症、全身炎症反应、感染性休克。病情进一步发展，将出现肝肾综合征、DIC、MODS而死亡。

因梗阻位置不同，其病理特点也不一致。当梗阻位于胆总管时，整个胆道系统易形成胆道高压，梗阻性黄疸出现早。当梗阻位于肝内胆管时，局部胆管出现胆道高压并扩张，虽然局部胆血屏障遭受破坏，内毒素也会进入血内，但发生败血症、黄疸的概率较小。

三、临床表现

根据梗阻部位的不同，可分为肝外型 AOSC 和肝内型 AOSC。

（一）肝外型 AOSC

随致病原因不同，临床表现有所差别。胆总管结石所致的 AOSC，表现为腹痛、寒战高热、黄疸、休克、神经中枢受抑制（Reynold 五联征），常伴有恶心、呕吐等消化道症状。胆道肿瘤所致的 AOSC，表现为无痛、进行性加重的黄疸，伴寒战高热。医源性 AOSC 常常没有明显腹痛，而以寒战高热为主。体检可见患者烦躁不安，体温高达 39℃~40℃，脉快，巩膜皮肤黄染，剑突下或右上腹有压痛，可伴腹膜刺激征，多可触及肿大胆囊，肝区有叩击痛。

（二）肝内型 AOSC

梗阻位于一级肝内胆管所致的 AOSC 与肝外型相类似，位于二级胆管以上的 AOSC 常仅表现为寒战发热，可无腹痛及黄疸，或较轻，早期可出现休克，伴有精神症状。体检见患者神情淡漠或神志不清，体温呈弛张热，脉搏细速，黄疸程度较轻或无，肝脏呈不对称性肿大，患侧叩击痛明显。

四、辅助检查

（一）实验室检查

外周静脉血白细胞计数和中性粒细胞比值明显升高，血小板数量减少，血小板聚集率明显下降；有不同程度的肝功能受损；可伴水电解质紊乱及酸碱平衡失调；糖类抗原 CA19-9 可升高。

（二）影像学检查

B 超、CT、MRCP 检查对明确胆道梗阻的原因、部位及性质有帮助，可酌情选用。

五、诊断

AOSC 诊断标准：胆道梗阻的基础上出现休克，或有以下 2 项者：①精神症状。②脉搏大于 120 次/分。③白细胞计数大于 20×10^9/L。④体温高于 39℃。⑤血培养阳性。结合影像学检查确定分型及梗阻原因，注意了解全身重要脏器功能状况。

六、治疗

AOSC 治疗的关键是及时胆道引流，降低胆管内压力。

（一）支持治疗

及时改善全身状况，为进一步诊治创造条件。主要措施：①监测生命体征，禁食水，吸氧，高热者予物理或药物降温。②纠正休克，包括快速输液，有效扩容，积极纠正水电解质紊乱及酸碱平衡失调，必要时可应用血管活性药物。③联合使用针对需氧菌和厌氧菌的抗生素。④维护重要脏器功能。

（二）胆道引流减压

只有及时引流胆道、降低胆管内压力，才能终止脓性胆汁向血液的反流，阻断病情进一步恶化，减少严重并发症发生。根据不同分型，可选择内镜、介入或手术等方法，以简便有效为原则。

1. 肝外型 AOSC

可选择内镜或手术治疗。

（1）经内镜鼻胆管引流术（ENBD）：内镜治疗 AOSC 具有创伤小、迅速有效的优点，对病情危重者可于急诊病床边进行。在纤维十二指肠镜下找到十二指肠乳头，在导丝引导下行目标管腔插管，回抽见脓性胆汁，证实进入胆总管后，内置鼻胆管引流即可。如病情允许，可行常规 ERCP，根据造影情况行内镜下括约肌切开术（EST），或用网篮取出结石或蛔虫，去除梗阻病因，术后常规留置鼻胆管引流。

ERCP 主要并发症有出血、十二指肠穿孔及急性胰腺炎等，合并食管胃底静脉曲张者不宜应用。

（2）手术治疗：注意把握手术时机，应在发病 72 h 内行急诊手术治疗，如已行 ENBD 但病情无改善者也应及时手术。已出现休克的患者应在抗休克同时进行急诊手术治疗。手术以紧急减压为目的，不需强求对病因做彻底治疗。手术方法为胆总管切开并结合 T 管引流。胆囊炎症较轻则切除胆囊，胆囊炎症严重，与四周组织粘连严重则行胆囊造瘘术。单纯行胆囊造瘘术不宜采用，因其不能达到有效引流目的。术后常见的并发症有胆道出血、胆瘘、伤口感染、肺部感染、应激性溃疡、低蛋白血症等。

2. 肝内型 AOSC

可选用介入或手术治疗。

（1）PTCD：对非结石性梗阻导致的肝内型 AOSC 效果较好，适用于老年、病情危重难以耐受手术，或恶性梗阻无手术条件的患者。可急诊进行，能及时减压并缓解病情。主要并发症包括导管脱离或堵塞、胆瘘、出血、败血症等。凝血功能严重障碍者禁用。

（2）手术治疗：手术目的是对梗阻以上胆道进行迅速有效的减压引流。梗阻在一级胆管，可经胆总管切开疏通，并 T 管引流；梗阻在一级胆管以上，根据情况选用肝管切开减压和经肝 U 管引流、肝部分切除+断面引流或经肝穿刺置管引流术等（图 6-1）。

（三）后续治疗

待患者病情稳定，一般情况恢复 1~3 个月后，再针对病因进行彻底治疗。

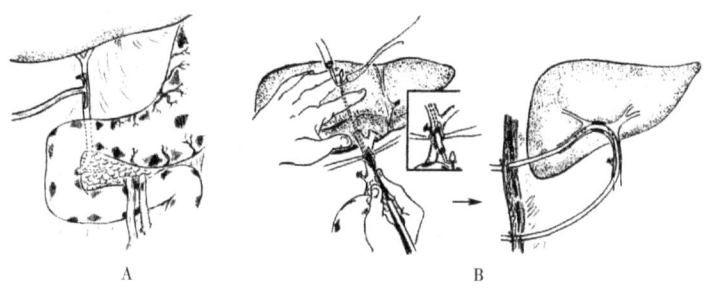

图 6-1 胆总管 T 管引流和经肝 U 管引流

A. 胆总管 T 管引流；B. 经肝 U 管引流图

第七节 脾功能亢进

脾功能亢进（hypersplenism）最早由 Chauffard 于 1907 年开始使用，用以描述因脾脏功能过度增强而不适当地隔离和破坏血液成分所引起的一组症状。主要表现为以下四个特点：①一种或多种末梢血细胞减少；②减少的血细胞的前体细胞在骨髓中增生或正常；③大多数病例合并脾大；④脾切除术后，上述症状多数能缓解或恢复正常。

一、发病机制

（一）脾内阻留学说

正常情况下脾内阻留有大量血小板和红细胞，而脾脏肿大时血小板阻留可达全身总数的 60%~90%，红细胞可达 30%。以 ^{51}Cr 标记患者的红细胞或血小板，回输后发现脾区 ^{51}Cr 量远超过肝脏及其他脏器。此外，脾大后血液在脾内循环时间明显延长，正常脾血循环时间平均为 2 min，而脾大者可延长至 1 h 以上。脾血循环时间延长不仅使细胞阻留增多，而且经实验证实病变脾每单位体积中的摄氧量也下降，脾血的葡萄糖浓度降低，酸度增高，在此恶劣环境下，血细胞活力下降，细胞膜稳定性差，易被吞噬破坏。

（二）体液抑制学说

1946 年 Dameshek 首先提出，脾脏在正常情况下会分泌一种抑制骨髓造血功能的内分泌激素，一旦此激素分泌过多，可过度抑制骨髓细胞的成熟和释放，并增加血细胞破坏。

（三）自身免疫学说

患者体内免疫系统产生针对自身血细胞抗原的抗体，对自身血细胞进行攻击，使血细胞破坏增加。Verheugt 等人已检测到抗红细胞抗体、抗血小板抗体和对各种中性粒细胞敏感的自身抗体。这些抗体多为 IgG，也可是 IgM 或 IgA。还有研究发现 IPH 患者淋巴细胞功能受抑制，OKT4/OKT8 比例增高，血液中抗核抗体和抗淋巴细胞抗体等自身抗体升高。在脾切除术后这些异常可消失。

（四）稀释学说

Blending 发现脾大时，血浆总容量明显增加，且与末梢血细胞减少呈显著相关性，因而推测脾大时循环血细胞减少与血液稀释有关。

二、病因和分类

脾功能亢进分原发性和继发性两大类。继发性脾功能亢进相对多见，是因某种原发病引起脾大后继之出现的脾功能亢进。门静脉高压是继发性脾功能亢进最常见的原因。而原发性脾功能亢进是指通过仔细检查（包括脾脏的病理检查），排除了可能引起继发性脾功能亢进的因素后的一类脾功能亢进。临床上多先有某种血细胞减少，然后才发现脾脏肿大，并在骨髓涂片中有相应的血细胞增生。但大多数原发性脾功能亢进（如先天性红细胞形态或代谢异常类疾病）的原发病因为异常的血细胞在脾脏破坏过多，脾脏功能代偿性增强。真正源于脾脏自发性功能亢进的疾病实为少数。Orrilly 统计 70 年代前 50 年间 2056 例脾大病例，57% 的脾大有血液系统疾病，而 81% 的巨脾者为血液系统疾病。其余脾大病例中，19% 有感染性疾病，11% 有肝脏疾病，9% 有充血性或炎症性疾病，余下的 4% 为原发性脾脏疾病或不明原因的疾病。通常伴有脾大的疾病主要为感染性疾病（疟疾、心内膜炎）、肝脏病和充血性疾病（充血性心衰）。巨脾的病例中最常见为慢性白血病，巨脾发生率最高的疾病为骨髓纤维化。他还在 1996 年回顾 170 例脾大病例，其中病因为肝脏病者占 36%，血液病者占 35%，感染性疾病占 16%，炎症性疾病占 5%，原发性脾脏疾病占 4%，其他原因为 3%。随着时代发展，脾大病因有所改变。

三、脾大的病理改变

充血性脾大的脾脏基本病理改变为红髓增生，脾窦扩大，脾索变窄，脾窦内皮细胞孔隙大小不等，血细胞在脾窦长时间停留，因缺氧红细胞脆性增加，红细胞和血小板在脾脏破坏明显增多。白髓也有增生，但远不如红髓增生明显。动脉树出现异常的重排，动脉终末支延长，毛细血管增生。动脉周围淋巴鞘范围扩大，巨噬细胞被激活，皮质下见到网状纤维增生和髓纤维样增生。与特发性门静脉高压症（IPH）相比，肝硬化患者的脾脏红髓的脾索狭窄更甚。在光镜下 IPH 患者脾脏小动脉周围呈纤维性变，在电镜下，这些纤维性变结构中含网状细胞。脾索中也有增厚的网状细胞层占据。研究发现，IPH 脾脏病理改变类似于再生的脾脏。脾窦内皮细胞增生，向腔内凸出。

四、临床表现

脾功能亢进本身的表现主要是脾大和血细胞减少。脾大多为轻度和中度，少数可达脐下。一些患者自觉左上腹饱满或不适。脾大程度与脾功能亢进程度不成正相关。红细胞减少者可出现皮肤黏膜苍白、头晕、乏力、心悸等贫血症状。若血小板显著减少，则有出血倾向如皮肤瘀点、瘀斑、紫癜、黏膜出血等。粒细胞减少者易发生感染。在继发性脾功能亢进病例中同时合并有原发病表现。巨脾者偶有发生自发性脾梗死和自发性脾破裂的可能。前者表现为突然左上腹疼痛，一般有发热，梗死范围过大时可并发后期梗死灶细菌感染。后者则表现为突发的腹腔内出血和失血性休克。

五、诊断

（一）确定有无脾功能亢进

1. 诊断依据

诊断依据如下，其中以前三条最为重要。

（1）脾脏肿大。
（2）末梢血细胞减少：外周血中红细胞、白细胞和血小板单一或同时减少。
（3）增生性骨髓象：以外周血中减少的血细胞过度增生为主，部分病例可同时出现成熟障碍。
（4）放射性核素扫描：脾肝摄取率比大于2：1和（或）红细胞、血小板半衰期缩短。
（5）脾切除术的效果：脾切除后可以使血细胞数接近或恢复正常。

2. 鉴别诊断

脾功能亢进需与再生障碍性贫血、阵发性睡眠性血红蛋白尿（paroxysmal noctural hemoglobinuria，PNH）、巨幼细胞性贫血及血细胞减少性白血病等可以引起全血细胞减少的疾病鉴别。通过病史、体检、骨髓象检查及酸溶血试验等，一般不难区别。

（二）明确是原发性还是继发性脾功能亢进

根据病史、脾功能亢进合并的其他临床表现及辅助检查（包括组织活检），逐一寻找可引起继发性脾功能亢进的病因，若均排除，则脾功能亢进为原发性。

（三）脾脏大小的评估

1. 触诊

一般脾大2~3倍时才能在肋下触及，因此肋缘下未触得脾脏并不能否定脾大，但增大的脾脏在能被触及前就有左侧肋缘上叩浊。临床上根据触诊结果常将肿大的脾脏分为三级：深呼吸时，脾脏在肋下不超过3 cm者为轻度肿大；自3 cm至脐水平线称为中度肿大；超过脐水平线以下则为重度肿大。

2. B超

不仅能对脾脏大小进行定量测量，还可以观察脾脏轮廓及内部结构，且测量脾脏各径线极为方便，对诊断脾大很敏感。由于脾脏大小、形态个体差异甚大，目前尚无统一标准，一般认为正常人脾脏最大长径小于10~11 cm，厚径小于3.5 cm。若①最大长径大于12 cm；②厚径大于4.5 cm；③脾面积（长×厚）大于25 cm^2，三者具备其一，则考虑为脾大。

3. CT

CT仅显示脾脏横切面图像，对评估脾脏大小与B超相比并无优势，但对定性有较大帮助。CT判断脾大的标准如下。

（1）脾脏厚度大于4.5 cm。
（2）脾脏下缘超过肝脏下缘，即扫描层面已见不到肝脏，但仍能见到脾脏。
（3）脾径大于5个肋单元。

4. 核素 ^{99m}Tc 或 ^{113}In 扫描

对区别是脾脏还是其他腹腔内脏器，以及证实脾脏肿大或脾脏内部病变非常有用。

（四）脾脏功能的评估

脾功能亢进的程度能通过测定标记红细胞在循环中半衰期的缩短和脾、肝对其摄取比例的增加而得到定量的表示。以核素 ^{51}Cr 标记红细胞、血小板后回输体内：①测定其半衰期，若红细胞半衰期小于25 d、血小板半衰期小于6 d，则有诊断意义，半衰期越短，说明血细胞破坏速度越快。②分别于体外测得脾与肝摄取率，求其比值，正常脾与肝摄取率之比为1：1，若大于2：1则提示脾脏阻留作用明显，重者可达（3~4）：1。

六、治疗

（一）药物治疗

临床上常用的治疗脾功能亢进的药物有促红细胞生成素、氨肽素、维生素B_4、泼尼松和某些中药。但从总体来讲，药物治疗的效果不肯定，即使有作用，持续时间也较短暂，常有许多不良反应，有些药物价格昂贵，来源困难，因此只适用于某些轻度的血细胞减少者。输血或成分输血有时对治疗脾功能亢进有效，但同样持续时间太短，并容易发生反应，笔者医院既有因输血小板发生反应而死亡者。

(二)脾切除术

既往人们认为全脾切除对机体无太大影响,因而对脾外伤或其他脾脏疾病患者主张脾切除治疗。近20年,人们对脾脏的功能有了新的了解,发现脾脏在机体微观免疫中具有多方面的重要作用,如婴幼儿时期的脾脏在免疫系统的发生、成熟、产生特异性抗体和免疫调节过程中发挥重要影响;脾脏参与多种免疫球蛋白、补体、调整素以及免疫因子 tuftsin 的产生;脾脏对机体内血源性颗粒性抗原(如细菌)有过滤、廓清作用并可阻抑癌肿扩散性转移以及抗癌作用等。脾切除术后凶险性感染(OPSI)的发生与患者年龄和原发病有关。1岁以内儿童脾切除后 OPSI 发生率高达 50%,而 1 岁以上儿童则降为 2.8%。原发病中,以遗传性红细胞增多症、地中海贫血、网状内皮细胞疾病等患者脾切除术后 OPSI 的发生率高。本病起病急骤,病情凶险,患者死亡率在 50% 以上。因此,对 4 岁以内的儿童不应做全脾切除术。有统计资料表明,成人肝硬化门静脉高压症患者脾脏切除后严重感染发生率达 6.1%。保脾手术在肝硬化门静脉高压症患者当中有逐年增加的趋势,但对保留多少体积脾脏既能保存脾脏的免疫功能又不致引起脾功能亢进复发,目前还没有统一的说法。

(三)脾栓塞术

为了使不能手术的患者得到治疗,有人曾用自身血凝块为一例肝硬化门静脉高压伴脾功能亢进的患者行脾栓塞,结果脾脏缩小及周围血细胞升高。还有人用明胶海绵栓塞肝硬化患者的脾动脉所有终末分支,使脾实质完全梗死,称全脾梗死。但因并发症和死亡率极高,此方法很快被放弃,目前仅用于治疗脾脏的恶性肿瘤。20 世纪 70 年代末,国外学者试行脾动脉主干栓塞术,用于治疗创伤性脾破裂效果较好。因其远端存在侧支循环,脾脏不会梗死,并发症少。1979 年 Spigos 首先将部分脾栓塞术应用于临床,产生部分脾切除效应,不仅削弱了脾脏破坏血细胞的能力,同时也削弱了产生血细胞相关抗体的功能,达到消除部分脾脏功能的作用。而且该手术后机体仍然维持正常的免疫功能和破血功能,避免了切脾后潜在感染和高黏滞血症的危险,这是与全脾切除和全脾栓塞最有意义的区别。其治疗脾功能亢进无严格禁忌证,用于门静脉高压症时,以肝功能 Child A 级或 B 级,脾中度大小,年轻患者效果满意。对于肝功能 C 级,代偿功能差,巨脾,年龄大,全身情况差,肾功能损伤严重者,效果较差。该术式是目前公认的治疗脾功能亢进的最好方法。在 X 线电视监测下行选择性脾动脉插管,栓塞脾实质的 20% ~ 70%,可多次重复栓塞。栓塞后 3 ~ 4 个月,栓塞部分被吸收,残脾体积可保留数年不变。如首次栓塞脾实质达 80%,可不需重复栓。

(四)经皮脾内注射无水酒精

有学者提出对肝硬化脾功能亢进患者经皮脾内注射无水酒精治疗脾功能亢进。动物实验结果表明,经皮脾内注射无水酒精可造成脾实质的坏死,术后动物存活良好。临床操作时首先以超声波测量患者腹壁和脾脏厚度,确定进针部位和深度。然后在常规消毒和局部麻醉下,用 7 号腰穿针经皮刺入脾内,拔出针芯,套入装有无水酒精的注射器抽吸无回血即可缓慢注射,一般注射时间 2 ~ 5 min,其间应多次抽吸针管,如有回血应调整针刺深度,无回血后方再注射。每次注射剂量为 5 ~ 10 mL,注射后局部按压半小时可起床活动。在治疗的第二周白细胞和血小板开始上升,而红细胞和血红蛋白上升不明显。治疗结束后一个月脾脏开始回缩,以中度脾大者回缩明显,而巨脾者效果较差。治疗后所有患者的肝功能及腹水均没有加重,部分患者肝功能有所改善,症状好转,腹水减轻,未发现出血现象。注射后的不良反应主要为左上腹疼痛和发热,一般可自行缓解,少数症状明显者给予对症治疗后均缓解。

第八节 脾脏肿瘤

一、脾脏良性肿瘤

(一)分类

脾脏良性肿瘤临床罕见。根据起源组织的不同,主要分为三大类型。

1. 脾错构瘤

极罕见,在脾切除术中发生率约 3/20 000,国内报道不足 10 例。其构成成分和脾正常成分相一致,又称脾内副脾、脾结节状增殖，也有文献称之为脾脏缺陷瘤，其病因是脾脏胚基的早期发育异常，使脾正常构成成分的组合比例发生混乱，瘤内主要是由失调的脾窦构成，脾小体很少见到，脾小梁缺如或偶尔可见。肉眼见瘤体切面呈圆形或椭圆形，边界清楚，无包膜，呈灰白色和浅红色。文献中脾错构瘤既有单发也有多发的报道。

2. 脾血管瘤

由海绵样扩张的血管构成，又称海绵状血管瘤、脾海绵状错构瘤、脾末梢血管扩张性血管瘤及脾血管瘤病，其发生基础系脾血管组织的胎生发育异常所致，亦罕见。

3. 脾淋巴管瘤

在三种良性肿瘤中常见，占2/3。脾淋巴管瘤系由囊性扩张的淋巴管构成，又称脾海绵状淋巴管瘤或脾囊性淋巴管瘤。其发生基础是先天性局部发育异常，阻塞的淋巴管不断扩张。

（二）临床表现与诊断

脾良性肿瘤常常单发，大小不一，形态各异，因其症状隐匿，临床诊断较困难，常常在尸检或剖腹探查时偶然发现，少数病例因巨脾引起左上腹肿块、疼痛、食后饱胀、气急及心悸等症状，或因脾功能亢进引起贫血及出血倾向而就诊时发现，也有部分病例因肿块囊性变及钙化而被临床检查发现。

影像诊断在脾肿瘤的诊断及鉴别诊断中具有重要价值。腹部X线平片可发现脾影增大及局部压迫征象，如左膈上抬、胃底及大弯受压、结肠脾曲右移等；肾盂静脉造影可显示左肾下移；B型超声显示脾实质不均或结节状的低回声改变；CT扫描可显示肝、肝圆韧带、镰状韧带、脾门及脾本身的变化；选择性脾动脉造影可显示周围组织的压迫性改变，亦可显示脾实质的缺损。

脾良性肿瘤应与寄生虫性脾囊肿、原发性恶性脾肿瘤及转移性脾肿瘤相鉴别。寄生虫性脾囊肿常系包囊虫性，X线检查易见囊壁钙化，血象示嗜酸性粒细胞增多及特异性血清试验阳性可确诊。原发性恶性肿瘤往往症状较良性肿瘤突出，肿块增长速度快，全身进行性消瘦等有助于鉴别。转移性脾肿瘤常源于肺癌、乳腺癌、恶性黑色素瘤及脾周围脏器癌等，只要详细检查，不难发现原发癌灶及多脏器损害的表现。

（三）处理

由于脾脏的良恶性肿瘤临床鉴别较为困难，目前主张一经发现，即应施行全脾切除术。对于肯定系良性肿瘤者，亦可考虑节段性脾切除或全脾切除后予以健康脾组织自体异位移植，尽可能保留脾脏的功能。也有人认为对于脾良性肿瘤可不做任何治疗，但应密切随访，定期复查。

脾良性肿瘤预后良好，但部分病例，尤其是脾血管瘤，因其动静脉交通的作用，易发生自发性脾破裂，引起致死性腹腔内出血。也有少数病例可发生恶变（如脾血管瘤恶变），引起肿瘤播散而导致患者死亡。

二、脾脏原发性恶性肿瘤

脾原发性非淋巴网织细胞恶性肿瘤非常罕见。国外Das Gupla 1965年报道了198例脾原发肿瘤后，只有零星报告。国内自1986年收集41例后，1997年又报告9例原发脾肿瘤。文献大多为脾脏原发淋巴瘤的报告。据统计脾原发性恶性肿瘤仅占恶性肿瘤的0.64%。

（一）病因与发病

脾脏肿瘤的起因至今尚未完全阐明。但近30年的研究发现了一些脾肿瘤发生的可能相关因素，如感染因素（某些病毒、分枝杆菌、疟原虫等）、遗传因素及其他脾脏慢性疾病等。Cecconi等研究一组病例，认为57%的脾脏淋巴瘤与感染有关，特别是与分枝杆菌的流行有关，也就是说它们的B超下表现一部分是结节状的，另一部分是非典型的。Wakasugi报告一例慢性丙型肝炎病毒感染患者暴发B细胞淋巴瘤；Ozaki等也证实，乙型肝炎病毒感染与脾脏T/δT细胞淋巴瘤相关；Kraus报告一例心脏移植患者在EB病毒感染致淋巴组织异常增生后发生T/δT细胞淋巴瘤；Bates等报告，在西非具有绒毛状淋巴细胞的脾脏淋巴瘤和高度反应性疟疾性脾大有许多临床和免疫学的共同点，这一点为淋巴瘤发病机制的研究提供了线索。笔者在综合这些文献后分析认为，脾脏在受到病毒、细菌等病原体感染后，发生了非特异性的免疫反应，刺激了脾脏炎症区域内 B 淋巴细胞或 T 淋巴细胞的积聚和增生，在身体内部某些因素失去平衡的情况下，这种增生可能会变得不受限制而发展成肿瘤。另外，遗传因素及脾脏的一些慢性疾病与脾脏肿瘤的发病也可能有一定的关系。

（二）分类与病理

根据起源组织的不同，脾脏恶性肿瘤分为三大类。

1. 脾血管肉瘤

系脾窦内皮细胞呈恶性增生所形成的肿瘤，又称恶性血管内皮瘤或内皮肉瘤。自 1879 年 Langhans 首例报告以来，国内外文献至 1997 年仅收集到 140 例。男：女比为 1.4∶1，一般见于成年人，平均年龄 52 岁。多数患者于就诊时就有脾脏的肿大且常同时有肝脏的肿大。约 1/3 的患者发生脾破裂伴有血性腹水，其中多数病例发生肝、肺、骨或局部淋巴结的转移。

肉眼：脾脏肿大，被膜紧张，脾脏实质内有多个结节。结节紫红色、坚实、并可见出血、坏死、囊性变以及纤维化的区域。

镜下：组织学变化多端，有的区域呈实性的梭形细胞或多角形细胞的增生，其中可见被挤压的裂隙样管腔。有的区域可见相互吻合的小血管结构。在血管的腔内见有成堆的内皮细胞向管腔呈乳头样增生，内皮细胞胞体肥大，向管腔内突出呈钉突状。核大，富含染色质。核染色质和核仁呈粗团块状。核分裂象多见。肿瘤组织内可见出血和坏死，有时在原发肿瘤内见到髓外造血现象。

2. 纤维肉瘤、梭形细胞肉瘤和恶性纤维组织细胞瘤

在脾原发性恶性肿瘤中最为少见。纤维肉瘤或梭形细胞肉瘤指脾脏本身纤维组织的恶性增生，1881 年 Weichsel baum 首先描述，目前文献报告仍不足 10 例。镜下见瘤细胞多呈束状排列或弥漫成片，瘤细胞呈梭形，有明显异形性，形态极不规则，多核瘤巨细胞及核分裂象多见，核多呈枣核状，粗颗粒，分布不均，核仁多较明显，胞浆淡伊红色，间质胶原纤维多，瘤细胞间有较多网状纤维，V、G 染色胞浆呈红色。

恶性纤维性组织细胞瘤又称恶性纤维黄色瘤、纤维黄色肉瘤。为近年来逐渐被人们注意的一种独立类型的恶性肿瘤。较多发生于四肢，极罕见于脾脏。本瘤较多发生于老年人，但也见于青年人。Mayo 所报道的 3 例分别为 48 岁、51 岁和 54 岁。男女无明显的差异。

肉眼：脾脏肿大，被膜紧张，脾内肿瘤呈分叶状，肿瘤的质地较为坚实，切面灰白、灰红、灰黄和黄褐色不一，呈多彩状。中心可有坏死和囊性变。一般难见编织样结构。

镜下：瘤组织内有多种细胞成分，即成纤维细胞、组织细胞、多核巨细胞、黄色瘤细胞及不等量的炎性细胞的浸润。

成纤维细胞及组织细胞有一定程度的异形性，表现核肥大、深染，核膜增厚，外形不规则，核仁明显。成纤维细胞呈梭形，形成胶原纤维束，作车幅状排列，这点在诊断上非常重要。

3. 脾原发性恶性淋巴瘤

这是指原发于脾脏淋巴组织的恶性肿瘤，主要包括脾原发性霍奇金病和脾原发性非霍奇金淋巴瘤，而晚期恶性淋巴瘤的脾脏侵犯则不属此范畴。脾恶性淋巴瘤的发生率相对较高，占脾恶性肿瘤的 2/3 以上。国外 Kaumhber1931 年作了首例报告，国内江晴芬 1944 年报告了首例，目前已有大量的病例报告。脾恶性淋巴瘤的分期，一般采用 Ahmann 的三期分级法，即：Ⅰ期，瘤组织完全局限于脾内；Ⅱ期，累及脾门淋巴结；Ⅲ期，累及肝或淋巴结。

（三）症状与体征

脾原发性恶性肿瘤早期常无特殊症状，患者就诊时往往呈现晚期癌肿状态，具体表现如下。

（1）脾脏自身的表现：肿大的脾脏大多在脐水平以下，有文献报告，最大可达脐下 7.5 cm，呈渐进性增大，质硬，表面凹凸不平，活动度差，触痛明显。

（2）肿块所产生的局部压迫症状：如胃区饱胀、纳减、腹胀、心悸及气促等，甚至可引起泌尿系统的症状。

（3）恶性肿瘤的毒性表现：如低热、乏力、贫血、消瘦等。

部分病例可表现高热、白细胞减少，近1/4的病例可伴有肝脏肿大，也有部分病例因癌肿自发性破裂，以腹腔内出血作为就诊的首发症状。而脾脏不规则肿大，无长期发热，无脾功能亢进等，系脾原发性恶性肿瘤的特征。

（四）诊断与鉴别诊断

1. 诊断标准

（1）最早的临床症状和体征表现在脾脏部位。

（2）血液生化及影像学检查有足够证据排除肾、肾上腺、结肠、腹膜、肠系膜和网膜的肿瘤。

（3）术中肝脏活检无肿瘤生长，肠系膜和腹主动脉旁淋巴结未见淋巴瘤病变。

影像检查在脾肿瘤的诊断中有举足轻重的作用。X线检查可发现脾影增大及局部压迫征象，但不具特殊性。B超检查可确定脾脏有无肿块，系实质或囊性，但不能区分良恶性。经皮穿刺活检，危险性较大，且穿刺部位难以定准。CT及磁共振不仅显示脾脏本身的病变，尚可显示肿块与邻近脏器的关系、淋巴结或肝脏的侵犯以及腹腔和胸腔的其他病变。选择性脾动脉造影可显示脾实质缺损等征象。

2. 鉴别诊断

鉴于恶性肿瘤的早期征象不明显，甚至部分晚期病例也无特异表现，鉴别诊断更为重要，常需与下列疾病相鉴别。

（1）伴有脾大的全身性疾病：如门脉高压所致瘀血性脾大、恶性淋巴瘤和慢性白血病侵及脾脏等。

（2）脾本身的良性疾患：如脾脓肿、脾结核、脾囊肿及脾脏其他的良性肿瘤。

（3）脾邻近器官的疾患：如腹膜后肿瘤、肾脏肿瘤、胰腺肿瘤等。

上述这些疾患，往往借助于病史、体检、实验室检查及影像学诊断、淋巴结穿刺活检等手段可资鉴别。同良性肿瘤一样，脾脏原发性恶性肿瘤有相当的病例确诊仍需手术探查及病理学检查。

（五）处理与预后

脾脏原发性恶性肿瘤的治疗应首选脾切除加放疗或化疗，以延长患者生命，其中部分病例可有较长的存活期。治疗效果决定于病期、有否转移和肿瘤的生物学特性。早期病例手术治疗效果尚可，手术应行全脾切除，术中注意脾包膜的完整及脾门淋巴结的清扫。据文献报告，全脾切除后辅以放疗及化疗，5年生存率可达30%，部分病例术后生存长达23～27年。Ahmann报告49例脾淋巴瘤，Ⅰ、Ⅱ期3年生存率达60%，5年生存率45%。有数据收集了47例脾原发性恶性肿瘤，手术切除率达87.8%，但因诊治较晚，根治性切除率低，综合治疗措施不当，效果欠佳。

脾的恶性肿瘤诊治晚，预后较差，尤其是脾血管肉瘤，容易经血行转移，往往同时累及肝脏及其他器官，85%的患者在确诊前已有转移，也有人认为这种现象系肉瘤多中心性发生的结果。脾恶性肿瘤较易破裂，除外伤性破裂外，尚有自发性破裂，均可形成致死性腹腔内出血，并且可引起肿瘤的迅速播散。

三、脾脏转移性肿瘤

（一）概述

脾转移性肿瘤是指起源于上皮系统的恶性肿瘤，不包括起源于造血系统的恶性肿瘤。脾脏转移性肿瘤大多数系癌转移，主要经血管转移，仅少数经淋巴途径。Willis认为邻近器官的侵犯亦作为转移的另一途径考虑，而Harmann等人认为肿瘤的直接侵犯不应包括在转移性脾肿瘤之内。但多数人倾向前者，因为恶性肿瘤的转移途径通常认为是上述三个方面。笔者在临床工作中遇到4例脾转移癌，原发灶分别为肝、胃、直肠和子宫，均有腹腔淋巴结转移，而无腹腔外远处血行播散的证据，1例贲门癌脾内转移合并胃扭转作贲门癌连同脾脏在内的贲门癌切除术，术后生存1年。结合文献复习，学者认为脾转移癌的转移途径以淋巴逆行途径为主，但对有全身广泛血行转移的患者，脾可作为转移脏器之一。转移性癌灶肉眼常表现为多数结节或单个结节，亦可表现为多数微小结节和弥漫性浸润。

综合文献，脾转移性肿瘤发生率约9%～16%，较淋巴结、肺、肝等脏器为低，可能是由于癌细胞侵入脾脏的机会较少及脾脏对癌转移具有一定的免疫防御能力的缘故。通常在癌转移时，只有机体的抵抗力大为降低，侵入脾脏的癌细胞方可生长形成转移灶。据尸检报告，有广泛癌转移者约50%以上同时有脾转移。有这么一种现象，脾转移性肿瘤百分率的高低与取材的范围成正比。资料表明，在恶性肿瘤患者转移性脾肿瘤的发生率镜检可高达30%~50%。可见，若对恶性肿瘤患者的脾脏行常规检查，可提高转移性脾脏肿瘤的检出率。

转移性脾肿瘤的原发灶可以是全身各个器官，来自血行播散的以肺癌、乳腺癌、卵巢癌及恶性黑色素瘤较为多见，淋巴途径的以腹腔脏器常见，常伴腹主动脉旁或脾周淋巴结肿大。通常，肿瘤脾转移可作为全身转移的一部分，少数情况下可作为乳腺癌、卵巢癌等原发病灶的唯一继发转移性器官。

（二）临床表现与诊断

脾转移性肿瘤患者，临床常无特殊症状，或仅表现为原发病症状。仅在脾脏明显增大时，可产生左上腹肿块、腹痛、纳减、消瘦等征象，以左上腹肿块为多见。少数患者还可伴继发性脾功能亢进、溶血性贫血、胸腔积液及恶病质等，也有少数病例因自发性脾破裂呈现急性腹痛、休克征象。

病史、症状及体征，实验室和影像学检查在脾转移性肿瘤诊断中具有重要价值。B型超声波可发现许多临床上未能诊断的脾转移，CT及磁共振的诊断率达90%以上，选择性脾动脉造影可见血管强直、不规则狭窄、血管腔闭塞及不规则的新生血管形成。

（三）处理

脾脏转移性肿瘤，如果仅限于孤立性脾转移，可在全身综合治疗的基础上行全脾切除，疗效尚可。对于已有广泛转移者，则已失去手术治疗的时机，至于转移性脾肿瘤的自发性破裂，应予急症手术。

第七章 小肠疾病

第一节 肠梗阻

一、概述

肠梗阻是一种常见的外科急腹症，凡肠内容物不能正常运行或通过发生障碍时称为肠梗阻，一旦肠管发生梗阻不但可以引起肠管本身解剖和功能上的改变，并可导致全身性生理紊乱。在临床上以腹痛、呕吐、腹胀及便秘为主要表现。肠梗阻具有病因复杂、病情多变、发展迅速等特点，若处理不当，后果严重。

按病因分为：机械性肠梗阻、动力性肠梗阻、血运性肠梗阻。按梗阻有无血运障碍分为：单纯性肠梗阻、绞窄性肠梗阻。根据梗阻的部位可分为高位和低位肠梗阻两种，根据梗阻的程度可分为完全性和不完全性肠梗阻，按发展过程快慢可分为急性和慢性肠梗阻。若一段肠管两端均受压且不通畅者称闭襻性肠梗阻，闭襻肠管中的气体和液体无法减压，易发生血运障碍。

（一）诊断

1. 症状

（1）腹痛：询问腹痛初起的准确时间、腹痛性质、间隔期和持续时间的长短、变化程度与进食和排便的关系、缓解因素、伴发症状等，从中找到确定病因的证据。

（2）腹胀：询问腹胀程度、感觉、位置及变化等。

（3）呕吐：询问呕吐出现的时间、次数、频度、内容物的量和性质，以及呕吐时与吐后的感觉。

（4）排便、排气情况：询问肛门是否停止排便排气、最后一次排便排气的时间及肛门是否有血性或其他色泽粪便排出。

2. 体征

早期单纯性肠梗阻一般无明显全身症状，随病情进展可出现口唇干燥、皮肤无弹性、眼窝凹陷、少尿或无尿等脱水表现。发生绞窄时可表现为烦躁不安、发热、脉率快、血压下降、休克等。腹部检查时要显露充分，上自乳头水平，下至股部均应仔细检查。①腹部视诊：可见到腹胀及肠蠕动波。②触诊：单纯性肠梗阻可有轻度压痛，绞窄性肠梗阻可有固定压痛和腹膜刺激征。③叩诊：绞窄性肠梗阻时可出现移动性浊音。④听诊：肠鸣音亢进，可闻及气过水声或金属音，麻痹性肠梗阻时肠鸣音减弱或消失。应常规进行直肠指检。直肠指检若触及肿块，则可能为直肠肿瘤或低位肠腔外肿瘤甚至为肠套叠，若指套染血，应考虑结肠套叠、肠肿瘤、肠绞窄或肠系膜血管栓塞的可能。

3. 检查

直肠指诊应作为常规检查不能忽略。如触及肿块，可能为直肠肿瘤所引起的结肠梗阻、极度发展的肠套叠的套头或低位肠腔外肿瘤。

实验室检查中，血红蛋白及血细胞比容可因脱水、血液浓缩而升高，白细胞计数和中性粒细胞明显增加，多见于绞窄性肠梗阻。全血二氧化碳结合力和血清 Na^+、K^+、Cl^- 的变化，可反映酸碱失衡和电解质紊乱的状况。呕吐物和粪便检查有大量红细胞或隐血阳性，应考虑肠管有血运障碍。

X 线检查：一般在肠梗阻发生 4~6 h 后，即显示出肠腔内气体；立位或侧卧位透视或拍片，可见多数液平面及气胀肠襻。但无上述征象，也不能完全排除肠梗阻的可能。由于肠梗阻的部位不同，X 线表现也各有其特点。如在高位小肠梗阻时，空肠黏膜环状皱襞可显示出"鱼肋骨刺状"，回肠黏膜则无此表现；结肠胀气位于腹部周边，显示结肠袋形。当怀疑肠套叠、乙状结肠扭转或结肠肿瘤时，可行钡剂灌肠以助诊断。在小肠梗阻时，忌用胃肠造影的方法，以免加重病情。在病情严重、低血压、休克患者，有时立位平面相可造成直立性虚脱，值得临床医师注意。

4. 诊断要点

（1）腹痛、呕吐、腹胀、肛门排气和排便停止几大症状和腹部可见肠型或蠕动波，肠鸣音亢进，压痛和腹肌紧张。

（2）机械性肠梗阻具有上述典型临床表现，早期腹胀可不显著。麻痹性肠梗阻无阵发性绞痛等肠蠕动亢进的表现，相反肠蠕动减弱或消失，腹胀显著，而且多继发于腹腔内严重感染、腹膜后出血、腹部大手术后等。

（3）有下列表现者，应考虑绞窄性肠梗阻的可能：①发病急，开始即为持续性剧烈腹痛，或在阵发性加重之间仍有持续性疼痛。有时出现腰背部痛，呕吐出现早、剧烈而频繁。②病情发展迅速，早期出现休克，抗休克治疗症状改善不显著。③明显腹膜刺激征，体温上升、脉率快、白细胞计数增高。④腹胀不对称，腹部有局部隆起或触及有压痛的肿块。⑤呕吐物、胃肠减压抽出液、肛门排出物为血性，或腹腔穿刺抽出血性液体。⑥经积极非手术治疗而症状体征无明显改善。⑦腹部 X 线检查见孤立、突出胀大的肠襻、不因时间而改变位置，或有假肿瘤状阴影；若肠间隙增宽，提示有腹腔积液。

（4）高位小肠梗阻的特点是呕吐发生早且频繁，腹胀不明显。低位小肠梗阻的特点是腹胀明显，呕吐出现晚而次数少，可吐粪便样内容物。

（5）完全性梗阻呕吐频繁，如为低位梗阻腹胀明显，完全停止排气、排便。

5. 鉴别诊断

鉴别诊断主要在于区分肠梗阻的部位、性质与是否存在绞窄病因。疼痛的性质为阵发性伴肠鸣音亢进多提示为机械性梗阻；腹胀明显且肠鸣音减弱提示为麻痹性梗阻；呕吐频繁为高位肠梗阻的表现；病情发展迅速、出现腹膜刺激症状、血流动力学不稳等说明肠绞窄的可能性较大，应引起重视。

（二）治疗

肠梗阻的治疗在于缓解症状，恢复肠道的通畅，包括非手术治疗与手术治疗。值得注意的是对患者生命的威胁主要在于肠梗阻带来的全身病理生理变化。因此不论是否采取手术治疗，首先应给予非手术治疗以纠正肠梗阻带来的全身性病理生理紊乱，为手术治疗创造条件。

1. 非手术治疗

主要包括以下措施。

（1）胃肠减压：肠梗阻诊断明确后，应立刻进行胃肠减压，以减轻腹胀。胃管保留在胃内，可吸出由肠管逆流到胃内的液体与气体，更主要是可将吞咽带进的气体抽出，减轻肠管膨胀的程度。腹胀减轻后还有利于改善呼吸和循环功能。应用胃肠减压后 12 h，重复进行 X 线检查，若小肠内充气减少，结肠充气时，证明肠梗阻有所缓解。

（2）纠正水和电解质平衡：根据肠梗阻的部位、梗阻时间的长短以及实验室检查的结果来补充水和电解质。由于呕吐与胃肠减压所丢失的液体与细胞外液相似，需补充的液体以等渗液为主。绞窄性肠梗阻或晚期的单纯性肠梗阻患者，常有大量血浆和血液的丢失，还需补充血浆和全血。

（3）抗生素：单纯性肠梗阻一般不需使用抗生素。绞窄性肠梗阻时则需使用，可减少细菌繁殖，预防切口及肺部感染。

（4）对症治疗：单纯性肠梗阻患者可经胃管注入石蜡油、花生油或通便泻下的中药，疼痛剧烈患者可应用解痉剂。

2. 手术疗法

绞窄性肠梗阻、肿瘤及先天性肠道畸形引起的肠梗阻，以及非手术治疗无效患者均应手术治疗。手术的原则和目的是：在最短的时间内，以最简单的方法解除梗阻或恢复肠腔的通畅。手术方式的选择应根据病因、病理变化、梗阻部位、梗阻程度和患者全身情况而定。手术可归纳为如下4种。

（1）解除引起梗阻的原因：如粘连松解术、肠套叠整复或肠扭转复位术等。

（2）肠切除吻合术：如肠管因肿瘤、炎症性狭窄等，或局部肠襻坏死，应行肠切除吻合术。梗阻原因解除后，判断肠管有无生机至关重要。如果肠壁已呈暗红色，失去光泽和弹性，无蠕动能力，对刺激无收缩反应，肠系膜终末动脉无搏动，则表示已发生肠坏死，应行肠切除。如有可疑，可用0.5%普鲁卡因或0.5%利多卡因肠系膜根部封闭，温盐水纱布热湿敷，将其放入腹腔20～30 min，若见肠壁颜色和光泽好转，肠系膜终末动脉搏动出现，则说明肠管仍有生机。否则，即表明肠管已坏死。

（3）短路手术：当引起梗阻的原因既不能简单解除，又不能切除时，可行梗阻近端与远端肠襻的短路手术。

（4）肠造口或肠外置术：如患者病情危重，不能耐受复杂手术，可用此类术式解除梗阻。该手术主要适用于低位肠梗阻，如急性结肠梗阻，一般采用梗阻近侧肠造口，以解除梗阻；也适用于麻痹性或痉挛性肠梗阻，蛔虫或粪块堵塞引起的肠梗阻，炎症引起的不完全性肠梗阻，肠套叠早期等。在治疗过程中，应严密观察，如症状、体征不见好转或反而加重，应改为手术治疗。除前述基础疗法外，还包括中药治疗、口服或胃肠道灌注植物油、针刺疗法，以及根据不同病因采用低压空气或钡灌肠，经乙状结肠镜插管，颠簸疗法等各种方法。

二、粘连性肠梗阻

粘连性肠梗阻比较常见，占全部肠梗阻病例的40%～50%。其中先天性腹腔内粘连（如美克耳憩室的系带、胎粪性腹膜炎）所致者极少，而以后天性腹腔内粘连为最多，好发于腹腔内手术、感染、肿瘤、腹部损伤，腹内出血或异物残留最多见。

（一）临床表现

粘连性肠梗阻大多有腹部手术史，发生时间可以在术后几周到数年之久，有的甚至数十年。可有多次反复发作。大部分粘连性肠梗阻发生在回肠且为单纯性，临床表现同一般小肠梗阻。

（二）诊断要点

（1）多有腹腔手术、创伤或感染病史。

（2）以往有慢性肠梗阻症状和多次急性发作史。

（3）突发性典型的机械性肠梗阻表现。

值得注意的是，手术后早期（5～7 d）即可出现粘连性肠梗阻，应与术后肠麻痹恢复期的肠蠕动功能失调相鉴别。其鉴别要点：①术后肠麻痹是术后的持续表现，多在术后3～4 d内恢复，当自肛门排气排便后，症状便自行消失。而粘连性肠梗阻则常常先有肛门排便排气后又停止，并伴有绞痛和肠鸣音亢进。②腹部X线，肠麻痹时全部肠道均有积气，而粘连性梗阻积气积液仅限于梗阻以上的肠管。

（三）治疗

粘连性肠梗阻应尽量避免反复手术治疗。若是单纯性梗阻，应首先选择基础治疗，如基础治疗无效或怀疑有绞窄时，宜及时做手术探查。

（1）全面探查，不满足于一处或几处梗阻的发现。

（2）以钝性分离为主，减少损伤。

（3）对于粘连广泛，分离后有较多粗糙面者，可行部分或全部小肠排列术。

手术方式可根据病变情况采用粘连松解或束带切断术，有肠坏死者，应行肠切除吻合术。

(四)注意事项

1. 粘连性肠梗阻

粘连性肠梗阻多数为单纯性肠梗阻,一般采用禁食、胃肠减压、输液、防治感染等非手术方法,尽可能避免手术治疗,以减少手术后再粘连。

2. 腹腔内粘连

腹腔内粘连是浆膜对损伤和炎症正常生理反应,故在腹腔手术中采用一些方法尽可能减少损伤和炎症,以减少粘连性肠梗阻的发生。手术中仔细止血,不做大块结扎,防止浆膜面暴露干燥和异物残留等。

3. 使用抗粘连药物或材料

如胰蛋白酶、右旋糖酐、透明质酸酶等。

4. 加强术后处理,促使肠功能恢复

如早期下床活动,使用促进肠蠕动药物。

三、肠扭转

肠扭转是一段肠襻沿其系膜长轴旋转而造成的闭襻型肠梗阻。由于肠系膜血管受压,因而也属于绞窄性肠梗阻。常常是因为肠襻及其系膜过长,系膜根部附着处过窄或粘连收缩,并因肠内容重量骤增,肠管动力异常,以及突然改变体位等诱发因素而引起。扭转程度轻者在360°以下,严重的可达2~3转。常见的扭转部位有部分小肠,全部小肠和乙状结肠。

(一)临床表现

肠扭转表现为急性机械性肠梗阻,但部位不同,临床特点各异。

1. 小肠扭转

小肠扭转多见于青壮年。常有饱食后剧烈活动等诱因。发生于儿童者多与先天性肠旋转不良等有关。表现为突然发生的剧烈腹部绞痛,阵发性加重,常牵涉腰背部,患者喜蜷曲卧位,不敢仰卧;呕吐频繁,腹胀不显著或某一部位特别明显。腹部有时可扪及扩张肠襻,病情发展迅速,易发生休克。腹部平片可见到闭襻的肠管,空肠、回肠换位或排列成多种形态的小跨度蜷曲肠襻等特有征象。

2. 乙状结肠扭转

乙状结肠扭转多见于男性老年人,常有便秘习惯或以往有多次腹痛发作经排便、排气后缓解的病史。临床表现为腹痛、腹胀、呕吐一般不明显。低压灌肠时进入液体量往往不足500 mL。钡剂灌肠造影可明确诊断,在扭转部位钡剂受阻,钡影尖端呈"鸟嘴"状改变。

(二)治疗

肠扭转可在短期内致肠绞窄、坏死,病死率为15%~40%,应及时手术治疗。

1. 扭转复位术

将扭转的肠管复位,并解决引起扭转的解剖学异常。

2. 肠切除术

适宜肠坏死的病例。

(三)注意事项

(1)肠扭转早期除一般治疗外,可行手术复位。

(2)肠扭转是一种闭襻性肠梗阻,易引起绞窄,造成肠坏死、肠穿孔,宜早期手术较为安全。

(3)早期乙状结肠扭转可行肛管复位,在乙状结肠镜下插入细肛管,排出扩张肠曲内气体,并保留3~4 d,以利于肠功能恢复。

四、肠套叠

一段肠管套入邻近的肠腔内称为肠套叠。多为近侧端套入远侧端。根据套入部位可分为小肠-小肠型、回肠-结肠型和结肠-结肠型。

临床上将肠套叠分为儿童型和成人型两大类。儿童型肠套叠占儿童肠梗阻的首位,多发生于2岁以内的肥胖婴儿，男孩多于女孩，与肠功能失调，蠕动异常有关。成人型肠套叠多为继发性，可继发于肠息肉、肠肿瘤等，两类肠套叠在临床表现及治疗上均有显著不同。

（一）临床表现

儿童型肠套叠是小儿肠梗阻的常见病因，80%发生于2岁以下儿童。最多见的为回肠末端套入结肠。

1. 腹痛

患儿常突然发作剧烈的阵发性腹痛，阵发性哭闹，反复发作后出现精神萎靡、嗜睡。如不及时治疗可进一步出现休克。

2. 呕吐

早期为胃内容物，继之有胆汁或肠内容物。

3. 血便

大便呈果酱样。

4. 腹部肿块

大多数患儿可在腹部扪及腊肠样肿块，表面光滑，稍可活动，稍有压痛，位于脐右上方。

成人型肠套叠多表现为慢性反复发作，其发生原因常与肠息肉、肿瘤等病变有关。主要症状是阵发性腹痛，在腹痛发作时约60%的患者可扪及腹部肿块，并有不完全性肠梗阻表现，但往往可自行缓解。

（二）诊断要点

1. 儿童型肠套叠

根据三大典型症状，腹痛、血便和腹部肿块等表现，一般可明确诊断，如有怀疑可做诊断性空气灌肠或钡剂灌肠造影。X线下可见到套叠的肠管钡影呈"杯口"状，甚至呈"弹簧状"阴影。

2. 成人型肠套叠

成人中发现质硬、光滑、稍能推动的腹部肿块，伴有不完全性肠梗阻表现要考虑本病。应做钡灌肠造影或钡剂上消化道造影检查，可明确诊断并了解所发生的原因。

（三）治疗

1. 儿童型肠套叠

以非手术疗法为主。

（1）空气灌肠：适用于病程在48 h以内，腹不胀、腹肌不紧张的回肠-结肠型套叠。应用此法有近90%的患儿可获得复位。方法是将气囊导尿管插入肛门，让气囊充气堵住肛门，然后向肠腔内充气，压力为8 kPa～13 kPa，在X线透视下，可见到套叠的肠管逐步消失，有空气进入回肠。

（2）手术治疗：适用于空气灌肠复位失败、并发肠穿孔腹膜炎或病程超过48 h者。术时注意将套入的肠管轻轻挤出，避免直接牵拉。如肠管已有坏死或手法不能复位宜做肠切除吻合。

2. 成人型肠套叠

由于成人肠套叠多属继发，原则上应手术治疗，根据病变情况做相应的手术处理。

（四）注意事项

（1）儿童型肠套叠早期可采用非手术疗法，如禁食、输液、控制感染。

（2）行空气灌肠疗法时，应在X线透视下严密观察肠套叠复位全过程。术者可用手轻轻按摩套叠部位以利复位。复位后，腹部变软无压痛，肿块消失，小儿常安静入睡。继而可排气排便，便色渐变成正常。

（3）行空气灌肠疗法前，需皮下或肌内注射阿托品0.3～0.5 mg，以解除痉挛镇痛；个别异常躁动患儿，可用基础麻醉。

第二节　黑斑息肉病

黑斑息肉病是一种少见的家族性疾病。其特点是口腔黏膜、口唇、双侧手掌和足底有色素沉着以及胃肠有多发息肉。是一种显性遗传病，有很高的外显率，男性和女性都可携带基因。肠息肉和黑斑由单一的多显性基因所引起，临床上仅半数患者有家族史。

一、病理

（1）息肉为错构瘤。
（2）组织学上除正常的肠黏膜腺体外，可见到腺瘤性息肉中所没有的平滑肌成分。
（3）从黏膜肌层分叉如树枝样长入息肉内。
（4）黑斑最常见于唇部、口腔黏膜和手指，足趾、肛周、手掌和足底也可见到。
（5）息肉可发生在胃至直肠的任何部位。以空回肠最多见。

二、临床表现

（1）反复发作腹部绞痛，为肠息肉引起肠套叠所致。
（2）便血，为息肉糜烂引起出血。
（3）部分患者可扪及肿块。
（4）唇、口腔黏膜、手掌、足底多发性黑斑为本病特征。

三、诊断

（一）X线检查

可行胃肠道钡餐或小肠灌钡法证实胃肠道有无息肉。

（二）纤维内镜检查

对结肠直肠或胃息肉可行纤维结肠镜或胃镜检查以了解息肉的大小、分布、数目，并可做病理检查。

四、治疗

（一）观察

由于息肉分布较广泛，难以将息肉全部切除，而且极少癌变，故对没有明显症状的患者可以长期观察。

（二）手术治疗

手术的目的是解除临床症状而不是根治。

1. 手术适应证
（1）肠套叠合并有明显的肠梗阻。
（2）反复出现较大的肠道出血。
（3）发现有个别孤立较大的息肉或多发性息肉密集于某一肠段，且有反复发作腹部剧烈疼痛。

2. 手术方式
（1）并发肠套叠急诊手术如无肠坏死可行肠套叠复位术，尽可能做息肉切除，已有肠坏死者则行肠切除吻合术。
（2）出血较大的息肉应予以摘除。
（3）息肉大于2 cm者，手术探查，分别切开息肉段肠壁摘除息肉。

（三）内镜治疗

对于胃、大肠的息肉，可用内镜在检查的同时予以摘除或电灼。

（四）黑斑的治疗 唇部黑斑有碍美容，如患者要求手术，可以刮除。其他部位黑斑可以不治。

第三节　短肠综合征

短肠综合征系指小肠广泛切除后的严重吸收不良（腹泻、脂肪泻、体重减轻、营养不良等）综合征。一般认为小肠切除70%以上，或切除小肠50%且同时切除回盲瓣，或成人保留小肠不足120 cm谓之小肠广泛切除。小肠大量切除常见的病因有急性肠扭转、坏死性肠炎、绞窄性疝、肠系膜上动脉栓塞、肠系膜上静脉血栓形成、肿瘤、Crohn病、外伤等。

一、诊断

(一)临床表现

短肠综合征患者的临床表现和严重程度随残留肠管的部位、长度及有无回盲瓣的存留而异,主要有以下几方面表现。

(1)严重的腹泻和脂肪泻。

(2)水、电解质平衡失调、酸中毒、多种维生素缺乏。

(3)严重营养不良、疲乏无力、体重下降、手足搐搦、骨痛、骨软化、紫癜及周围神经病变,乃至精神症状。

(4)免疫功能低下。

(5)胃酸分泌亢进表现,胃部烧灼感、恶心、呕吐。

(6)短肠综合征患者后期可出现泌尿系结石、胆系结石等。

(二)辅助检查

1. 血液检查

可有贫血和血清 K^+、Na^+、钙离子、镁离子、清蛋白、胆固醇等浓度降低,以及凝血酶原时间延长。

2. 小肠功能检查

粪脂定量测定、血清胡萝卜素测定、维生素 B_{12} 吸收试验、D-木糖吸收试验等。

3. 小肠液细菌培养

一般超过 $1 \times 10^8/L$,为细菌生长过度。

4. 胆盐浓度测定

血中结合胆盐浓度下降甚至缺乏。

5. X 线小肠钡剂造影

可估计和观察剩余小肠的长度及代偿功能。

二、治疗方法

(一)非手术治疗

1. 第 1 期治疗

(1)禁食、全肠外营养治疗,纠治水、电解质和酸碱平衡失调。补充必需的营养物质,使肠道得到充分的休息。

(2)抑制高胃酸分泌:可静脉滴注莫替丁、奥美拉唑等。用碳酸钙中和胃酸和游离脂肪酸。

(3)抑制肠蠕动、减轻腹泻:可酌情选用洛哌丁胺、思密达、考来烯胺每次 4~5g,每日 3 次。

(4)消胆胺:结合胆盐,消除胆盐对结肠的刺激。

2. 第 2 期治疗

为防止肠黏膜萎缩,宜早期开始肠内营养治疗。应给予碳水化合物、高蛋白、低脂肪及含有充分的微量元素和维生素的要素饮食。同时根据口服营养的情况,继续给予静脉营养支持补充。暂禁用乳糖制品。有高草酸尿患者,可限制水果、蔬菜入量。如残肠内有过多细菌生长者,可用氨苄西林、甲硝唑等抗生素治疗。

3. 第 3 期治疗

经口摄入的食物以患者可以耐受的程度进行调整。既要保证热量和营养充分,而又不引起腹泻为原则。饮食以高糖、高蛋白、低脂半流或软食为主。避免高渗饮料,补充矿物质和维生素。患者终身需小心调节饮食并置于医师的监护之下。

(二)手术治疗

术后持续吸收不良而严格非手术治疗效果不佳时,可考虑手术。应当指出,不应在广泛小肠切除的同时做短肠的补救性手术,因对残存小肠的代偿功能难以足够估计,且在肠切除时做这类手术将会抑制小肠的适应性改变。一般宜在前次手术 6~12 个月以后再考虑。手术方式分延缓小肠排空、增加吸收面积及小肠移植3类。小肠延长术、肠黏膜替补术等增加吸收面积的术式尚处于研究阶段，小肠移植也远非确切的治疗手段。目前临床多用且有效的为多种延缓小肠排空手术。

（1）逆蠕动小肠段间置术：取带蒂残肠末段10 cm，反转后吻合。

（2）小肠人工瓣膜成形术：利用肠管自身套叠或制作残端乳头形成一抵挡肠内容通过的瓣膜样结构。

（3）建立再循环肠襻。

（4）顺蠕动结肠段间置术：切取带蒂结肠段15～20 cm，按顺蠕动方向间置于小肠中。

第四节　脑系膜血管缺血性疾病

肠系膜血管缺血性疾病通常可以分为：①急性肠系膜上动脉闭塞（acute superior mesenteric arteryocciusion）。②非闭塞性急性肠缺血（nonocclusive acute mesenteric ischemia）。③肠系膜上静脉血栓形成（superior mesenteric venous thrombosis）。④慢性肠系膜血管闭塞缺血（chronic mesenteric ischemia）四种情况。

一、急性肠系膜上动脉闭塞

急性肠系膜上动脉闭塞是肠缺血最常见的原因，可以由于栓子的栓塞或动脉有血栓形成引起。两者的发生率相近，分别为55%与45%。肠系膜动脉发生急性完全性闭塞而导致肠管急性缺血坏死，多发生于老年人。

（一）病因与病理

多数栓子来源于心脏，来自风湿性心脏病与慢性心房纤颤的左心房，急性心肌梗死后的左心室，或以往心肌梗死后形成的壁栓，心内膜炎，瓣膜疾病或瓣膜置换术后等，也可来自自行脱落的或是经心血管导管手术操作引起的脱落，偶有原因不明者。肠系膜上动脉从腹主动脉呈锐角分出，本身几乎与主动脉平行，与血流的主流方向一致，因而栓子易进入形成栓塞。急性肠系膜上动脉血栓形成几乎都发生在其开口原有动脉硬化狭窄处，在某些诱因如充血性心力衰竭、心肌梗死、失水、心排血量突然减少，或大手术后引起血容量减少等影响下产生。偶也可由夹层主动脉瘤，口服避孕药，医源性损伤而引起。

栓子通常堵塞在肠系膜上动脉自然狭窄部，如在空肠第1支的远端结肠中动脉分支处，或是更远的部分。而血栓形成都发生在肠系膜上动脉开始有动脉粥样硬化部分。不论是栓子或血栓形成，动脉被堵塞后，远端分支即发生痉挛。受累肠管呈苍白色，处于收缩状态。肠黏膜不耐受缺血，急性肠系膜动脉闭塞10 min后，肠黏膜的超微结构即有明显改变，缺血1 h后，组织学上的改变即很清楚。黏膜下水肿，黏膜坏死脱落。急性缺血的初期，肠平滑肌收缩，其后因缺血而松弛，血管痉挛消失，肠壁血液淤滞，出现发绀、水肿，大量富含蛋白质的液体渗至肠腔。缺血后短时间内虽然病理生理改变已很明显，如动脉血流恢复，小肠仍可具有活力，但将有明显的再灌注损伤。缺血继续长时间后，肌肉与浆膜将坏死，并出现腹膜炎，肠管呈发绀或暗黑色，浆膜呈潮湿样，易破有异味，肠腔内细菌繁殖，毒性产物被吸收，很快因中毒与大量液体丢失而出现休克，与代谢性酸中毒。血管闭塞在肠系膜上动脉出口处，可引起Treitz韧带以下全部小肠及右半结肠的缺血坏死。较常见的部位是在结肠中动脉出口以下，也可引起Treitz韧带和回盲瓣之间的大部分小肠坏死。闭塞愈靠近主干远端，受累小肠范围愈小。

当轻度缺血得到纠正后，肠黏膜将再生，新生的绒毛形状不正常，有萎缩，并有暂时性的吸收不良，其后渐恢复，部分坏死的肠组织将是瘢痕愈合以后出现小肠节段性狭窄。

（二）临床表现

肠系膜上动脉栓塞或血栓形成都造成缺血，故两者的大多数临床表现相同。患者以往有冠心病史或有心房纤颤，多数有动脉硬化表现。在栓塞患者，有1/3曾有肢体或脑栓塞史，由于血栓形成的症状不似栓塞急骤，仅1/3患者在发病后24 h内入院，而栓塞患者90%在一天以内就医。

剧烈的腹部绞痛是最开始的症状，难以用一般药物所缓解，可以是全腹性也可是脐旁、上腹、右下腹或耻骨上区，初由于肠痉挛所致，其后有肠坏死，疼痛转为持续，多数患者伴有频繁呕吐，呕吐物为血水样。近1/4患者有腹泻，并排出暗红色血液，患者的早期症状明显、严重，然腹部体征与其不相称，是急性肠缺血的一特征。开始时腹软不胀，轻压痛，肠鸣音存在，其后腹部逐渐膨胀，压痛明显，肠鸣音消失，出现腹膜刺激的征象，说明已有肠坏死发生，患者很快出现休克现象。

化验室检查可见白细胞计数在 20.00×10^9/L 以上，并有血液浓缩和代谢性酸中毒表现。腹部X线片难以明确有肠缺血的现象，在早期仅显示大、小肠有中等或轻度胀气，当有肠坏死时，腹腔内有大量积液，平片显示密度普遍增高。超声多普勒检查在发病早期，腹部尚无胀气时，可提示肠系膜上动脉搏动消失，但当肠襻胀气时，其检查的效果则有限。腹部选择性动脉造影对本病有较高的诊断价值，它不但能帮助诊断，还可鉴别是动脉栓塞，血栓形成或血管痉挛。动脉栓塞多在结肠中动脉开口处，造影剂在肠系膜上动脉开口以下 3~8 cm 处突然中断，血栓形成则往往在肠系膜上动脉开口处距主动脉 3 cm 以内，出现血管影中断。小栓子则表现在肠系膜动脉的分支有闭塞现象，有时还可发现肾动脉或其他内脏动脉有阻塞。血管痉挛显示为血管影有缩窄但无中断。血管造影明确病变的性质与部位后，动脉导管可保持在原位上给予血管扩张剂如罂粟碱、苄胺唑啉（regitine）等以解除栓塞后引起的血管痉挛，并维持至手术后，药物结合取栓术或栓塞病变治疗后，可有利于提高缺血肠的成活率，术后还可利用这一导管再次造影以了解肠系膜血管循环的状况。

（三）治疗

急性肠系膜缺血患者的早期诊断较为困难，当明确诊断时，缺血时间已长，肠已有坏死，同时患者多有较严重的心脏病，给治疗带来更多的风险。虽然，当代多主张采用积极的放射介入或手术治疗，但总的效果仍不佳。

在对患者一般情况及心脏情况予以诊断及处理后，即进行选择性动脉造影，如发现有栓塞及血管痉挛时，可经动脉导管灌注罂粟碱，也可灌注溶栓剂如尿激酶、链激酶以溶解栓子，有的报告应用经皮血管腔内气囊成形术或放置内支撑者，但效果都不肯定，仅有少数早期患者经治疗后可获得疗效，这些治疗方法虽有发展的前景，但当前仍是以手术治疗为主，特别是患者已出现腹膜刺激症状时则更不宜等待。剖腹探查发现栓塞位于一个分支或主干的远端，肠管缺血的范围不大，并已出现坏死现象时，则可进行部分肠切除吻合术。

如动脉主干已栓塞，累及全部小肠及右半结肠，肠管虽有充血但未肯定已坏死时，应立即将主干游离切开取栓并清除远端血凝块。如为血栓形成则需要做血管内膜切除术，清除血栓直至上下段均有血液通畅地流出，动脉切开部以自体静脉做片状移植修补。如栓塞段甚长，取栓后仍无血液流出或不畅，则可应用自体大隐静脉作腹主动脉或髂动脉与栓塞以下通畅的肠系膜血管之间进行搭桥手术。在进行血管手术前应从静脉给予肝素以防闭塞部远端血管有血栓形成，同时在手术时可在肠系膜上动脉主干周围直接在闭塞部下方的动脉内直接注入血管扩张剂，以解除已存在的血管痉挛。

经探查后，肠系膜上动脉主干阻塞，且累及的肠管已坏死，范围虽大也只能将坏死肠切除，吻合剩余肠恢复胃肠道的通畅，切除缘必须保证血运良好，以免术后发生瘘。术后按短肠综合征给予积极治疗。

为了解血液恢复后肠襻的活力，除观察肠管颜色、蠕动及肠系膜缘动脉搏动外，还可用荧光法探测局部有无血液循环。从周围静脉内注射 1 g 荧光素钠后，于暗室中通过紫外线光观察肠管，局部如发黄色荧光则有血循环存在，肠管有活力。应用多普勒（Doppler）超声测定肠系膜血管也是一种常用的方法，其他尚有肠肌的肌电测定，^{99m}Tc 标记清蛋白检测，肠管表面氧检测，以及红外线体积描记图（photoplethys-mography）等，但均需有特殊设备与时间。当不能完全肯定肠是否仍有活力，可将肠管纳入腹腔关闭，术后供氧、纠正血浆容量，应用强心剂提高心排出量，从选择性肠系膜上动脉导管灌注血管活性药物，以扩张血管增加血流量，并在术后 24~36 h 再次剖腹观察肠管情况，当可确定肠管是否存活。再次剖腹应决定于第一次手术结束时而不是在术后再做考虑，术后疼痛、压痛与肠麻痹将掩盖肠坏死的表现。因此，当再次剖腹一经决定必需按时实行，以确保及时处理已坏死的肠管，增加患者的安全性。

急性肠血管栓塞患者术后的监测、治疗甚为重要，尿量、中心静脉压、肺动脉楔压、动脉血气分析、水、电解质等的测定如有异常均需及时加以纠正，预防心力衰竭的发生。手术前后需应用适合的抗生素防治感染。如原已置有动脉导管者可经导管继续给予抗凝药与血管扩张剂，并在 24 h 后造影观察血管是否通畅。在未放置导管者，术后宜立即给予肝素以防再发生栓子与肠系膜血管术后栓塞。也有医者不赞成用肝素以防肠管出血而应用低分子右旋糖酐。这类患者术后宜较长时间应用华法林（warfarin）以减少再次发生栓子。

急性肠系膜上动脉闭塞的预后较差，死亡率在85%左右，栓塞患者为75%～80%，而血栓形成患者为96%～100%。积极的放射介入与外科治疗可改善预后，再次剖腹观察对减少这类患者的术后死亡率与并发症发生率有着积极意义。短肠综合征、再栓塞、肠外瘘、胃肠道出血、局限性肠纤维化狭窄等是术后可发生的并发症。

二、非闭塞性急性肠缺血

在急性肠缺血患者中，有20%～30%的动脉或静脉主干上未发现有明显的阻塞，也有的报告比例数可达50%。

（一）病因与病理

产生非闭塞性急性肠缺血的病因是一些间接引起广泛血管收缩的因素，心肌梗死、充血性心力衰竭、心律不齐、主动脉瓣闭锁不全，肝、肾疾病，休克，利尿引起的血液浓缩等都是潜在的诱因，可导致心排出量下降、低血容量、低血压，使肠管处于一种低灌压及低灌流状态。洋地黄是常用以治疗心脏疾患的药物，它可直接对肠系膜上动脉的平滑肌产生作用引起血管收缩，虽然内脏血管收缩通常是一种重要的生理代偿机制，但过度代偿将导致持久地血管收缩，甚至原有的刺激因素已经消除，血管收缩仍然存在。当血管内流体静力压小于血管壁的张力时，血管即塌陷，黏膜下层形成短路，绒毛顶部出现缺氧、坏死，继而累及黏膜及肠壁的深层。当前认为肾素－血管紧张素轴与血管加压素以及再灌注损伤是非闭塞性急性肠缺血的重要病理生理改变。

非闭塞性肠缺血的肉眼与显微镜所见与急性肠系膜动脉阻塞相似，但它的病变更为广泛，可累及整个结肠与小肠。然而有时缺血可呈片状或节段样。肠黏膜有广泛出血性坏死伴溃疡形成，黏膜下层血管内有大量红细胞沉积。

（二）临床表现

非闭塞性肠缺血的患者几乎全都发生在前已叙述的导致低血流、低灌注的疾病如充血性心力衰竭、心肌梗死等的一种情况。临床表现与急性上肠系膜动脉闭塞相似，唯过程较缓慢，这类患者出现严重腹部不适、乏力，早期腹部检查结果与患者主诉的严重度不相符。当肠坏死发生后，腹膜刺激症状甚为明显，伴有呕吐、休克，常有腹泻及血便，75%的患者有白细胞计数增加，常有血液浓缩。

当这类存在着潜在诱因患者出现剧烈腹痛，腹部体征又不相符时，应考虑到有这一可能性。腹部X线片仅能显示有肠麻痹。选择性动脉造影是主要的诊断措施，肠系膜上动脉主干没有闭塞，而在中小分支中可能有散在的节段性狭窄，只表现有动脉硬化存在，在除外急性肠系膜动脉闭塞后可诊断本病。

（三）治疗

治疗非闭塞性肠缺血的同时应找出诱因，对引起肠血管收缩的原因如充血性心力衰竭，心律不齐等加以处理，使血管收缩的因素去除，改变循环功能。选择肠系膜上动脉造影甚为重要，不但可明确诊断，也是药物治疗的一个重要途径。在动脉主干未闭塞的情况下可以灌注罂粟碱、妥拉唑啉、胰高血糖素、前列腺素E_2等血管扩张剂，是否需用抗凝剂尚无定论。Boley提出一次注射妥拉唑啉25 mg后，接着用罂粟碱30～60 mg/h，能有较好的效果。经过非手术治疗后症状有好转时，可再次造影观察肠循环的情况，如循环有改变可继续进行药物治疗。在应用血管扩张药的同时，有学者建议加用持续硬脊膜外阻滞麻醉，以改善肠系膜血循环。还应重视对再灌注损伤的治疗，胃肠减压，输氧与抗生素也都是重要的辅助治疗措施。但由于治疗较晚，诊断也不易确定，多数情况下，非手术治疗后腹部体征未能消失，仍须进行手术探查。手术探查的重点是坏死的肠管，肠系膜动脉搏动是否可触及，小肠、结肠以至胃部都可能有片状的坏死区，切除往往无法进行，局限在一段肠管的坏死可行切除吻合，术后继续用肠系膜上动脉插管输注血管扩张药物，并重复造影以了解肠循环的情况，术时对切除端的活力有怀疑者，应考虑24～36 h后再次剖腹探查。

由于本病是在严重的原发病基础上发生的，发生后治疗又难以及时，并发症多，死亡率可高达80%~90%，积极重视低血流状态的发生与处理是预防本病的基础。

三、肠系膜上静脉血栓形成

肠系膜上静脉血栓形成于1935年为Warren等首先描述，其后逐渐被认识，大都为急性血栓形成，占急性肠缺血的3%~7%。

（一）病因与病理

急性肠系膜上静脉血栓形成有些是原因不明，但多数是继发于其他一些疾病，最常见的是血液凝血病如真性红细胞增多症、抗凝血酶Ⅲ缺乏、C蛋白缺乏、镰形细胞病等，这类患者也常有其他部位静脉血栓形成。腹腔内感染、门静脉高压、钝性创伤或手术创伤、肾移植、脾切除等也都是其诱因，口服避孕药而引起静脉血栓形成的可能性也应引起重视。

静脉血栓通常是累及肠系膜静脉的分支与造成节段性肠缺血，但有可能血栓逐渐蔓延至肠系膜上静脉导致广泛系膜缺血。静脉血栓形成早期的病理改变为肠壁明显水肿、充血与黏膜下出血，肠腔内有血性液体，肠系膜也有充血水肿，腹腔内脏有血性渗出液，肠坏死的发展速度较急性动脉栓塞为缓慢。静脉血栓形成后，静脉反流滞留，可引起动脉痉挛与血栓形成，难以确定血栓形成原发在静脉还是动脉。

（二）临床表现

静脉血栓形成的症状为逐渐加重的腹部不适，腹胀、食欲不振与大便习惯改变，这些症状可持续1~2周，然后突发剧烈腹痛、呕吐，约1/5的患者可有腹泻与血便，血便较动脉闭塞为多见。腹部检查可见腹胀，有压痛及肌紧张，也可有腹腔积液。早期有肠鸣音活跃，以后肠鸣音减弱或消失。白细胞计数增高并有血浓缩的现象。X线腹部平片可见肠胀气，肠壁增厚及腹腔内积液的征象。腹腔穿刺可抽得血性液体。腹部超声波检查、CT扫描、选择性肠系膜上动脉造影、核素扫描等虽可从各方面提供一些诊断依据，但最终还待手术探查确定。

（三）治疗

结合病史及其他表现提示为本病后，即应积极进行准备及早手术，静脉血栓形成往往累及分支，因此坏死可能仅及一段肠管，但血栓有蔓延的可能，术后发生瘘的机会亦多，因此实施静脉切开取栓术的可能性极小。静脉切除的范围应广一些，包括含有静脉血栓的全部系膜。

术后易再有血栓形成，应进行抗凝治疗3个月。肠系膜静脉血栓形成经手术及抗凝治疗后，预后较动脉栓塞为好，死亡率在20%左右。

四、慢性肠系膜血管闭塞缺血

动脉粥样硬化，管腔逐渐狭窄以致闭塞是慢性肠系膜血管闭塞的主要病因，有医生称之为肠绞痛（intestinal angina）或腹绞痛（abdominal angina）。虽然肠系膜动脉硬化在老年患者较常见，但发生慢性肠系膜血管闭塞症状者却不多，更不致发生肠坏死，主要是由于腹腔内脏有3条供应动脉，即腹腔、肠系膜上及肠系膜下动脉，互相之间有侧支循环形成。但如动脉硬化累及的范围较广，2~3支均有病变时，将有血供应量不足，影响了胃肠道的消化功能而出现症状。内脏动脉有纤维肌层增生，腹部创伤或腹主动脉瘤累及腹腔、肠系膜动脉也可产生慢性"肠绞痛"，但甚为罕见。

（一）临床表现

本病多发生在中、老年人，并常伴有冠状动脉硬化，脑血管硬化，周围动脉闭塞疾病，主动脉瘤等。进食后出现弥散性腹部绞痛，是肠绞痛的主要症状，餐后15~30 min出现，2~3 h后达到高峰，后逐渐消退，可向背部放射。腹痛的严重程度和持续的时间长短与进食的量有关系。有时仅有饱胀或钝痛，有时则为剧烈绞痛伴恶心呕吐，症状呈进行性加重，发作日益频繁，患者因此而改变食物的种类，减少进食量，甚至出现恐食症不敢进食，尚可有肠胀气，便秘或腹泻，粪便量多呈泡沫状，含有大量气与脂肪。患者体重有明显下降，平均在10 kg以上，常被疑有恶性肿瘤。症状持续数月或数年后患者可能发生急性肠系膜血栓形成和肠梗死，有学者认为1/4的急性肠梗死发生在慢性肠动脉闭塞的基础上。但慢性肠血管闭塞的患者将有多少发生闭塞则无法统计。

除营养不良外，体检和化验检查并无特殊点，虽在60%～90%的患者上腹部可听到收缩期杂音，但无特异性，有时在正常人也可听到。腹部 X 线片和钡餐造影、内镜检查、腹部超声检查与 CT 检查等对本病有特殊的诊断意义，但亦应与溃疡病、胆囊炎、胰腺炎、癌以及腹膜后肿瘤相鉴别。动脉造影是诊断本病的一项重要的检查，先进行腹主动脉造影，并应强调照侧位像以便观察位置向前的腹腔和肠系膜上动脉的出口处，后再分别进行腹腔动脉，肠系膜上动脉与肠系膜下动脉选择性动脉造影，以观察腹内 3 根主要动脉的硬化与侧支循环的情况，一般有两支动脉受累而侧支循环建立不多则将产生症状，但应注意的是动脉造影有诱发急性闭塞的可能，造影前后应加以预防，纠正血浓缩，给予血管扩张剂及 1～2 次常用剂量的抗凝剂等。

（二）治疗

症状轻的患者可以试用非手术治疗，给予血管扩张药物，静脉滴注低分子右旋糖酐，防止血浓缩，采取少量多次进餐，从静脉补充部分营养等。但如发现腹腔动脉或肠系膜动脉出口处有明显狭窄变化。患者一般情况较好时，应积极考虑手术治疗，因为手术不仅能解除肠绞痛，而且还可避免以后发生急性肠梗死。虽然现在尚不了解慢性肠血管闭塞患者发生急性肠梗死的比例，但多数学者仍赞成先进行血管重建术，因急性肠梗死的治疗效果不佳。

血管重建手术可分为三类：①血管内膜剥脱术。②将肠系膜血管狭窄段切除，然后将该动脉植入腹主动脉。③应用自体静脉或人造血管跨越狭窄段行搭桥手术。三类手术中以第三类应用较多，手术操作较方便，效果亦较好，如肠系膜上动脉出口处有狭窄，可在肠系膜上动脉与腹主动脉间搭桥，为解决腹腔动脉开口处狭窄，可在脾动脉或肝总动脉与腹主动脉间搭桥，或者将脾动脉游离后与腹主动脉壁作端侧吻合术。

文献中 9 组患者 335 例在血管重建术后，平均 93% 的患者效果良好，肠绞痛消失，体重增加，手术死亡率为 8%。

第五节　小肠良性肿瘤

较为常见的小肠良性肿瘤包括平滑肌瘤、脂肪瘤、腺瘤、纤维瘤和血管瘤，而神经纤维瘤、黏液瘤与囊性淋巴管瘤则更为少见。据统计小肠良性肿瘤约占原发性小肠肿瘤的 18%～25%，占全部胃肠道肿瘤的 0.5%～1%。小肠良性肿瘤可见于任何年龄组，多见于 30～60 岁，男女比例在发病学上无意义。由于不同的小肠良性肿瘤在临床上并无特征性表现，故术前正确诊断极为困难。

一、病理

（一）平滑肌瘤

为小肠良性肿瘤中最常见的一种，可见于小肠的任何部位，但以空、回肠较为多见。肿瘤多为单发，瘤体圆形或椭圆形，多数在 8 cm 以下，超过 8 cm 多为恶性。根据瘤体与小肠间的关系可将小肠平滑肌瘤分为肠内型、壁间型、肠外型和混合型四种。瘤体一般质地硬，但较大者可因变性与坏死而变软。部分病例可恶变。

（二）脂肪瘤

位于小肠黏膜下，形成大小不一的单发或多发性肿瘤，切面与体表脂肪瘤无异，很少有恶变。

（三）血管瘤

源于黏膜下血管，可分为海绵状血管瘤、毛细血管瘤和蔓状血管瘤，以前两种多见。因瘤体膨胀性生长易致肠黏膜溃疡、急性消化道出血与肠穿孔。

（四）纤维瘤

源于小肠壁组织中的纤维细胞，常与其他组织成分一同构成混合瘤，如腺纤维瘤、肌纤维瘤等，有恶变倾向。

（五）腺瘤

源于黏膜或腺体上皮，外观呈息肉状，数毫米至数厘米不等，也有恶变之可能。

二、临床表现

小肠良性肿瘤早期症状不明显，偶因其他疾病手术时发现，也有部分患者因并发症就诊，术前正确诊断率仅20%左右。常见症状可归纳如下。

（一）腹部不适或腹痛

是最常见和最为早期出现的症状，占63%。引起腹痛的原因多数为肠梗阻，也可因肿瘤的牵伸、瘤体坏死继发炎症、溃疡和穿孔。疼痛部位与肿瘤发生部位有关，但大多数位于脐周及右下腹。疼痛性质可为隐痛且进食后加重，呕吐或排便后减轻，也可为阵发性绞痛、胀痛等。

（二）肠梗阻

急性完全性或慢性进行性小肠梗阻是小肠良性肿瘤常见症状之一。肠梗阻的主要原因为肠套叠，占68%，少部分为肠扭转与肠腔狭窄。临床表现为机械性小肠梗阻：反复发作性剧烈绞痛、腹胀伴肠鸣音亢进等。部分患者可触及腹部包块。平滑肌瘤、脂肪瘤、腺瘤、纤维瘤等都可致肠梗阻。临床上若遇到无腹部手术史，反复发生肠梗阻且渐加重或成年人肠套叠患者时应考虑小肠肿瘤的可能。

（三）消化道出血

9%～25%的小肠肿瘤患者有消化道出血表现，多见于平滑肌瘤、腺瘤和血管瘤。大多数患者表现为间断性柏油便或血便，但发生于十二指肠的腺瘤和平滑肌瘤以及部分空、回肠肿瘤由于肠黏膜下层血管丰富，在炎症或瘤体活动过度牵拉基底时可发生消化道大出血，表现为呕血或大量血便，此时行常规胃镜或结肠镜检查不易发现病变所在。慢性失血的患者常被误诊为缺铁性贫血。

（四）腹部包块

腹部包块的发生率各家报道不一，在30%～72%。包块可为肿瘤本身，也可为套叠之肠襻。包块多位于脐周和右下腹，移动度大、边界清楚、表面光滑、伴有或不伴有压痛。

（五）肠穿孔

多由肠平滑肌瘤所致，原因是肿瘤生长较大，瘤体中心缺血坏死，肠壁溃疡形成，最终引发肠穿孔。

三、诊断

除依据前述临床表现外，可根据病情和医院条件选用以下检查。

（一）非出血患者的检查

1. X线检查

（1）腹部平片：可用于观察肠梗阻征象及有无膈下游离气体等。

（2）普通全消化道钡剂造影：可能发现的影像包括肠腔内充盈缺损与软组织阴影、某段肠腔狭窄伴其近侧扩张、肠壁溃疡性龛影（常见于肠平滑肌瘤）等，但实际上由于小肠较长，影像常因小肠迂曲重叠以及检查间隔期长而致效果不十分理想。

（3）气钡双重造影，可提高阳性发现率。

（4）低张十二指肠造影。

2. 纤维内镜

（1）纤维胃十二指肠镜：可直接观察十二指肠内病变，超声内镜更可显示出肿瘤的原发部位及侵犯肠壁的层次。

（2）小肠镜：理论上讲可观察小肠内病变，但实际上成功率较低。

（3）纤维结肠镜：可对小部分患者回肠末端的病变进行观察与活检。

3. 其他影像学检查

对表现为腹部包块或疑有腹部包块的患者可根据情况选用B超、CT或MRI等项检查，以确定包块的位置并估计其来源。

(二)出血患者的检查

1. 除外胃和结、直肠出血

引起消化道出血的疾病多在消化道的两端,故遇消化道出血患者应先选用内镜法以排除之。急性消化道出血不是内镜检查的禁忌证,因此宜尽早进行以提高诊断符合率。

2. 小肠气钡造影

经十二指肠内导管注入气体与钡剂进行气钡双重造影,其诊断率高于普通全消化道钡餐检查。

3. 小肠镜与小肠钡灌联合检查

最近 Willis 等人采用推进式电子小肠镜结合小肠钡灌检查小肠出血原因,证明两者有明显互补作用,检出阳性患者占 57%。

4. 选择性内脏血管造影

当出血速度大于 0.5 mL/min 时,外渗到肠腔内的造影剂可显示出出血部位及病变性质。对初次血管造影未能做出诊断而仍有出血的患者可于次日及出血停止后 4 周再行血管造影检查,可提高诊断率。有条件者可采用数字减影技术,据报道定性与定位率都很高。

5. 同位素扫描

常用的有 ^{99m}Tc 硫化胶体和 ^{99m}Tc 标记红细胞。前者在静脉内迅速被肝脾清除,同时外渗到出血部位形成焦点。动物试验证明该法可发现出血速度 0.1 mL/min 的出血点。后者衰变比前者慢,限制了这一方法的应用,动物试验证明 30 ~ 60 mL 的血液外渗才能获得阳性结果。同位素扫描可反复使用。

6. 术中内镜检查

术前全肠道灌洗,术中取截石位,内镜医生经肛门插入纤维结肠镜,外科医生引导前进,除个别肥胖患者,镜子很容易达到十二指肠,然后关闭室内照明退镜观察出血部位。一般需 30 min 即可完成检查,无并发症发生。

7. 术中注射亚甲蓝显示病变

利用选择性动脉插管术中注射亚甲蓝可较好地显示病变的肠管。也可将 10 mL 亚甲蓝稀释液直接注射到供应可疑病变血管内,根据病变部位清除亚甲蓝较其他部位迅速地原理找出出血部位。

小肠出血定位诊断较难,常需联合几种方法反复检查,方能做出正确诊断。

四、治疗

小肠良性肿瘤可致肠套叠、肠穿孔、消化道出血等严重并发症,部分有恶变的可能,因此无论腹部手术中偶然发现还是患者就诊时发现都应手术治疗。根据病情可行小肠局部切除或小肠部分切除术。对发生在十二指肠乳头周围的腺瘤如无法行局部切除,也可行胰头十二指肠切除术。

第六节 小肠恶性肿瘤

一、病理

(一)恶性淋巴瘤

主要有淋巴肉瘤、网织细胞肉瘤和霍奇金病三类,国内统计三类分别占 52.7%、36.5% 和 10.8%。由于远端小肠有丰富的淋巴组织,故恶性淋巴瘤以回肠最为多见。约 40% 的病例为多发,多发灶可能为转移性,也可能为多源性病变。恶性淋巴瘤大体上可分为扩张、缩窄、溃疡与息肉四种类型,以前两者多见。恶性淋巴瘤早期即可发生区域性淋巴转移,晚期可转移至肝、脑等器官,也可直接侵犯邻近器官。

(二)小肠癌

小肠癌大体上可分为息肉型、溃疡型和缩窄型。按发生部位可分为十二指肠癌和空、回肠癌。十二指肠虽其长度不到小肠的 10%,但却占全部小肠癌的 33% ~ 48%。十二指肠癌以十二指肠乳头为标志可进一步分为乳头上部癌（多为息肉型）、乳头周围癌（多为息肉型与溃疡型）和乳头下癌（多为缩窄型），由于癌的生长常引起十二指肠狭窄和梗阻性黄疸。镜下小肠癌主要为腺癌，少数为未分化癌与黏液癌，腺棘皮癌与鳞状细胞癌也有报道。小肠癌转移方式以淋巴、血行转移及局部浸润为主。常见受累组织为局部淋巴结、肝、胰、腹膜、卵巢和肺脏等。小肠癌5年生存率较低，据国内外二位学者统计分别为29%和60%。

（三）平滑肌肉瘤

和小肠平滑肌瘤一样，小肠平滑肌肉瘤也分为肠内、外型、肠壁间型和混合型四型，以肠内、外型多见。瘤体直径在8～25 cm，平均9.5～10 cm。由于瘤体大、生长快往往伴有中心部坏死，肠黏膜由于坏死形成溃疡，可并发出血或穿孔，也有穿透至肿瘤中心形成脓腔。镜下见瘤细胞呈多形性，胞核大小不一、形态不规则，瘤细胞核质比例增大、胞质相对减少，有时可见怪形病巨细胞。因诊断不易，故手术时33%～39%的患者已有转移。转移方式以血行为主，也可见淋巴转移。常见的受侵器官有肝脏、腹腔、肿瘤邻近器官，肿瘤自发破裂也较多见。小肠平滑肌肉瘤术后5年生存率较低，仅为20%～30%。

二、临床表现

进展期小肠恶性肿瘤也具有腹痛、肠梗阻、消化道出血、腹部包块与肠穿孔这五项主要临床表现。除此外，由于恶性肿瘤生物学特性所致，小肠恶性肿瘤还具有以下临床特点。

（一）消瘦、乏力

这是小肠恶性肿瘤最常见的临床表现之一。一般说来腺癌发展速度较快，上述症状出现的早且重，而恶性淋巴瘤患者则出现的相对晚一些。当患者出现消瘦、乏力、呕吐与腹痛等症状，而不能用其他消化系统疾病解释时，应怀疑小肠恶性肿瘤的可能并择法检查之。

（二）梗阻性黄疸

发生于十二指肠乳头周围的腺癌、恶性淋巴瘤或平滑肌肉瘤可压迫阻塞胆总管下端引起梗阻性黄疸。化验检查血清总胆红素值升高，以直接胆红素为主。

（三）腹部包块

与小肠良性肿瘤相比较，小肠恶性肿瘤的包块一般质地相对较硬，表面呈结节状，肉瘤长径较大可达20 cm以上，多伴有压痛，移动度较小或发现时已固定不动。

（四）肠梗阻、肠穿孔

十二指肠内恶性肿瘤由于肿瘤浸润可致高位小肠梗阻，致患者出现上腹痛、恶心与呕吐等。空、回肠梗阻主要原因为肠腔狭窄与肠套叠。肠梗阻临床表现与一般机械性肠梗阻无异。由于肿瘤生长速度快肠穿孔的发生率远较小肠良性肿瘤高。

（五）其他

过大的肿瘤偶可致瘤体破裂而引发急性腹膜炎与内出血。

三、诊断

（一）十二指肠恶性肿瘤的诊断

1. 十二指肠低张造影

通过双重对比检查可较详细观察病灶。恶性淋巴瘤主要所见为黏膜增粗、紊乱或消失，肠管变形，宽窄不一，肠壁变硬、边缘不规则。腺癌多表现为龛影或充盈缺损。平滑肌肉瘤则表现为充盈缺损或外压性缺损。

2. 十二指肠镜

恶性淋巴瘤可见局部或多发性浸润性黏膜下肿块，黏膜表面常有糜烂、出血或坏死，此时选择恰当部位活检阳性率可达70%～80%。腺癌和平滑肌肉瘤也可见到溃疡、肿块等，也可进行活检。超声内镜还有助于观察黏膜下病变与周围组织器官受累及淋巴转移情况。

3. 其他影像学检查

包括 B 超、CT 以及 MRI 等项检查。可用于观察：①梗阻性黄疸征象：主要有胆囊增大、肝内外胆管扩张以及主胰管扩张等梗阻性黄疸的间接影像。②消化道梗阻征象：梗阻以上肠管扩张、积气及积液等。③病变周围征象，可见有无周围脏器受累及淋巴结转移。④超声引导下肿块穿刺活检。

（二）空、回肠恶性肿瘤的诊断

诊断较难，常用方法包括小肠气钡造影、小肠镜检查及 B 超、CT 等，请参考小肠良性肿瘤诊断方法。

（三）小肠出血患者的诊断

诊断程序及方法与小肠良性肿瘤致出血患者相同，请参考前述内容。

四、治疗

（一）恶性淋巴瘤

手术仍为主要的治疗手段并可为术后进一步放、化疗创造条件。手术应切除病变肠段及所属淋巴结，断端距肿瘤边缘应在 10 cm 以上。位于十二指肠恶性淋巴瘤可行胰头十二指肠切除术。若手术时已属晚期无法切除，可行胃空肠吻合，也能改善患者生存质量延长寿命。术后可辅以病变区与区域淋巴结放疗。化疗对局部的有效性与放疗相似，医生可根据病变恶性程度、患者条件选择不同化疗方案。

（二）腺癌

十二指肠腺癌应行胰头十二指肠切除术，术式可采用传统的 Whipple 术式或保留幽门胰头十二指肠切除术，根治术后 5 年生存率可达 60%。对于癌肿较小的十二指肠乳头癌患者或患者为高龄体弱者也可行乳头局部切除术。空、回肠腺癌应切除病变及所属淋巴结，断端距肿块也应在 10 cm 以上。术后化疗与其他消化道癌大致相同。

（三）平滑肌肉瘤

平滑肌肉瘤对化疗和放疗均不敏感，治疗应以手术切除为主。切除范围多数作者认为距肿瘤 2～3 cm 即可，无须行淋巴结清扫术。位于十二指肠的平滑肌肉瘤若不宜行局部切除可行胰头十二指肠切除术。

除手术、放疗与化疗外，上述三种肿瘤均可辅以免疫治疗及中药治疗。

第八章 肛肠外科疾病

第一节 痔

一、概述

痔是一种可能与排便及直立体位有关的正常情况，男女老幼皆可得病，其中 20 岁以上的成年人占大多数。据国内有关文献报道，痔疮患者约占受检人群的 46.3%，民间有"十人九痔"之说。

学界普遍认可的定义为：痔是直肠末端黏膜下和肛管皮肤下的直肠静脉丛发生扩大、曲张所形成的柔软静脉血管团。

中华医学会对痔的最新定义为：痔是肛垫病理性肥大、移位及肛周皮下血管丛血流淤滞形成的局部团块。肛垫是肛门直肠正常解剖的一部分，普遍存在于各年龄、性别及各种族人群中。随着年龄的增长，每个人都可能患有痔疮。痔不能认为是一种病，只有合并出血、脱垂、疼痛、嵌顿等症状时，才能称为痔病或痔疮病，也有人称之为症状性痔。目前一般所指的痔疮都是已经有临床症状的痔，即痔病。

二、病因

虽然痔的生成与诸多因素有关，但至今仍不能很好地解释痔的发生，因而产生了许多有关痔的生成学说，主要有以下四种。

1. 静脉曲张学说

静脉曲张学说认为因人体直立、痔静脉缺少瓣膜、括约肌痉挛及粪便嵌塞等，导致肛门直肠静脉回流障碍，痔静脉曲张而形成痔。

2. 血管增生学说

血管增生学说认为齿线以上的黏膜下组织含有大量的窦状血管、平滑肌、弹力纤维和结缔组织等，组成直肠海绵体，随着年龄增长会出现增生、肥大而形成痔。

3. 肛垫下移学说

齿线以上的黏膜及黏膜下存在着静脉丛、Treitz 肌、结缔组织，统称为"肛垫"，是正常的解剖组织。认为当"肛垫"增生、肥大，或因与肛门直肠壁的支持固定发生改变而松弛，或肛门括约肌的紧张度发生改变，使得肛垫向下移位而成本病。

4. 肛管狭窄学说

肛管狭窄学说认为纤维带收缩造成肛管狭窄，致使粪便通过时括约肌不能完全松弛，粪便只能在压力下被挤出，因而痔静脉丛在纤维带与粪块之间受到挤压，引起痔静脉扩张而成痔。

发生痔疮的确切病因目前认识尚不一致，但主要与解剖学因素、饮食因素、遗传因素、妊娠与分娩、职业与年龄、体位、便秘、机械性损伤、炎症等密切相关。

三、分类

根据发病部位的不同，痔又可分为内痔、外痔和混合痔。

（一）内痔

发生于肛管齿线以上，直肠末端黏膜下的痔内静脉丛扩大、曲张所形成的柔软静脉血管团块，称为内痔，又称"里痔"。内痔是肛管直肠病中最常见的疾病，好发于截石位的3、7、11点处。其临床特点是便血，痔核脱出，肛门不适感，多发生于成年人，婴幼儿罕见。

1. 临床表现

（1）便血：为本病最常见的症状，多在排便时出现手纸染血，甚者可出现点滴状或喷射状出血，血液与大便不相混合，颜色鲜红，多无疼痛，呈间歇性发作，常因饮酒、疲劳、便秘、腹泻等诱因使症状加重。

（2）脱出：随着病程延长，痔核会逐步增大，可在排便时脱出肛门外，脱出物颜色鲜红或灰白，若不及时回纳，局部肿胀可加剧。

（3）肛周潮湿、瘙痒：痔核反复脱出，肛门括约肌松弛，常有分泌物溢于肛门外，故自感肛门潮湿。分泌物长期刺激肛周皮肤，易引起肛周湿疹，瘙痒不适。

（4）疼痛：脱出的内痔发生嵌顿，引起水肿，形成血栓，致糜烂坏死，可有剧烈疼痛。

（5）便秘：常因恐惧出血，人为地控制排便，引起排便习惯的改变，或造成习惯性便秘。长期便秘或粪便干燥，容易擦伤痔核表面黏膜，引发内痔出血，二者互为因果，导致病情加重。

如出现长时间、大量的出血，又未进行正确、及时、有效的治疗，常可引起失血性贫血，出现头晕、乏力、面色苍白等症状。肛门内痔核脱出，如不能及时自行或手法复位，易导致脱出物肿胀、疼痛加剧，发生嵌顿，甚则血栓形成或水肿，经常摩擦刺激，可引起局部破损、糜烂、渗出味臭等。

2. 检查方法

（1）直肠指检：早期内痔因痔核柔软，做直肠指检时一般不易触及。如痔核反复脱出，其表面纤维化，可触及包块隆起。

（2）肛门镜检查：通常在肛门视诊、直肠指检后进行，重点观察内痔的部位、大小、数目、色泽、溃疡和出血点等情况。检查时应遵循规律，逐一进行，不可遗漏，检查完毕后及时记录。

（3）内镜检查：对于肛门镜检查不满意，不能明确诊断者，可采用内镜检查，目前常用的有乙状结肠镜和电子结肠镜等。

如需施行手术等特殊治疗时，应进行血常规、尿常规、肝肾功能、凝血四项、心电图和X线胸透等检查。

3. 疾病分期

根据中华医学会外科学组《痔诊治暂行标准》将本病分为四期。

Ⅰ期内痔：便时带血、滴血或喷射状出血，无内痔脱出，便后出血可自行停止。

Ⅱ期内痔：便时带血、滴血或喷射状出血，伴内痔脱出，便后可自行回纳。

Ⅲ期内痔：便时带血、滴血，伴内痔脱出或久站、咳嗽、劳累、负重时内痔脱出，须用手回纳。

Ⅳ期内痔：痔脱出不能回纳，内痔可伴发绞窄、嵌顿。

（二）外痔

外痔是指发生于肛管齿线之下，由痔外静脉丛扩大曲张或痔外静脉丛破裂或反复炎症纤维增生而成的疾病。可发生于任何年龄，其临床特点是自觉肛门坠胀、疼痛、有异物感。

由于临床症状、病理特点及其过程不同，本型可分为结缔组织性外痔、静脉曲张性外痔、炎性外痔和血栓性外痔等。

1. 炎性外痔

肛缘皮肤破损或感染后，呈红、肿、热、痛的炎性表现。

2. 血栓性外痔

血栓性外痔好发于肛缘外截石位 3、9 点，以中年男性居多。肛缘皮下突发青紫色肿块，局部皮肤水肿，肿块初起尚软，疼痛剧烈，逐渐变硬，活动性好，可移动，分界清晰，触痛明显。

3. 静脉曲张性外痔

排便时或久蹲，肛缘皮下有柔软青紫色团块隆起，可伴有坠胀感，团块物按压后可消失。

4. 结缔组织性外痔

肛门边缘处赘生皮瓣，逐渐增大，质地柔软，一般无疼痛，不出血，仅觉肛门有异物感，偶有染毒而肿胀时，才觉疼痛，肿胀消失后，赘皮依然存在。

（三）混合痔

混合痔是指内、外痔静脉丛曲张，相互沟通吻合，使内痔部分和外痔部分形成一整体者，多发生于肛门截石位 3、7、11 点位处，以 11 点处更为多见，兼有内痔、外痔的双重表现。

本病临床表现为在肛管内齿线上下同见内痔、外痔的有关内容。

四、痔的治疗

痔的治疗方法多样，包括药物内治、局部外治和手术治疗。一般来讲，内治法和外治法属于保守治疗的方法，主要以控制和消除临床症状为主；对于严重的痔可采用手术方法治疗，但应严格掌握适应证，选择合适的手术方法。目前，临床上痔的治疗比较倾向于以药物为主的非手术治疗。有症状的痔 80% 以上可经非手术疗法消除症状，其在治疗上占很重要的地位。

（一）口服药物

口服的中成药按功能主治不同可分为四种类型：①泻火凉血药。②清热、祛风、利湿药。③润燥、滋阴、清热药。④养血、益气、固脱药。

中药内服确实可以改善痔的某些症状，如出血、下坠等，但从目前情况看来，因这种方法不方便，患者并不乐意接受，反而在汤药的基础上改进剂型发展起来的中成药更能够适合患者的需要。目前临床上经常用到的内服的中西成药有：槐角丸、化痔丸（片）、痔速宁、痔根断（德国）、消脱止（草木樨浸流膏片）（日本）、痔思疗（英国）、爱脉朗（地奥斯明片）（法国）、七叶皂甙（迈之灵、欧开）、痔特佳胶囊等，这些药的共同特点是具有润肠通便、活血止痛的作用。另外，单纯止血的药物也可配合应用，如三七粉、云南白药、白及粉、维生素 K、维生素 C 等。

（二）外治法

痔疮一般是局部症状，临床首先以局部对症治疗为主。

1. 熏洗法

熏洗法为中医治痔的特色之一。根据熏洗药的作用不同，可分为清热解毒类、活血消肿类、燥湿收敛类等，既可作为保守疗法，又可用于手术后治疗。目前各地医院大都有自己行之有效的外洗药，种类繁多。常用的方剂有祛毒汤、苦参汤等。

2. 外敷法

膏剂最常应用，临床有九华膏、马应龙麝香痔疮膏、龙珠软膏、肛泰软膏、湿润烧伤膏、海普林软膏、四黄膏、金黄膏、化痔膏、红霉素软膏、四环素软膏、磺胺软膏、复方鱼黄软膏、乳酸依沙吖啶软膏等多种膏剂。这些药物多具有润滑、消肿、止痛、止血的作用，应用起来比较方便。也可以配合中西药粉剂如云南白药、甲硝唑、珍珠粉等，中医称之为掺法，适用于各期内痔及手术后换药。

3. 塞药法

栓剂是肛门给药，与口服药相比具有一定优点，还可以防止胃酸和消化道酶对药物的破坏，免除药物对胃黏膜的直接刺激，减轻了肝脏的负担。同时由于直接作用于痔疮部位，吸收比口服药快得多，效果也能得到更大发挥。因此，栓剂治疗痔疮药物的应用较普遍，如马应龙麝香痔疮栓、普济痔疮栓、肛泰栓、解泰栓、太宁栓（角菜酸酯）、消炎痛栓（吲哚美辛）、痔疮宁栓（美辛唑酮）等，适用于各期内痔，具有清热消肿、止痛止血等作用。

目前较常用的肚脐贴药是荣昌肛泰。荣昌肛泰的主要成分为地榆（炭）、冰片等，功效为凉血止血、清热解毒、收湿敛疮、消肿止痛。现代药理研究认为，其具有抗炎、止血、镇痛等作用，用于内痔、外痔、混合痔等肛门疾病的辅助治疗及预防。用法：首先洗净脐部周围的皮肤，擦干，然后将贴有药片的无纺胶布与PVC片分离，将药片对准肚脐中心，粘贴牢固。每次1片，每天1次。

（三）注射疗法

按其所起的作用不同，主要有硬化萎缩和坏死枯脱两种方法。由于坏死枯脱疗法在术后常有大出血、感染、肛管直肠狭窄等并发症，故目前普遍采用的是内痔硬化剂注射疗法。

通过对内痔注射硬化剂造成局部无菌性炎症，导致黏膜下组织纤维化，将脱出的肛垫黏附在肌面上而不再出血或脱出，从而达到使痔萎缩的目的。

适应证：Ⅰ、Ⅱ、Ⅲ期内痔；内痔兼有贫血者；混合痔的内痔部分。

常用药物：消痔灵注射液、5%～10%苯酚甘油、5%鱼肝油酸钠、4%～6%明矾液等。

消痔灵注射液的操作要点：

1. 第一步

痔上动脉的右前、右后和左侧支周围的注射。先在直肠上动脉右前分支的痔核上端进针到黏膜下层深部后注药，边退针边注药。左侧、右后痔核上端分别注药。三处共注药12 mL。

2. 第二、三步

痔的黏膜下层和黏膜固有层注射。先在右前痔核中心进针，针尖触及肌层时，针尖有肌性抵抗感，稍抬起针尖，切勿刺入肌层，开始注药。注药量稍大于原来痔核的体积，即完成第二步注射。然后缓慢退针，到黏膜固有层的过程中再注药，药量是第二步的1/3，即完成第二步注射。同法注射有后、左侧痔核。三次共注药12～15 mL。

3. 第四步

窦状静脉区即痔核下界的注射。先在右前痔核下端的齿状线上方0.1 cm处进针，针尖进入黏膜下层最深部，再边退针边注药。同法注射右后和左侧，三处共注药9～12 mL。

注意事项：注射前排净大便，清洗肛周。注射结束后用手指反复揉压注药部位，使药液均匀散开；注意注射部位过浅可引起黏膜溃烂，过深则易引起肌层组织发生硬化。注射后当天避免过多活动，并控制排便1～2 d，3 d后应保持大便通畅。应用适当抗生素预防感染。必要时两周后再重复注药一次。

（四）插药疗法（枯痔钉疗法）

枯痔钉具有腐蚀作用，能使痔核干枯坏死，达到痊愈的目的。本方法具有疗效确实、操作简单等优点，但对痔面呈灰白色（纤维化）、质较硬的Ⅲ期内痔疗效较差。枯痔钉分含砒、不含砒两种，适用于各期内痔及混合痔的内痔部分，可引起痔核异物炎症反应，现临床应用较少。

（五）结扎疗法

除丝线结扎外，也可用药制丝线、纸裹药线缠扎痔核根部，以阻断痔核的气血流通，使痔核坏死脱落，遗留创面修复自愈。随着结扎疗法的日趋完善，疗效也显著提高。目前临床应用广泛，常用的有贯穿结扎法和胶圈套扎法。

1. 贯穿结扎法

适用于Ⅱ、Ⅲ期内痔，对纤维型内痔更为适宜。

操作要点：①麻醉后，常规消毒肛管及直肠下段，暴露痔核。②弯血管钳夹住痔核基底部，用左手向肛外同一方向牵引，右手用持针钳夹住已穿有丝线的缝针，从痔核基底部中央稍偏上穿过。将已贯穿痔核的双线交叉放置，并用剪刀沿齿线剪一浅表裂缝，再分端进行"8"字形结扎或做"回"字形结扎。③将存留在肛外的线端剪去，将痔核送回肛内，无菌纱布覆盖固定。④缝针穿过痔核基底部时，不可入肌层，否则结扎后可引起肌肉层坏死或并发肛门直肠周围脓肿。

2. 胶圈套扎法

本法是通过器械将小乳胶圈套入痔核根部，利用胶团较强的弹性阻止血液循环，促使痔核缺血、坏死、脱落，从而治愈内痔。

操作要点：①取骑伏位或截石位，常规消毒、铺巾。插入肛镜，消毒直肠与肛管，显露齿状线和内痔。②将负压吸引接头与外源负压抽吸系统相接；确认负压释放开关处于开放状态。③经肛镜置入枪管，管口对准目标，在负压抽吸下组织被吸入枪管内，扳动转轮，释放胶团。④部分患者术后有坠胀感，经对症治疗可缓解。如偶遇术后出血，宜在肛镜下做重新套扎止血或缝合止血。

适用于Ⅱ、Ⅲ期内痔及混合痔的内痔部分；对PPH或其他疗法治疗后痔块或肛垫回缩不全者，可采用本法做补充治疗；其他如直肠息肉、直肠血管瘤（血管畸形）等。

禁忌证：外痔；混合痔的外痔部分；肛乳头肥大（特别提醒：千万不要把肛乳头肥大误认为息肉或内痔而进行套扎）。

优点：全部操作自动化，因而省时、省力、实用、简便；单独一人即可完成手术；耗时仅5～10 min；无须麻醉，无须住院，价格便宜；痛苦轻微。欧美许多临床研究表明，在所有非手术疗法中，胶圈套扎的疗效最好，其疗效仅次于手术治疗。

（六）注射加结扎疗法

适用于各期内痔同时并存者。一般先进行贯穿结扎，然后行注射术。详细内容和步骤请参阅贯穿结扎法和注射疗法的有关内容。

（七）冷冻疗法

使用冷冻机，液态氮作冷冻剂，把冷冻探头降温至-196℃以下，在肛门镜下，把痔核吸引出来，把探头紧扣于痔核，在2～3 min内，把痔核冻成块，让其坏死、脱落。

（八）PPH微创手术方法

PPH痔疮手术，又称为"痔上黏膜环切术"，这是一种以肛垫病变引起痔疮这一发病机制的新认识为理论根据的新技术。PPH手术是用一种称为"PPH吻合器"的特殊器械，将痔上方的直肠黏膜脱垂带做环形切除。

1. PPH技术的起源

最早是1990年美国人Allegra G由痔环切术受到启发，提出使用吻合器切除环状痔，并在临床实践中取得较好的治疗效果。但将PPH术发扬光大的是意大利人Autonio Longo。现在一说到PPH术就会提到他及美国强生公司。强生公司和Aulonio Longo在1993年合作生产出来现在临床上使用的弯把肛痔吻合器原型。也正因为此，强生公司在PPH手术吻合器领域始终立于顶端。

PPH痔疮手术时先扩开肛门，于齿状线（直肠与肛管的交界线）上方约4 cm处将直肠黏膜环形缝合一圈，然后将PPH吻合器插入肛门，吻合器可将脱垂的黏膜带切除下来，整个过程只需半小时左右。由于齿状线以上的直肠黏膜受内脏神经支配，手术后患者几乎没有疼痛的感觉；又由于手术既切除了直肠黏膜脱垂带，又阻断了直肠末端动静脉的终末吻合支，消除了痔疮发生的根源，对内痔、混合痔、环状痔、严重痔脱垂、脱肛等都有着非常理想的治疗效果，具术后见效快、恢复快、无痛苦等特点。

2. PPH痔疮手术的适用范围

一次性使用肛痔吻合器适用于Ⅲ、Ⅳ期脱垂内痔及直肠黏膜脱垂的治疗。

技术优势：微创PPH手术和传统手术治痔疮的对比如下。

传统手术：不同类型的痔疮治疗方法不尽相同。诸如药物疗法、注射疗法、枯痔钉疗法、套扎疗法、冷冻疗法、红外线照射疗法、微波疗法、射频疗法、手术疗法等，药物对痔的治疗效果不佳，用得最多的是手术切除，效果也好。但传统手术过程长，伤口愈合慢，并发症多，很难避免，给患者带来了一定的痛苦，轻者疼痛、渗血、发热、小便困难，重者肛门狭窄、大便失禁。

PPH手术优势：

（1）安全：无须切除肛垫，最大程度保留肛门正常功能，避免肛门狭窄、肛门失禁等并发症。

（2）无痛：将脱出肛门的痔疮拉回原位，同时截断向痔疮提供血液的血管，不损伤肛周皮肤，故术后几乎无疼痛。

（3）创伤小、恢复快：吻合器环形切除黏膜为非开放性伤口，出血少，免除术后换药烦恼，可很快恢复正常生活。

3. PPH 痔疮手术机理

内痔治疗的传统方法包括硬化剂注射、橡皮圈套扎以及各种形式的手术切除术等。这些方法均是针对痔本身进行治疗，旨在使痔核缩小或消失。吻合器环形痔切除术在治疗理论上与传统方法完全不同，一方面避免损伤肛周皮肤引起术后疼痛，另一方面保留了肛垫的完整性，避免术后出现精细排便障碍。PPH 手术方法的机理是在脱垂内痔上缘的地方环形切除直肠下端肠壁的黏膜和黏膜下层组织，并在切除的同时对远近端黏膜进行吻合，使脱垂的内痔及黏膜被向上悬吊和牵拉，不再脱垂。同时，由于黏膜下层来自直肠上动脉供给痔的动脉被切断，术后痔血供减少，因此，该手术的确切名称应为：痔上黏膜及黏膜下层环切肛垫悬吊术。

4. 产品的机理特点

一次性使用肛痔吻合器是 PPH 手术器械。PPH 手术方法的机理是在脱垂内痔的上方近内痔上缘的地方环形切除直肠下端肠壁的黏膜和黏膜下层组织，并在切除的同时对远近端黏膜进行吻合，使脱垂的内痔及黏膜被向上悬吊和牵拉，不再脱垂。同时由于位于黏膜下层来自直肠上动脉供给痔的动脉被切断，术后痔血供减少，趋于变小保留具有精细辨别能力的肛垫组织，恢复直肠下端正常解剖结构，术后患者创伤小，疼痛轻，恢复快，并发症少。

5. 手术步骤

第一步：用一个特制的圆形肛管扩张器导入肛门内部，使痔脱垂或肛管黏膜脱垂部分复位。

第二步：移去扩张器的内心，导入肛镜缝扎器，根据程度缝合脱垂黏膜。这一步被称为"制作荷包"，荷包的情况可以根据痔脱垂情况而定。

第三步：旋开圆形痔吻合器，使其钉转头深入到荷包线上端，然后将缝线打结。

第四步：拉动缝线，使脱垂黏膜层置入吻合器的空腔中，闭合吻合器，由于吻合器有锋利的刀及缝合系统，确定位置后将脱垂黏膜切除。静止 30 s 以缝合止血。将扩张器和吻合器取出。

6. 产品的结构特点

为便于缝扎荷包，将钛钉座组件和吻合器器身设计成相互分离的结构形式，吻切时再将两者对接，操作方便。

7. PPH 痔疮手术禁忌

对妊娠妇女、儿童，有顽固性便秘、盆腔肿瘤、门静脉高压症、布-卡氏综合征或不能耐受手术者均不推荐使用。

目前，治疗痔疮最好的方法当属 PPH 微创术。PPH 微创术是在齿状线以上的直肠腔内操作，属无痛区手术。患者 PPH 微创术过程中，无疼痛的感觉，而且也消除了痔疮发生的根源，避免了痔疮的发生。

PPH 微创术精确程度高，而且手术时间只需要 20 min，在手术后 24 h 内患者就可以正常的排便，术后也不会出现疼痛的感觉。更不会出现并发症。由于 PPH 手术过程解决了痔疮发生的根源，所以近期及远期效果理想，不会再复发。PPH 环切术对一些复杂的痔疮，如混合痔、环状痔、严重痔脱垂、脱肛等都具有良好的疗效。

（九）HCPT 微创方法

此疗法的治疗过程及原理：HCPT 微创术治疗痔疮是通过高频电容场，使组织内带电离子和偶极离子在两极间高速震荡产生内源性的热，使痔疮组织液干结、坏死、继而自然脱落。该技术不会损伤人体组织，治疗周期短，恢复快，特别适合中老年人和注重效率的白领人士，同时也适合用其他手术治疗后又复发的患者。

（十）TST 微创手术

其全称为选择性痔上黏膜吻合术，是在 PPH 术式基础上发展起来的一种新型痔疮治疗技术，主要适用于以非环状脱垂为主的 III、IV 期痔病患者。

TST微创术，又称选择性痔上黏膜吻合术，被肛肠诊疗界誉为"最安全的微创技术"，是在PPH术式基础上发展起来的一种新型技术。TST微创术利用了特制的肛肠镜形成不同的开环式窗口，利用吻合探头，锁定痔核，针对痔核的大小和多少来调节痔黏膜的切除范围，最大限度地保护了肛门的正常功能。

1. 理论依据

理论依据主要有：①外科微创的理念。②外科快速康复理论。③减少术后并发症、后遗症的"温存护肛"学术观点。

2. 手术原理

TST手术遵循了人体痔的形成机制，依照痔的生理病理结构设计而成，旨在纠正痔的病理生理性改变，而非将肛垫全部切除，保留了正常的肛垫及黏膜桥，可以减少手术创伤，最大限度地维护肛门的精细感觉和收缩功能，尽量减少术后肛门不适，缩短治疗时间，使痔手术更加微创化。TST技术是目前治疗痔病的最新技术，它是在PPH技术的基础上，对原有的术式进行改良，其特点是手术操作简单，术后疼痛轻微（几乎无痛），并发症少，恢复时间短，疗效佳，患者满意度高。

3. 适应证

TST术主要适用于以非环状脱垂为主的Ⅲ、Ⅳ期痔病患者。

4. 手术禁忌

对妊娠妇女，儿童，有顽固性便秘、盆腔肿瘤、门静脉高压症、布-卡综合征或不能耐受手术者均不推荐使用。

5. TST技术对比

TST技术是以中医"分段齿形结扎术"为理论基础，发挥其合理的保留皮桥、黏膜桥的部位和数量及结扎区呈齿形分布这一优点，结合PPH术使用吻合器切除下移肛垫上方黏膜、黏膜下组织，是传统中医与现代医学在肛肠外科微创治疗痔病领域的有益结合。

（1）TST手术运用特制的肛门镜形成不同的开环式窗口，只暴露有痔区的黏膜，针对性更强。

（2）TST手术采用分段切除吻合的办法，可以间断地保留正常的直肠黏膜，可有效预防术后吻合口狭窄。

（3）TST手术植入的钛钉的数量少，可能降低术后钛钉引起的肛门的不适感。

6. TST技术特点

TST微创无痛技术是在PPH技术的基础上研发而成，治疗时精确切除脱垂部分的痔上黏膜，保持肛管直肠齿状线附近黏膜及肛垫的完整性，保留正常黏膜桥，最大限度地维护肛门的精细感觉和收缩功能，减少手术创伤。

TST可根据痔核的数量和大小，调节痔上黏膜切除范围，具有安全、可控、达到良好的治疗效果。

TST是痔病微创方法的继续和延伸，具有创伤小、术后疼痛少、恢复快、术后并发症及复发率极低的优点。经临床近1 000例的治疗效果评估和术后跟踪，治疗全程患者几乎无痛，术后3～5 d即可恢复。

7. 技术优势

精确定位：利用特制的肛门镜，能够精确定位脱垂的黏膜，成功、安全的选择性切除脱垂部位的痔上黏膜，符合肛垫下移理论，减少手术创伤。疼痛轻微：传统手术在受躯体神经控制的肛垫区进行，对切割敏感，疼痛剧烈。TST手术在受自主神经控制的直肠黏膜区进行，对于切割不敏感，所以手术疼痛轻微。

8. 安全性高

TST技术治疗不会遗留瘢痕，不会破坏肛垫的生理功能，不破坏直肠与肛管的正常结构和外观，同时也避免了肛门狭窄、失禁等并发症的发生。与传统治疗方法相比，治疗安全性更高，恢复时间短，由于治疗创伤更小，患者术后恢复更快，很多可以作为门诊手术，实现随治随走。大多数患者术后5～7 d就可以基本恢复，开始正常的工作和生活。

9. 手术器械

TST微创术的肛门镜分为：单开式肛门镜、双开式肛门镜和三开式肛门镜。肛门镜的选择：观察痔核，根据痔核的形态、数目和大小，选择肛门镜。

10. 操作步骤

（1）术前肠道准备，选择腰麻或骶管内麻醉，取俯卧式折刀位，会阴部常规消毒铺巾。

（2）根据痔核的数目和大小选择适合的肛门镜：单个痔核的用单开口肛门镜；2个痔核用两开口肛门镜；3个痔核选用三开口肛门镜。

（3）适度扩肛，插入肛门镜，拔除内筒后，旋转肛门镜，使拟切除的痔上黏膜位于开环式的窗口内。

（4）单个痔核在痔上3~4 cm行黏膜下缝合引线牵引，两个痔核可分别进行两处黏膜缝合引线牵引或可用单线一次缝合两处，3个则可作分段性荷包缝合，如痔核较大脱出严重时可行双荷包引线牵引。缝合仅在黏膜及黏膜下层进行，避免伤及肌层。

（5）逆时针旋开吻合器的尾翼，待吻合器的头部与本体完全松开后，将吻合器的头部插入扩肛器内，将荷包线围绕中心杆收紧打结，通过缝线导出杆将缝线自吻合器本体的侧孔导出，持续牵引，顺时针旋紧吻合器，脱垂的直肠黏膜通过肛门镜的窗口牵进吻合器的钉槽内，此时，感觉旋钮有阻力，吻合器指示窗的指针显示进入击发范围。已婚女性检查是否有缝住阴道后壁。打开机身保险，击发，完成切割和吻合。固定吻合器本体等待30 s后，逆时针旋松尾翼3~5圈，将吻合器拔出。

（6）观察吻合口：如两个吻合口间存在缝合线搭桥，则可以直接剪断；两端凸起部分分别上钳后用7号丝线双重结扎。若有活动性出血则行"8"字缝扎止血。肛纳复方角菜酸酯，检查手术切除标本并送检病理。

11. 术后并发症

TST微创术术后可伴有疼痛、出血、水肿、残留痔、血栓形成、吻合口狭窄、肛门坠胀等症状。

（十一）RPH痔疮自动套扎术

自动痔疮套扎术（RPH）是由祖国中医传统结扎疗法发展而来，此法是通过特制的自动痔疮套扎器在齿线上方1.5~3 cm的适当位置将特制的胶圈套于痔或痔上黏膜的基底部，通过胶圈的紧缩、绞勒阻断痔疮的血供或减少静脉倒流，减少痔的充血肥大或血流淤滞，使之缺血、萎缩、坏死，套扎组织逐渐脱落，创面组织修复而愈，是目前非手术治疗疗效最好的治疗方法之一。

1. 治疗原理

（1）套扎后黏膜皱缩，肛垫上提。

（2）局部炎症反应致使黏膜、黏膜下层与浅肌层粘连，肛垫固定于较高位置。

（3）部分阻断痔疮血供或减少静脉倒流，减少痔的充血肥大或血流淤滞，使痔块萎缩。

（4）直接套扎痔块基底部，可即刻止血。

2. 优点

（1）套扎治疗的全过程实现了自动化，省时，省力，实用，简便。

（2）单独一人即可完成操作，耗时仅5~10 min。

（3）无须麻醉，无须住院，价格便宜。

（4）痛苦轻微，并发症罕见。

（5）术后不遗留瘢痕，不破坏直肠与肛管的正常结构和外观，为后续治疗带来极大的便利。

3. 缺点

不能用于单纯外痔、混合痔的外痔部分、肛乳头肥大、直肠息肉疑有恶变者的治疗。

4. 适应证

（1）各期内痔（Ⅰ~Ⅲ期效果最好）；混合痔的内痔部分。

（2）对PPH或其他疗法后痔块或肛垫回缩不全者，可采用RPH作补充治疗。

（3）其他：直肠局灶性病变，如直肠息肉、直肠血管瘤或血管畸形等。

5. 禁忌证

（1）单纯外痔。

（2）混合痔的外痔部分。

（3）肛乳头肥大（特别提醒：千万不要把肛乳头肥大误认为息肉或内痔而进行套扎）。

（4）直肠息肉疑有恶变者。

6. 操作要点与注意事项

（1）术前应先行排便，或用开塞露诱发排便。

（2）术后保持大便通畅；禁食辛辣、酒类等食物；可配合使用坐浴、外用药膏、肛门药栓，酌情使用抗生素等。

（3）部分患者术后有坠胀感，一般经对症治疗可缓解。如偶遇术后出血，宜在肛窥镜下作重新套扎止血或缝合止血。

（十二）其他非手术疗法

1. 扩肛疗法

1968年Lord首先采用此方法。扩肛法的并发症有肛管和肛门周围皮肤撕裂引起的渗血、内痔脱出、暂时性肛门功能不良等。

有人认为肛管压力增加是引起痔的一个原因，因此扩肛疗法被采用。研究表明，这种疗法可以在不改变痔大小的情况下减轻患者的痛苦，但存在肛门失禁的危险。一般认为该法只适用于肛管高压或疼痛剧烈的绞窄性痔，不适用于老年人、肠炎和腹泻患者。目前该法的应用并不普及。

2. 冷冻疗法

冷冻疗法治疗痔疮由Levis（1969年）首先使用，1972年日本柳田首先报道了其临床疗效。冷冻剂主要采用的是液氮或液态二氧化碳。其机制是冷冻使细胞内液迅速冻结，细胞膜破坏，蛋白质变性，然后液化，直接使痔组织细胞变性坏死；还可使痔核内血管丛的微血管发生水肿、内膜增生、管腔变窄、血小板凝集，造成血流停滞，血管栓塞，痔组织缺血坏死。

此法在一开始曾受到大家的提倡，但目前这种热情已经消减不少，其原因主要是接受这种疗法后，约有半数的病例不能得到根治性治疗，而且这种疗法不适用于脱垂性痔疮。采用冷冻棒很难精确地掌握需要去除组织的量和深度。

该法的并发症有严重的疼痛、尿潴留、出血、排出臭味分泌物、粪嵌顿、结缔组织外痔、肛门部严重肿胀、残留痔等，另外有脑膜炎死亡的报道。理论上冷冻可以减弱神经纤维的收缩，但实际上该疗法减轻疼痛的效果并不理想，如术后疼痛的发生率约为33%。目前国内外已较少采用该法治疗痔。

3. 红外线凝结疗法

常用1 s或1.5 s的脉冲，使宽3 mm、深3 mm的蛋白质凝固，应在直视下调节破坏组织的多少。操作方法：扩张肛管，显露内痔，将探头红外线焦点置于齿状线上方痔体基底部照射，可立即出现白色斑点。凝固数秒钟，一个痔体凝固5~6个小点，一次可治疗1~4个痔体。1周后形成黑色焦痂。1~4周后痔体内血流减少，黏膜发生小的溃疡，4~6周后成为粉红色的挛缩瘢痕。如再需治疗，应间隔2周以上。并发症有疼痛、出血、脱出。

第二节　肛隐窝炎

一、概述

肛隐窝炎是肛窦、肛门瓣发生急、慢性的炎症性疾病，又称肛窦炎。由于炎症的慢性刺激，常并发肛乳头炎、肛乳头肥大。其临床特点是肛门部不适、潮湿、疼痛、有分泌物。由于症状较轻，又处在肛管内部，易被患者和医生所忽视。肛隐窝炎是引起肛肠疾患的主要感染灶，据统计约85%的肛周脓肿、肛瘘、肛裂、肛乳头瘤等是由肛窦感染所引起的，因此对本病进行早期诊断、治疗有积极意义。

二、肛隐窝炎的病因病机

西医学认为肛隐窝炎的病因是由于肛门的解剖特点而至肛窦容易发生炎症。肛窦的结构呈杯状，开口朝上，不仅引流差，而且易于积存粪渣及细菌，使肛腺分泌受阻。易使细菌繁殖，细菌从其底部侵入到肛腺，造成肛窦的炎症，继而发生其他肛肠疾患。其病理改变表现多为局部水肿、充血和组织增生。

三、诊断

1. 临床表现

本病可以发生于任何年龄，以青壮年为主，女性多于男性。

（1）肛门部不适：患者初期无明显症状，但往往有排便不尽感、肛内异物感和下坠感，严重者伴有里急后重感。

（2）疼痛：可有刺痛，排便时因粪便压迫肛窦，可感觉肛门疼痛加重，一般不甚剧烈，数分钟内消失。若括约肌受炎症刺激而挛缩则疼痛加剧，常可出现短时间阵发性刺痛，或疼痛持续数小时，严重者可波及臀部和股后侧。

（3）潮湿、分泌物：由于肛窦、肛门瓣的炎症致分泌物增加；周围组织炎性水肿，产生肛门闭锁不全性渗出，使肛门潮湿瘙痒。急性期常伴发便秘，粪便常带少许黏液，此黏液在粪便前流出，有时混有血丝。若并发肛乳头肥大，并从肛门脱出，可使肛门潮湿，加重瘙痒。

2. 其他辅助检查

（1）直肠指检：可发现肛口紧缩感；肛内有灼热感；肛窦发炎处有明显压痛、硬结或凹陷，可触摸到肿大、压痛的肛乳头。

（2）肛镜：可见到发炎的肛窦及肛门瓣充血、水肿，肛乳头肿大，隐窝口有脓性分泌液或有红色肉芽肿胀。

（3）探针检查：用探针探查肛窦时，可探入较深部位，并有脓液排出。

四、肛隐窝炎的治疗

本病的治疗可分为保守治疗和手术治疗。早期以清湿利热，泻火解毒为主，必要时可加用抗生素。如本病反复发作，形成局部脓肿时，应采用手术方能治愈。

（一）手术疗法

肛窦内已成脓者，或伴有肛乳头肥大、隐性瘘管者，宜手术治疗。

1. 切开引流法

切开引流法适用于单纯肛隐窝炎已成脓或有隐性瘘管者。

2. 切除法

切除法适用于肛隐窝炎伴有肛乳头肥大者。

（二）其他疗法

1. 抗生素

肛隐窝炎一般多为大肠杆菌感染所致，也有变形杆菌、结核杆菌等。可根据感染细菌种类的不同，给予相应的药物，必要时可做药敏试验。

2. 物理疗法

采用微波治疗仪治疗：将涂上石蜡油的微波探头插入肛门6～7 cm，功率为25 W，30 min/次，1次／d，1周为一个疗程。理疗头要固定在适当位置，调节剂量使患者感觉温热舒适为宜，不应有烧灼感。

RM-Ⅲ型肛肠腔内治疗仪治疗肛隐窝炎，将涂有九华膏的探头缓慢导入肛门4～7 cm后，旋磁振动按摩自动设置为第五档，根据患者感受调节振动幅度和温度高低，以患者能承受和感觉舒适为宜，30 min/次，1次/d，设定温度44℃，7次为一个疗程。

五、肛隐窝炎的预防

本病初期治疗得当，多可痊愈。若早期未能及时治疗，或治疗不当症状未得到控制可继发肛周脓肿、肛瘘、肛裂、肛乳头瘤等疾病。

（1）保持排便通畅及肛门清洁。

（2）及时治疗便秘、腹泻等疾病。

（3）肛门有痔疮、肛裂、肛瘘病变时应及时治疗。

六、进展与前景

现代医学对肛隐窝炎的治疗除了用甲硝唑、奥硝唑等塞肛抗感染治疗外，主要以手术治疗为主。长期使用甲硝唑、奥硝唑等药有毒副作用大、容易产生耐药、远期疗效不能肯定、容易复发等缺点。手术治疗肛隐窝炎，一般这种肛隐窝炎常伴有其他并发症及继发性病变，可以说此时的肛隐窝炎已经发展了"下线"，错失了早期诊断与早期治疗的重要意义。

第三节 肛门直肠周围脓肿

一、概述

肛门直肠周围脓肿，临床常简称肛周脓肿，是指肛门腺感染、化脓蔓延至肛管直肠形成的脓肿，相当于两医学肛管直肠周围间隙发生急、慢性感染而形成的脓肿。其特点是多见于20~40岁青壮年，多数发病急剧，疼痛剧烈，件有高热。其属临床急症，宜尽早治疗，以免病情加重。

二、病因病机

本病主要由肛腺感染所致。临床上大多数肛管直肠脓肿的发生与肛腺感染化脓有密切关系，少数由于异物外伤或会阴手术处理不当，肛门旁手术感染，皮脂腺囊肿失治、误治，骶尾骨结核或骨髓炎等化脓可继发肛周间隙脓肿。

三、肛周脓肿的诊断及分类

（一）临床表现

本病男性多于女性，尤以青壮年为主。先感到肛门周围有一肿块，轻微疼痛，或感肛内刺痛或坠胀作痛，继则疼痛加剧，肛门周围肿块增大，红肿触痛，质较硬，伴有不同程度的发热、倦怠、食欲缺乏、大便秘结等症状。往往1周左右局部可形成脓肿，脓肿形成后局部可有波动感。如自行溃破或切开后可流出黄白色脓液，此后疼痛可逐渐缓解或消失，体温下降，其他症状亦随之缓解。

由于脓肿的部位和深浅不同，症状也有差异。如肛提肌以上的间隙脓肿，位置深隐，全身症状重而局部症状轻；肛提肌以下的间隙脓肿，部位浅，局部红肿热痛明显而全身症状较轻。

1. 肛门旁皮下脓肿

发生于肛门周围皮下组织内，最为常见。脓肿一般较小，全身症状不明显，局部疼痛较重，多呈持续性或搏动性疼痛。肛旁有明显红肿、硬结、触痛，如已化脓则有波动感，如脓肿位于前侧可出现排尿困难。检查可见肛门一侧有一界限不明显的微红色突起包块，触痛明显。

2. 坐骨直肠间隙脓肿

发生于肛门与坐骨结节之间，位于坐骨直肠间隙内，脓肿范围广而深。初期仅感肛门部不适或微痛、酸胀感。全身中毒症状明显，有高热、寒战、头痛、乏力、

小便困难、食欲缺乏。继而局部症状加重，患处肛门一侧出现皮肤肿胀、发红、肿痛，脓肿形成后为跳痛。在排便、咳嗽、行走时疼痛加剧，甚至坐卧不宁。触诊局部有硬结和明显压痛。肛门指诊患者坐骨直肠间隙所对应的肛管或直肠壁有压痛和波动感。

3. 骨盆直肠间隙脓肿

位于肛提肌以上，腹膜以下。多因坐骨直肠间隙脓肿，未及时手术引流，脓液向上穿透肛提肌而形成。也可直接由肛窦、肛腺炎症扩散而形成。由于脓肿深隐，因此全身感染症状重，而肛门局部症状则不明显，常有会阴部沉重下坠，有里急后重感，排便时加重，下腹部疼痛。由于脓肿部位深，自行破溃所需时间较长，

指诊可在直肠壁上触及肿块隆起，有压痛及波动感。

4. 直肠后间隙脓肿

排便不适是较早出现的症状。初期有恶寒发热，直肠内有明显坠胀感，肛门会阴部下坠及钝性疼痛并可放射至下肢。病变继续发展，全身症状可加重，在尾骨与肛门之间有明显深压痛。肛内指诊可在肛管后、肛管直肠环水平面以下触及局限性硬结或肿块，并可触及波动感。

5. 直肠黏膜下脓肿

位于直肠黏膜与内括约肌之间的黏膜下间隙内。初期症状常有直肠部沉重或饱满感，排便或步行时疼痛明显。一般全身症状较明显，而肛门局部无明显症状，肛内指检在黏膜下可触及表浅之肿块，有压痛及波动感。

6. 结核性肛周脓肿

常常起病缓慢，肿痛较轻，脓成溃破或切开后流出之脓液清稀或伴干酪样物，常伴有低热、盗汗、颧红、形体消瘦等症。

（二）其他辅助检查

1. 实验室检查

根据白细胞总数及分类计数，可判断感染的程度。

2. 超声波检查

有助于了解脓肿的大小、位置及与肛管直肠的联系。

3. 病理检查

取脓腔壁组织送检，可确定病变性质。

4. 脓腔穿刺

对于脓肿部位较深，难以判断是否已成脓，可在局麻下用粗腰椎穿刺针在脓肿中心处或压痛最明显处刺入抽吸，如有脓液抽出即可确诊。

5. CT检查

对于反复发作的患者，应进行CT检查，以明确病变的具体部位和大小等情况。

四、肛周脓肿的治疗

肛门直肠周围脓肿的治疗原则，主要是控制感染扩散，减轻患者的痛苦。少数肛周脓肿用抗生素、热水坐浴及局部理疗等可以消散，但多数需要手术治疗。在脓肿未形成时，即在肛隐窝炎时，尚可考虑保守疗法，应用有效的抗生素静脉滴注或灌肠，用中药辨证施治，局部栓剂的使用和中药坐浴等，能够取得较为理想的效果。一旦脓肿形成，最积极的方法是及时切开引流。有学者指出，肛周脓肿手术不可避免，不必等待出现局部波动感，以免炎症扩散，切开引流的切口虽然不同，但以使脓液充分通畅引流为目的。由于原发病灶多数是在肛管齿状线区的肛隐窝处的肛腺，因此内口的寻找和切除极为重要。

需要特别强调，在急性炎症中，找内口有困难时，不应盲目寻找，以免炎症蔓延或形成假道，仅做切开排脓，待形成肛瘘后，再做肛瘘手术。

手术方式分为两种：一种是单纯脓肿切开引流，形成肛瘘后二期手术治疗；另一种是一次性手术，即脓肿切开引流的同时一并处理内口，避免形成肛瘘。两种手术各有利弊，单纯切开引流后形成肛瘘的机会非常高，仍需再次手术。采用哪种术式要根据术中切开脓腔后是否找到内口、脓肿的位置、患者全身状态及术者的经验水平等具体情况决定，不要事先就武断地决定术式。

1. 脓肿一次切开法

脓肿一次切开法适用于浅部脓肿。

2. 一次切开挂线法

一次切开挂线法适用于高位脓肿、坐骨直肠窝脓肿、骨盆直肠间隙脓肿、直肠后间隙脓肿及马蹄型脓肿等。

操作要点：①麻醉后肛门局部消毒。②于脓肿波动明显处，或穿刺抽脓指示部位，做放射状或弧形切口,及多处切口。③充分排脓后,以食指分离脓腔间隔,用3%双氧水溶液或生理盐水彻底冲洗脓腔。④修剪切口扩大成菱形。⑤以球头探针,自脓肿切口探入并沿脓腔底部轻柔地探查内口,另一食指伸入肛内引导协助寻找内口,探通内口后,将球头探针拉出,以橡皮筋用线扎于球头部,通过脓腔拉出切口,将线两端收拢结扎。⑥创口用纱条压迫止血,外垫纱布,宽胶布压迫或丁字带固定。

3. 分次手术

分次手术适用于体质虚弱或不愿住院治疗的深部脓肿患者。

手术的注意事项:①定位要准确:一般在脓肿切开引流前应允许穿刺,待抽出脓液后,再行切开引流。②切口的选择:浅部脓肿可行放射状切口,深部脓肿及马蹄型脓肿可行弧形切口。其原则是既要清创彻底,引流充分通畅,又要避免损伤括约肌,以保证其正常的肛门功能。③引流要彻底:切开脓肿后要用手指去探查脓腔,分开脓腔内的纤维间隔以利于引流,同时,应将脓肿下缘完全切开,不留袋状创口。④预防肛瘘形成:术中应切开原发的肛隐窝炎即肛瘘内口,成脓后尽早切开,不让脓腔扩大,以免病情发展形成肛瘘。

对于肿势范围大,全身症状明显,或体质虚弱,可用有效的抗生素控制,预防感染。

五、各间隙肛周脓肿的特点与治疗

(一)非瘘管性肛周脓肿

非瘘管性肛周脓肿主要包括肛旁皮内脓肿、肛旁皮下脓肿、直肠黏膜下脓肿、骨盆直肠间隙脓肿和直肠后间隙脓肿等5类。治疗要点是选择合理的切口,进行肛内外的充分引流,根据感染特点适当应用抗生素。

1. 肛旁皮内脓肿

肛旁皮内脓肿是非肛腺性的,与其他部位皮肤的脓肿基本相同,主要是由皮肤的毛囊或皮脂腺感染所致。未化脓前用碘酊外涂即可治愈。较大者给予热敷或热水坐浴,促使化脓。成脓者摘去脓头,或用牙签蘸少许苯酚烧灼即可。治疗方法较多,治疗相对简单。

2. 肛旁皮下脓肿

非瘘管性肛旁皮下脓肿多是由皮内脓肿发展而来,只是较肛旁皮内脓肿范围大,疼痛明显。最好的治疗方法是切开引流术,一般治疗同肛旁皮内脓肿。形成肛瘘的肛旁皮下脓肿称为瘘管性肛旁皮下脓肿,是由肛腺感染所致。

3. 直肠黏膜下脓肿

直肠下段黏膜下脓肿,多是由于痔核注射药物或插药不当所致,一般不会引起肛瘘。临床也有由于注射药物过深,肠壁破溃,造成盆腔脓肿的病例,此治疗相对复杂,应该有足够的警惕。直肠黏膜下脓肿的治疗以保守疗法为主,应用大剂量有效抗生素效果良好。目前主要采用头孢曲松钠、甲硝唑联合静脉滴注,或喹诺酮类药物静脉滴注等,也可直接切开或挂线。若延误治疗,临床常形成内口瘘,但很少有涉及其他肛周间隙的,治疗相对简单。

4. 骨盆直肠间隙脓肿

骨盆直肠间隙脓肿主要的原因是腹腔内的感染及盆腔脏器的感染,虽然有许多参考书认为,与肛管直肠周围脓肿有相同的原因,但这显然不是主要的,也就是说骨盆直肠间隙脓肿绝大部分不是因肛腺感染引起的。骨盆直肠间隙脓肿早期常有延误诊断,因为早期患者仅有直肠的重坠感,或排便时肛管不适,重者有大便频或排便不尽感,小便不畅。

骨盆直肠间隙脓肿一经确诊,须及时引流。引流的途径有二:一是通过直肠壁引流入直肠腔内;二是通过皮肤引流至体外。目前认为,后者较好,因为内引流由于肛门括约肌的作用,经常存在一定的压力,使引流不畅,同时脓腔内经常遭受到粪便的污染,可能延长引流时间,故不可取。运用肛外引流,手术的成功率也仅在50%左右,另一半则形成肛瘘,有人认为其原因是不容易找到内口。难以治愈的原因是引流不畅,一个位置较高的脓肿,很难用一个经过肛门括约肌引流口能够解决问题。目前倡导的多门引流就能够解决这个问题,如对口引流术。

5. 直肠后间隙脓肿

直肠后间隙与骨盆直肠间隙基本处在同一水平面上，只是被直肠侧韧带隔开，故直肠后间隙脓肿与骨盆直肠间隙脓肿相似，一般不是肛腺感染所致，除手术感染的原因外，也应考虑到骶尾骨结核、骶前囊肿的可能。该类脓肿临床较少见。治疗有两条途径，即肛内引流或体外引流，以后者较好。由该类脓肿治疗不当形成的肛瘘有其特殊性，临床治疗困难，且经常复发。

（二）瘘管性肛周脓肿

瘘管性肛周脓肿主要包括肛旁皮下脓肿、直肠壁内脓肿、坐骨直肠窝脓肿和肛管后深间隙脓肿等4类。治疗要点是寻找明显的内口并彻底清除，脓腔充分引流。

1. 肛旁皮下脓肿

多数肛旁皮下脓肿是由肛管破损如肛裂，肛隐窝炎等病引起。感染经外括约肌的皮下部向外蔓延，形成皮下间隙脓肿，其中包括了肛管前后浅间隙脓肿，临床最为常见。内口一般在肛隐窝处，也有少部分在括约肌间沟处。治疗方法最好是切开引流。若能在手术时找到明显内口，应将其与外口一并切开，否则可形成肛瘘。若不能找到内口，约有一半可能形成肛瘘。肛瘘的手术应在瘘管形成3周后进行，可以减少肛门局部的损伤。临床也可见到肛旁皮下脓肿单纯切开多年不再复发的患者。

2. 直肠壁内脓肿

直肠壁内脓肿包括直肠下段黏膜下脓肿和位于直肠纵肌和环肌之间脓肿，主要由肛隐窝炎或肛腺感染上行引起。脓肿自行破溃后常形成内口瘘。直肠下段黏膜下脓肿治疗已如前述。位于直肠纵肌和环肌之间的脓肿通常采用从内口向上切开或挂线的手术，可达到治愈目的。

3. 坐骨直肠窝脓肿

坐骨直肠窝脓肿临床最常见，症状表现较重。一侧坐骨直肠窝的容量有40～90 mL，两侧可经肛门前后间隙相通。其特点是这类脓肿的内口多在肛管齿状线附近，肛管后深间隙的脓肿在初期症状不太明显，肛管后间隙容积较小，当脓液蓄积到一定程度时，即由肛管后间隙流向两侧或一侧坐骨直肠窝，形成蹄铁形或半蹄铁形脓肿。该脓肿向上穿破肛提肌形成骨盆直肠间隙或直肠后间隙脓肿的可能性极小，故不必人为地向较高位置进行探查。切开引流术仍是最好的选择。若手术经验不足，最安全的方法是手术分期进行，即先切开引流，后行肛瘘手术。

4. 肛管后深间隙脓肿

肛管后深间隙脓肿多是由位于后位肛隐窝的肛腺感染所致。由于肛管后深间隙的特性，形成脓肿后，很快与一侧或两侧的坐骨直肠窝相通，造成坐骨直肠窝脓肿。临床常与单纯坐骨直肠窝脓肿混淆。最大的鉴别点在于前者可形成高位蹄铁形肛瘘，而后者只是形成低位肛瘘。肛管后深间隙脓肿的治疗也有其特殊性，因为其下界为肛尾韧带，肛门正后位的切开引流应注意保护此韧带。一般采用肛管后间隙两侧的引流及相应坐骨直肠窝的引流，临床效果极好。

（三）特殊类型的肛周脓肿

1. 外伤性肛周脓肿

外伤性肛周脓肿指因肛门周围外伤而导致的肛门周围间隙的化脓性感染，可以形成窦道，也可以形成与直肠相通的肛瘘。这类肛瘘的内口并不局限于肛隐窝处，可在肛管直肠的任何位置。治疗方法多根据创口的特点，采用清创、切开引流、挂线等治疗。

2. 异物性肛周脓肿

异物性肛周脓肿多是由于误服或肛门周围刺入异物造成的肛周脓肿。常见的异物有误服的鱼骨、鸡骨，刺入肛门的竹刺、针、玻璃碎片及其他小的金属物等。另外有报道蛲虫致肛周脓肿，是由于蛲虫经肛隐窝窜入肛腺内死亡、溃烂，导致肠道致病菌感染而致。治疗主要采用切开引流、取出异物等方法。

3. 糖尿病性肛周脓肿

肛周脓肿是糖尿病的并发症之一，脓肿常呈多发性，脓液稀薄。单纯切开引流难以治愈，应积极治疗糖尿病，一般使血糖控制在8 mm/L左右，可以不影响创口愈合。但该类患者一次治愈后，常有复发，临床应注意。

4. 白血病性肛周脓肿

白血病由于疾病特点及化疗原因，使全身抗感染能力下降，容易导致肛周脓肿的发生。该类脓肿可以扩散到整个肛周，控制、治疗相对较难。在条件许可的情况下，应暂时停用化疗，应用大量抗生素或中药辨证内服、外洗，可取得一定效果。

5. 结核性肛周脓肿

结核性肛周脓肿可分为继发和原发两种。多数继发于开放性肺结核或邻近器官的结核，经血行、淋巴播散或脓液流注感染。原发性肛门、直肠结核极少见，一般是由于肛门皮肤或直肠黏膜有损伤后，全身和局部免疫功能下降，加上误食或误饮含有大量结核菌的食物或饮料，导致结核杆菌在肛门、直肠部位生长和繁殖，形成结核性肛周脓肿。该脓肿的临床特点是：容易自行破溃烂，创口平塌、凹陷，分泌物稀薄，创口周围也可有结节样增生，常反复发作。一般经过X线胸片、病理检查、脓液涂片、痰培养、PPD结核菌DNA检测等，可以确诊。治疗原则主要是合理的抗结核治疗。若需手术应在抗结核治疗使病情稳定或强化治疗2~4周后进行。

6. Founier综合征及会阴部坏死性筋膜炎

Founier综合征及会阴部坏死性筋膜炎与肛门疾病关系密切，为混合感染，常表现为肛周脓肿的症状。按肛周脓肿切开引流常不能使病情得到控制，且迅速向肛周及会阴、阴囊部扩散。确诊后应迅速治疗，广泛、彻底清除坏死病灶，大剂量应用有效抗生素控制感染。该病来势凶险，可有生命危险，临床应高度重视。

7. 肛周脓肿致其他疾病

综合临床报道，高位肛周脓肿可导致阴囊脓肿及右下腹壁脓肿，肛周脓肿可并发肝脓肿等。

六、肛周脓肿的预防

肛门直肠周围脓肿给患者带来了巨大的痛苦，为了免受疾病的侵害及减轻痛苦，应注意以下事项：

（1）积极防治其他肛肠疾病，如肛窦炎、肛乳头肥大、肛裂、炎性痔、直肠炎等，一旦发现能及时、正确、有效地治疗，以避免和减少肛周感染、脓肿和肛瘘的发生。

（2）防治便秘和腹泻，对预防肛门直肠周围感染有重要意义，它能避免和减少肛门直肠区的黏膜和上皮组织的损伤或炎症，可降低脓肿与肛瘘的发病率。

（3）及时治疗可引起肛门直肠周围脓肿的全身性疾病，如溃疡性结肠炎、肠结核、克罗恩病等。

（4）保持肛门部清洁卫生，勤换内裤，坚持每日便后清洗肛门，对预防感染有积极作用。

（5）平时积极锻炼身体，增强体质，能增进和改善肛门部血液循环，使局部的抗病能力提高，能预防感染的发生。

（6）一旦发生肛门直肠周围感染，应及早到正规医院诊治，并采用有效的抗感染措施，包括全身及局部的治疗，可防止炎症蔓延、扩散，切勿轻信游医所谓"祖传"的宣传而延误诊断及治疗。

七、进展与前景

肛周脓肿治愈的前提是彻底引流，而行大切口最大范围的敞开脓腔可以保证良好的创面引流，彻底治愈脓肿，但同时又不可避免地会造成括约肌的损伤，如何在减少括约肌损伤，保护肛门功能，同时又能保证创面的良好引流，进而保证肛周脓肿的治愈率之间寻找一个平衡点，是肛周脓肿治疗的难点。对于低位单发的脓肿，直接切开，找准内口，可以一次性治愈脓肿，并不会对肛门功能造成影响；但对于累及多个间隙、脓腔跨过肛管直肠环的脓肿，一次性切开脓腔，对盆底肌肉损伤较大，同时易造成深部间隙止血困难、术后深部创面引流不畅导致脓肿复发或创面久不愈合。对于这类脓肿，中医"挂线疗法"为我们提供了一种行之有效的治疗手段。中医学传统的挂线疗法，被公认具有慢性勒割、引流、异物刺激、标志四大作用。目前国内的挂线就有很多方法和类型，从线的种类来分，有药线、丝线、橡皮筋；从线的作用方式来分，有虚挂线、实挂线；从挂线部位的深浅来分，有顶点挂、中位挂线、低位挂线；从线的粗细来分，有挂双线、挂单线。对于挂线的理解，可以认为，脓肿治疗的原则只有一个，切开、引流。

为什么肛周直肠周围间隙的脓肿是一种疑难病症，无非体现在一个"怕"字。原因有：第一，因为其位置特殊，肛门及盆底括约肌群复杂，损伤后修复困难，因此不敢放手大胆地切，怕造成肛门失禁等严重后果；第二，因为受解剖位置特殊，深部间隙手术视野及操作空间有限，直接切开损伤血管止血困难，怕造成严重出血影响手术的进行。"挂线疗法"能解决这种问题，将橡皮筋挂至脓腔的高点处，缓慢地切开脓腔，保证深部创面的引流，同时，因为橡皮筋自身的收缩特性，可以扎紧所挂的组织，达到止血的效果。

挂线要有目的性，不是简单地导入橡皮筋，走个形式就说是"挂线疗法"。目前国内有很多学者开始倾向于"引流挂线"的研究，例如江苏省中医院钱海华教授提出的"虚挂"理论，即在脓腔的顶端导入橡皮筋但不收紧，以橡皮筋来达到引流深部脓腔的目的，该疗法是传统挂线疗法的一种改进，具有实用和可行性，但该疗法对于外切口的设计及换药的时间要求较高，临床的普及推广需一定时间论证。

第四节 肛瘘

一、概述

肛瘘是指直肠或肛管与周围皮肤相通所形成的瘘管，中医称为肛漏。本病可发生于各种年龄和不同性别，但以成年人为多见，婴幼儿亦可发病，男性多于女性。发病率占肛管直肠疾病的10%~20%。通常有肛门周围脓肿反复发作史并有自行溃破或曾作切开引流的病史。

肛瘘一般由原发性内口、瘘管和继发性外口三部分组成，也有仅具内口或外口者。内口为原发性，绝大多数在肛管齿线处的肛窦内；外口是继发的，在肛门周围皮肤上，可不止一个，瘘管可以穿过内、外括约肌和肛提肌向直肠、肛管周围间隙穿通。也有少数病例的肛门直肠瘘是由其他疾病并发直肠周围脓肿溃破后而形成的，如溃疡性结肠炎、多发性化脓性汗腺炎、克罗恩病、直肠癌等。

肛瘘多是肛周脓肿的后遗症。临床上从感染细菌的类型角度可分为结核性和化脓性两类。其特点是以局部反复流脓、疼痛、瘙痒为主要症状，并可触及或探及瘘管通到直肠。

二、病因病机

肛瘘的形成可能与性激素分泌旺盛以及肛腺排泄不畅引起感染有关。少数肛瘘可由结核、溃疡性结肠炎、克罗恩病等引起。其他如直肠、肛管外伤继发感染，或直肠、肛管的恶性肿瘤溃破等也可形成肛瘘。

通常认为肛瘘的形成过程分为3个阶段，即肛隐窝炎阶段、感染扩散后形成肛管直肠周围脓肿阶段、脓肿引流后形成肛瘘阶段。肛瘘与肛周脓肿分别属于肛周间隙化脓性感染的两个病理阶段，急性期为肛周脓肿，慢性期为肛瘘。

三、肛瘘诊断及分类

（一）临床表现

肛瘘形成初期是以脓肿、炎症为主，炎症消退，瘘管逐渐形成，局部症状逐渐减轻。但复杂性肛瘘或有急性感染时，局部有明显的炎症反应，并伴有全身症状。

1. 症状

（1）分泌物：肛门部有间歇性或持续性流脓，久不收口。初期流脓较多，有粪臭味，色黄而稠；时间较久，则脓水渐少，稀淡如水，或时有时无，呈间歇性流脓；若过于疲劳，则脓水增多，有时可有粪便流出；若脓液已少而突然又增多，兼有肛门部疼痛者，常表示有急性感染或有新的支管形成。

（2）疼痛：当瘘管通畅时，一般无疼痛感，仅觉肛门口坠胀。若外口暂时闭合，脓液积聚，可出现局部疼痛，并可伴发热、畏寒等全身症状；外口破溃脓水流出后，症状可迅速减轻或消失。有时可因内口较大，粪便流入管道而引起疼痛，尤其是在排便时疼痛加剧。

（3）瘙痒：由于脓液不断浸渍肛门周围皮肤而引起瘙痒，肛周潮湿不适，皮肤变色、表皮脱落，纤维组织增生和增厚，有时形成湿疹。

（4）排便不畅：复杂性肛瘘久不收口，可引起肛门直肠周围形成大的纤维化瘢痕或环状的条索，影响肛门的舒张和闭合，大便时感到困难，有便意不尽的感觉。

（5）全身症状：一般无全身症状。并发肛周脓肿时可有恶寒、发热等症状。复杂性肛瘘反复发作，长期流脓血，可出现形体消瘦、精神萎靡。结核性肛瘘常伴有结核活动病灶，则有两颊潮红、低热等症状。

2. 体征

（1）视诊：可见外口，外口凸起较小者多为化脓性；外口较大，凹陷，周围皮肤暗紫，皮下有潜行性空腔者，应考虑复杂性或结核性肛瘘。有时按压瘘管，可有脓性分泌物从外口处溢出。查看脓液的多少、稠厚或稀薄、颜色、气味和通畅程度，对肛瘘的性质及程度等有一定的鉴别诊断意义。

（2）触诊：通过触摸可了解肛瘘管道的深浅，走向和确定内口的位置。低位肛瘘可在肛周皮下触及硬索，高位或结核性者一般不易触及。指诊在齿线附近触及硬结或凹陷，多为内口所在。

（二）其他辅助检查

1. 肛门镜检查

主要观察肛隐窝有无充血、凹陷、流脓，多在发炎的肛隐窝内。

2. 球头探针检查

可进一步明确肛瘘管道之深浅、定向和内口情况。

3. 染色检查

肛内放置一块干纱布，将亚甲蓝溶液从外口注入，如内口未闭合，则纱布着色，即能帮助找到内口的位置。

4. 碘油造影

可显示瘘管的方向、深度、长度以及管道是否弯曲、有无分支、与肛管直肠是否相通、内口与肛管直肠环的关系等。

5. 腔内超声

对发现瘘管及其支管，确定内口位置，检测括约肌的损伤程度及诊断克罗恩病引起的肛门直肠瘘等方面有显著的优势。

6. 螺旋CT

该技术多应用于高位、复杂性肛瘘检查，三维重建后取得的立体图像能清晰显示瘘管行径，并通过图像处理可以提供直观资料。

7. 核磁共振检查

主要对确定高位、复杂性肛瘘内口位置、支管数量、主管、走行、瘘管、周围组织结构关系以及肛门内外括约肌等有重要意义。

（三）疾病分类

1. 一般分类

临床上一般将肛瘘分为以下两类。

（1）单纯性肛瘘：是指肛门旁皮肤仅有一个外口。直通人齿线上肛隐窝之内口者，称为内外瘘，又叫完全瘘；若只有外口而无内口，称为外肛瘘，又叫外盲瘘；若只有内口与瘘管相通，而无外口的，称为内肛瘘，又叫内盲瘘。

（2）复杂性肛瘘：是指在肛门内、外有两个以上的开口；或管道穿通两个以上间隙；或管道多而支管横生；或管道绕肛门而生，形如马路者，称为马蹄型肛瘘。

2. 传统分类

1975年全国首届肛肠学术会议制定肛瘘的统一分类标准，现临床上大多应用此标准，仍对肛瘘的诊治有很重要的指导意义。以外括约肌深部画线为标志，瘘管经过此线以上为高位；在此线以下为低位。其分类如下。

（1）低位单纯性肛瘘：只有一个瘘管，并通过外括约肌深层以下，内口在肛窦附近。

(2)低位复杂性肛瘘：瘘管在外括约肌深层以下，有两个以上外口，或两条以上管道，内口在肛窦部位。

(3)高位单纯性肛瘘：仅有一条管道，瘘管穿过外括约肌深层以上，内口位于肛窦部位。

(4)高位复杂性肛瘘：有两个以上外口及管道有分支窦道外括约肌深层以上，有一个或两个以上内口者。

3. Parks分类法

按瘘管与括约肌的关系，将肛瘘分为四类：

(1)括约肌间肛瘘（低位肛瘘）：最为常见，约占70%，是肛管周围脓肿的后遗症。瘘管只穿过内括约肌，外口常只有一个，距肛缘较近，为3.5 cm。

(2)经括约肌肛瘘（低位或高位肛瘘）：约占25%，为坐骨直肠窝脓肿的后遗症。瘘管穿过内括约肌、外括约肌浅部和深部之间，外口常有数个，并有支管互相沟通，外口距肛缘较远，约5 cm。

(3)括约肌上肛瘘（高位肛瘘）：约占5%。瘘管向上穿过肛提肌，然后向下至坐骨直肠窝而穿透皮肤。由于瘘管常累及肛管直肠环，故治疗较困难。

(4)括约肌外肛瘘（高位肛瘘）：约占1%，为骨盆直肠间隙脓肿合并坐骨直肠窝脓肿的后果。瘘管穿过肛提肌，直接与直肠相通。这种肛瘘常为克罗恩病、肠癌或外伤所致。

四、肛瘘的发展规律

索罗门氏定律将肛门两侧的坐骨结节画一横线，当瘘管外口在横线之前，距离肛缘4 cm以内，内口在齿线处与外口位置相对，其管道多为直行；若外口在距离肛缘4 cm以外，或外口在横线之后，内口多在后正中齿线处，其瘘管多弯曲或呈马蹄形。这一规律对肛瘘内口的确定及治疗有重要价值。

五、肛瘘的诊断

一般有肛周脓肿病史，病灶有外口、管道、内口等体征即可诊断。肛瘘的诊断中，最重要的一环就是应了解肛瘘内口的部位、数目、管道走行与肛门括约肌的关系、病变的性质和程度，肛门括约肌功能及全身情况，才能更好地做出正确的诊断，以指导治疗。

六、肛瘘的治疗

肛瘘的治疗一般分为非手术治疗和手术治疗。非手术治疗主要用于控制感染，减轻症状，控制发展，但不能彻底治愈。或一时相对治愈，但很容易复发。

手术治疗的目的是为了清除感染的肛门腺，将接管内感染的异物清除，这是治疗的关键。但对于侵犯肛门括约功能，特别是对病变累及肛管直肠环的肛瘘，在治疗上一定要正确处理，以免肛门失禁等后遗症的产生。

本病以手术治疗为主。将瘘管全部切开，必要时可将瘘管周围的瘢痕组织做适当修剪，使之引流通畅，创口逐渐愈合。手术成败的关键，在于正确地找到内口，并将内口切开或切除，否则创口就不能愈合，即使暂时愈合，日久又会复发。

有人总结肛瘘手术成功的关键在于：①必须正确地找到瘘管内口，并完全切开或彻底切除，否则将不能治愈。②整个瘘管必须从外口至内口完全切开或切除，否则伤口不能愈合或即使愈合也会复发。③手术中必须防止对肛门括约肌特别是肛管直肠环的过度损伤，否则易造成肛门失禁。④接管切除或切开后的伤口换药必须使创面从底部开始生长，防止创口边缘粘连愈合（桥形愈合或假性愈合），避免再次形成瘘管。

目前常用的手术疗法，有挂线疗法、切开疗法、切开与挂线相结合等。

1. 挂线疗法

挂线疗法的机理是利用结扎线的机械作用，以其紧缚所产生的压力或收缩力，使局部组织的血液循环受阻，而发生缺血性坏死，缓慢切开，给断端以生长和与周围组织产生炎症性粘连的机会，从而防止肛管直肠环突然断裂回缩而引起的肛门失禁。目前多以橡皮筋代替丝线，可缩短疗程，减轻术后疼痛。适用于低位肛瘘，或肛管直肠环未纤维化的高位肛瘘和脓肿者。禁忌证：肛门周围有皮肤病患者；有严重的肺结核病、梅毒或极度虚弱者；有癌症者。

操作要点：①先在球头探针尾端缚扎一橡皮筋，在肛管齿线附近找到内口。②将探针头从瘘管外口轻轻向内探入，食指伸入肛管，摸查到探针球头后，将探针弯曲，从肛门口拉出将探针从瘘管内口完全拉出，使橡皮筋经过瘘管外口进入瘘管，提起橡皮筋。③切开瘘管内外门之间的皮肤及皮下组织。④拉紧橡皮筋，紧贴皮下切口用止血钳夹住，在止血钳下方用粗丝线收紧橡皮筋，并以双重结结扎，然后在结扎线外 1.5 cm 处剪去多余的橡皮筋，松开止血钳。⑤创口用纱条压迫止血，外垫纱布，宽胶布压迫或丁字带固定。

2. 切开疗法

适用于低位单纯性肛瘘和低位复杂性肛瘘。对高位肛瘘切开时，必须配合挂线疗法，以免造成肛门失禁。禁忌证：同挂线疗法。

操作要点：①先探查确定内口。②由外口经瘘管穿入探针，从内口拉出。③沿探针方向切开外口、瘘管、内括约肌皮下部和内口，创口开放。④修剪创面两侧的皮肤和皮下组织，形成一口宽底小的创面。⑤对多个外口及管道者，要一一切开。⑥创口用纱条压迫止血，外垫纱布，宽胶布压迫或丁字带固定。

3. 切开与挂线方法

适应证与禁忌证同前。

操作要点：①经指诊、探针、肛门镜检查，查清管道走行和内口位置。②高位肛瘘的低位部分（外括约肌皮下层和内括约肌）先予以切开，同时切开肛瘘的管道和空腔，搔刮和清除腐肉。③对高位部分（外括约肌深层和耻骨直肠肌与内口相通的管道）采用挂线方法，即用探针从高位管道至内口穿出，在探针头结扎一粗丝线，再用粗丝线末端结扎一橡皮筋，然后将探针从管道退出，使橡皮筋留在管道内，根据具体病变，决定拉紧橡皮筋的程度。

4. 脱管法

对于瘘管的处理除切除外，我国还有脱管法，主要有中药插药脱管、器械脱管、激光脱管和冷冻脱管等。中药插药脱管是用细绵纸包裹具有腐蚀性的药物搓成药捻或加上适当的赋形剂制成药钉、药捧插入瘘管中，使管壁腐蚀脱落，以达到治愈目的。常用的药物有红升丹、白降丹、枯痔散等。

现代医学器械脱管，有手转式有齿脱管刀、手推式脱管刀、电动软轴可变向瘘管脱管器，主要适用于管道较直的低位肛瘘。激光脱管利用的是二氧化碳激光束，使瘘管全部汽化，具有出血少、不易感染等优点，适用于管道较直的肛瘘。冷冻脱管则利用液氮作制冷剂使瘘管冷冻液化，具有操作简便、损伤轻、痛苦小等优点，尤其适用于低位单纯性肛瘘和小儿肛瘘。但上述脱管法术后均有局部水肿、渗液多的不良反应。有人在脱管的基础上，结合缝合或药物封闭内口、挂线等治疗高位肛瘘，取得较好疗效。

七、肛瘘治疗的手术方式选择及评价

近年来，随着对肛周解剖、肛门直肠生理及肛瘘发病机制的研究和新的治疗观念及手段的应用，在肛瘘特别是复杂性肛瘘的治疗方面有了较大的进步，现就治疗肛瘘的手术方法综合评价如下。

（一）肛瘘切开术

肛瘘切开术是肛瘘手术中最简单的术式之一，影响其治疗效果的关键是对肛瘘的复杂程度的判断是否准确。临床上有些看似单纯的低位肛瘘，实质有时十分复杂，如果只是单纯切开低位瘘管，遗留了更复杂的病变如残腔、支管等，则复发是必然的。因此，在肛瘘的治疗上，无论单纯性还是复杂性肛瘘，应选择良好的麻醉，这样才能有充分的显露，术中才能仔细检查瘘管情况及其与周围组织的关系，特别是瘘管及外口位于后正中位时，尤应注意此点。

（二）肛瘘切除术或切除缝合术

肛瘘切除术或切除缝合术适用于低位、非急性期、瘘管与周围组织关系清晰明确者。手术完全切除病灶后，只要引流通畅，切口愈合较快，且对肛门的功能影响较小。切除缝合术可能是最符合外科原则的一种术式，既去除病处，又一次完成解剖重建，但其适应证相对较窄，且存在缝合切口感染的可能。预防感染的措施包括术中止血彻底、缝合严密、不留无效腔等，一旦感染发生，敞开引流是唯一可取的方法。另外，由于肛门病术后，肛门很难完全处于静止休息状态，排气排便必然会对切口的愈合产生影响。因此，在肛瘘切除缝合术后 3～5 d，应适当控制排便。

（三）肛瘘切开挂线术

本手术目前仍然是处理高位复杂性肛瘘的主流术式。其结合了肛瘘切开术和挂线术两者的优点（去除病灶和预防肛门失禁），从而使复杂性肛瘘的总体治疗水平有了较大的提高。挂线疗法是治疗肛瘘最古老也是最有生命力的术式之一，在预防肛门失禁方面，有着其他方法不可替代的作用。近年来，挂线疗法在临床上应用仍然十分普遍，但在具体方法及应用目的上有较大的发展，其主要表现在以下几个方面：①挂线的目的：分切开挂线和引流挂线两种，根据所需目的不同，分别选用以引流为主的挂线（特别是急性期合并有明显脓肿者）或以慢性切割为主的切开挂线。②挂线的方法：挂线更准确，只切挂可能引起肛门失禁的主要括约肌组织，而不必盲目地进行大束组织挂线，这样处理，患者的痛苦小，所需的切挂时间也明显缩短，并且不会影响挂线的效果，这与以往的大束组织挂线有明显的区别。③分组挂线或双挂线：对大束肌肉组织，一束挂线可能致切挂时间长、患者痛苦较大，采用分组挂线可以解决这一矛盾。另外，对有两处同时需要切开挂线者，可以一处先挂紧线，另一处先挂浮线，待紧线切开后再紧浮线，这样可以避免二次手术或一次手术可能带来的肛门失禁问题。

（四）瘘管旷置术和直肠黏膜瓣下移及内口修复术

瘘管旷置术的基本出发点是期望在肛瘘主要病灶（特别是内口和主瘘管）处理后，对支管不给予太激进的处理，以尽量减少肛周组织的损伤及对肛门功能的影响。在以往的许多肛瘘治疗中，瘘管旷置术也由此而取得了较理想的临床效果。近年来，随着直肠瓣下移修补内口技术的发展，甚至主瘘管也可以通过旷置来处理。直肠瓣下移修补内口，其核心技术是切除内口及其周围约 1 cm 的全层直肠组织，然后游离其上方的直肠瓣，并下移修复内口处缺损。对任何一个肛瘘来说，处理内口均是肛瘘手术至关重要的一个环节，这也是瘘管旷置术成功与否的关键点之一。Parks 等认为，90% 的肛周脓肿继发于肛腺感染，在肛腺的解剖学研究中，80% 局限于黏膜下，9% 延伸到内括约肌，8% 到联合纵肌，2% 到括约肌间隙，1% 穿过内括约肌，而肛腺开口多在肛隐窝内。因此，临床上绝大多数肛瘘内口还是位于齿状线附近，这使直肠瓣移植术的操作变得相对容易。直肠瓣移植术的优点是能显著缩短肛瘘的治疗时间，降低肛门不适和肛门畸形的发生率，基本不会导致肛门失禁（因为该术式基本上不做任何形式的括约肌切开或切断）等。文献报道成功率超过 90%。但对炎症性肠病及长期服用类固醇者，应用该方法应十分慎重。

（五）解剖学肛瘘切除术

该术式要求外科医生遵循肛周肌肉结构的解剖，尽可能保护这些重要解剖结构的完整性，对肛瘘瘘管进行解剖学剥离，彻底去除病变组织，这样既为创面的愈合和减少复发提供了有力的保证，同时也最大限度地保护了肛门的节制功能。该术式的基本特征是：切除从内口、瘘管、外口的所有肛瘘病变组织，不损伤括约肌，对切除内口后的缺损给予缝合修补。有报道术后没有肛门失禁的病例，总复发率约为 6%。

（六）纤维蛋白胶瘘管封堵术

近年来，用纤维蛋白胶单纯或联合直肠瓣移植术治疗肛瘘，似乎逐渐在形成一种趋势。该方法最大的优势在于低侵入性，且没有肛门失禁之虞，失败病例重复治疗亦不会对肛门功能产生太大影响。文献报道，近期疗效成功满意率达 70%～74%。失败的主要原因为瘘管的上皮及肉芽组织清除不彻底，不能为瘘管肉芽生长创造一个良好的条件。

最近，Johnson 等用猪肠黏膜下层的冻干粉做成一种生物栓（bioprosthetic fistula plug）治疗肛瘘，亦取得了较好的效果。他们对生物蛋白胶和生物栓的临床效果进行了前瞻性对照研究。在 25 例病例中，10 例行了纤维蛋白胶瘘管封堵术，15 例用了生物栓治疗。在接受蛋白胶瘘管封堵术的 10 例中，有 6 例在术后 3 个月内还有肛瘘存在；而生物栓封堵治疗的病例中，只有 2 例（约 13%）复发。因此他们认为，生物栓封堵瘘管治疗肛瘘是一个非常有效的方法。

八、肛瘘的预防

绝大多数肛瘘继发于肛周脓肿，因此，预防肛瘘应注意以下几个方面：

1. 建立健康的饮食结构

因肛瘘的发生与湿热有关，应多吃清淡含丰富维生素的食物，如新鲜蔬菜、瓜果类，对油腻饮食不宜多吃。

2. 养成良好的排便习惯

要养成定时排便的好习惯，可以防止大便干结，损伤肛管皮肤，造成感染。

3. 要保持肛门清洁

养成便后洗净局部或每日早晚清洗会阴部及肛门的习惯，保持肛门清洁。

4. 积极治疗相关疾病

如糖尿病等患者，应尽早治疗全身疾病，才能控制由此而带来或加重的肛门感染；及时治疗肛窦炎、肛乳头炎，以免发生肛管直肠周围脓肿及肛瘘。

5. 防治便秘和腹泻

对预防肛瘘有重要意义，因为大便干结容易擦伤肛窦，再加上细菌侵入而感染，腹泻者多半有直肠炎和肛窦炎的存在，且可使炎症进一步发展。

6. 排脓

发现肛门周围脓肿，宜早期切开排脓，一次切开术可避免形成肛瘘。

7. 治疗

肛瘘患者应及早治疗，避免外口堵塞后引起脓液积聚，排泄不畅，引发新的支管。

8. 术后

术后应防止出血，换药宜认真仔细，防止创口假性愈合，肛瘘不愈。

九、进展与前景

现代研究证实，肛管外括约肌的完整性、内括约肌反射的完整性、肛门局部上皮电生理感觉，以及瘢痕组织引起的肛管缺损是影响肛门节制功能的主要因素。目前临床上治疗高位肛瘘的手术方法有多种，但是各种手术方法的差异都比较大，且难以进行规范。因此，如何选择肛瘘手术方式以及最大限度保护肛门内、外括约肌，成为肛瘘治疗中的关键问题。鉴于开放术式存在组织缺损大、愈合时间长、肛门局部血循环不良等问题，国内外出现了多种旨在减少肛周组织损伤、保护肛门节制功能、缩短愈合时间的括约肌保留术式。临床较常应用的切开挂线对口引流术即属于括约肌保留术式中不完全损伤括约肌的一种方法。切开挂线对口引流术是在汲取和继承祖国传统医学的基础上，经过不断创新而建立的，该术式切开皮肤，不会切除过多的周围组织特别是肌肉组织，最大限度地避免了肛门周围组织的损伤，有效地保护了肛门直肠的正常形态和功能完整。

同时，选择合适的手术治疗方法，规范手术操作是我们工作人员需要研究的重要课题。临床上认为治疗高位肛瘘应该遵守五个统一，即整体和个体的统一，功能和疗效的统一，全身治疗和局部治疗的统一，主要手术方式和综合治疗的统一，肛瘘个体化和术式规范化的统一。临床医务工作人员应熟练掌握和应用各种手术方式的相关知识和操作技巧，提高手术的成功率，提高手术的质量，降低患者术后并发症的发生率，在一定程度上减轻患者的痛苦，这些都是我们所应追求的目标。

第五节　肛裂

一、概述

肛裂是指肛门部位的撕裂伤，是一种以肛管皮肤全层纵行裂开，并形成感染性溃疡的慢性疾病。在肛门部疾患中，其发病率仅次于痔疮。男女均可患病，一般好发于肛门正中线的前后，两侧少见，以肛门后侧位居多。20～40岁青年女性患者居多，由于解剖的因素，女性患者位于前正中线多见。其特点是肛门周期性疼痛、出血、便秘。

二、病因病机

本病的发生与肛门部位前后解剖组织薄弱，缺乏必要的保护；局部组织血液供应差，创面愈合能力不足等解剖学因素有关。此外，还与机械性损伤、炎症因素、括约肌痉挛、先天性肛门狭窄等因素有关（见图8-1）。

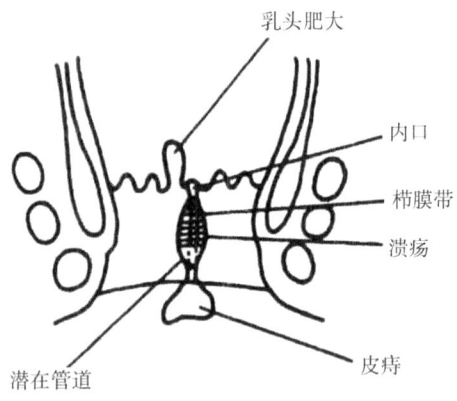

图8-1　肛裂的病理改变

三、临床表现

（一）症状

肛裂好发于膀胱截石位6点、12点；症状是以疼痛、出血、便秘为主，互为因果。

1. 疼痛

呈周期性，排便时疼痛加剧，呈阵发性刀割样疼痛或灼痛，排便后数分钟到十余分钟内疼痛减轻或消失，称为疼痛间歇期。随后又因括约肌持续性痉挛而剧烈疼痛，往往持续数小时方能逐渐缓解。病情严重时，咳嗽、喷嚏都可引起疼痛，并向骨盆及下肢放射。疼痛的程度、长短，各人有较大的差异。疼痛也是临床上多数患者就诊的主要原因。

2. 出血

大便时可见出血，一般为手纸染血或滴血，血色鲜红，但量少或仅附着于粪便表面。

3. 便秘

患者常有习惯性便秘，干燥粪便常使肛管皮肤撕裂引起肛裂，又因恐惧大便时的肛门部疼痛而不愿定时排便，导致粪便在直肠内停留时间延长，水分过度吸收，加重便秘，形成恶性循环。

（二）体征

1. 裂口

早期患者创面新鲜，表浅，色红，质软，无纤维组织增生。晚期创面色灰白，或灰暗，质硬，可触及条索状硬结。

2. 肛管病理性改变

早期无病理性改变，病程日久，在创面周围、肛管及齿线处形成"缸口"状增厚、栉膜带增厚、结缔组织性外痔增大（哨兵痔）、肛乳头肥大、皮下瘘（潜行瘘）和肛窦炎等6种病理性改变。

（三）疾病分期

一般分成两期。

1. 早期肛裂

在肛管皮肤上有一小的梭形溃疡，创面较浅，色鲜红，边缘整齐而有弹性，无瘢痕、硬结形成，病程较短，容易治愈。

2. 陈旧性肛裂

有肛裂多次反复发作病史，早期肛裂未经及时、适当的治疗，溃疡色淡白，底深，创面不规则，呈"缸口"状增厚，底部形成平整较硬的灰白组织（栉膜带），弹性差，较难愈合。

四、其他辅助检查

（一）局部视诊

肛裂的检查以局部视诊为主，患者一般取侧卧位、骑伏位或膝胸位，注意保暖和光线，嘱患者配合并放松肛门，检查者用双手拇、食指将肛门向两侧轻轻分开，由外向内，观察局部皮肤的改变。

（二）其他检查

直肠指诊、肛门镜检查等，常会引起患者剧烈疼痛，加重患者的痛苦，一般不作为常规检查项目。肛裂的诊断要点如下：

1. 病史

多有便秘病史。

2. 临床症状

肛门周期性疼痛、便血、便秘等。

3. 肛管体征

肛管皮肤有纵形裂损创面。

4. 指诊或肛门镜检查

注意这类检查最好是在麻醉下进行。可以发现肛裂常见并发症，如窦道或瘘管、哨兵痔、肛乳头肥大等。

5. 鉴别

临床需要与肛门破裂、肛管皮肤擦伤、肛管结核性溃疡、克罗恩病肛管溃疡、肛门硬下疳溃疡、早期肛管癌、肛管上皮缺损等病相鉴别。

五、治疗

肛裂的治疗原则是通畅大便，消除裂疮，软化大便，保持大便通畅，制止疼痛，解除括约肌痉挛，中断恶性循环，促使创面愈合。

肛裂的治疗方法较多，如为早期病变，只要积极治疗便秘，保持大便通畅，保护溃疡创面，防止感染，多可治愈。早期肛裂未能及时治疗，反复发作，形成局部的病理性改变时，往往保守治疗无效，需采用手术疗法治疗。

（一）一般治疗

1. 调理饮食

应该摄取富含膳食纤维的食品，以增加大便量，如粗制谷物制品、豆类、薯类、蔬菜、水果等；尽量避免或减少辛辣食品及调味品，如辣椒、孜然、咖啡、胡椒、白酒等。

2. 适当服用缓泻剂

缓泻剂可以软化大便，如液状石蜡、通便灵、麻仁丸、大黄片、番泻叶、酚酞、灵菇合剂等，注意应用时必须掌握剂量，因为量少起不到作用，量大容易引起腹泻。剂量的掌握个体差异较大，应根据每一位患者的情况不同而酌情使用。

3. 养成定时排便的习惯

一般提倡在早饭前后排便。对于排便时间较长的患者，可以行自我按摩。按摩的方法：从右下腹开始，逐渐向上至右上腹、上腹、左上腹、左下腹的顺序，手法先重后轻，至左下腹时完全放松，一般重复10～20次。也可做一些其他有利于加速肠蠕动的运动。

4. 缓解精神紧张

多数肛裂患者存在惧怕排便的心理，在未排便时，先忍便不排，出现多次的便意后，才不得不进行排便，造成大便干结，粪便变粗，难以排出，肛门疼痛加重。实际上，多数情况下，肛裂患者的大便仅仅是前部干硬，其后部是正常的。所以医生有责任向患者解释清楚排便的过程，以缓解患者的紧张情绪，这一点是非常重要的。

（二）其他疗法

1. 扩肛法

扩肛法适用于早期肛裂，无结缔组织外痔、肛乳头肥大等并发症者。

操作要点：①麻醉后，术者将双手食指和中指涂上润滑剂或石蜡油。②先用右手食指插入肛内，再插入左手食指，两手腕部交叉，两手食指掌侧向外侧扩张肛管。③逐渐伸入两中指，持续扩张肛管3～5 min，使肛管内、外括约肌松弛。④手术中注意勿用暴力快速扩张肛管，以免撕裂黏膜和皮肤。

2. 封闭疗法

适用于陈旧性肛裂疼痛明显者。通常采用穴位注射，或电针刺激，疏通经络，调畅气血，达到治疗目的。如在长强穴用0.5%～1%普鲁卡因5～10 mL做扇形注射，隔日1次，5次为一个疗程；亦可于裂口基底部注入长效止痛液（亚甲蓝0.2 g，盐酸普鲁卡因2 g，加水至100 mL，过滤消毒）3～5 mL，每周1次。

（三）手术疗法

手术疗法适用于陈旧性肛裂或非手术疗法治疗无效的早期肛裂。

1. 括约肌侧切法

括约肌侧切法适用于早期肛裂，无外痔、肛乳头肥大并发症。

操作要点：①在肛门一侧距肛缘1.5 cm处做一纵形切口，深达皮下，以止血钳暴露内括约肌及栉膜带。②在直视下用两把血管钳夹住括约肌下缘后剪断之，切口一般不缝合，以纱条嵌压引流。③如切口出血较多，可缝合1针。

2. 切开疗法

切开疗法适用于陈旧性肛裂，伴有结缔组织外痔、肛乳头肥大等。

操作要点：①在肛裂正中行纵向切口，上至齿线，切断栉膜带及部分内括约肌环形纤维。②下端向下适当延长，切断部分外括约肌皮下部肌纤维，使引流通畅。③同时将赘皮外痔、肥大肛乳头等一并切除。④修剪溃疡边缘发硬的瘢痕组织，使之成为一个顶小底大的"V"字形开放创口。

3. 纵切横缝法

纵切横缝法适用于陈旧性肛裂，伴有肛管狭窄者。

操作要点：①沿肛裂正中做一个纵切口，上至齿线上0.5 cm，下至肛缘外0.5 cm，切断栉膜带及部分内括约肌。②有潜行性皮下瘘管、赘皮痔、肛乳头肥大、肛窦炎也一并切除。③修剪裂口创缘，再游离切口下端的皮肤，以减少张力，彻底止血。④用细丝线或可吸收线，从切口上端进针，捎带基底组织，再从切口下端皮肤穿出，拉拢切口两端丝线结扎，使纵切口变成横缝合，一般缝合3～4针。

六、肛裂的预防

（1）养成良好的排便习惯，及时治疗便秘，消除炎症和避免机械性损伤。

（2）饮食以清淡素食为主，多食新鲜蔬菜、水果，忌食辛辣刺激食物。

（3）养成良好的生活习惯，注意劳逸结合，积极锻炼身体，增强体质。

（4）注意保持肛门部的清洁卫生，便后及时清洗肛门，避免感染。一旦确诊为肛裂，应及早治疗，防止继发其他肛门疾病。

（5）局部按摩、适度的提肛锻炼是预防本病的有效方法。

七、进展与前景

肛裂是肛肠科最常见的病症之一，从症状来看，肛裂主要表现为肛门周期性疼痛，排便时阵发性刺痛，便后数分钟缓解，随后又持续剧烈疼痛达数小时，此外还伴有习惯性便秘，以便时带血为典型症状。由于肛裂创面受到炎性反应刺激，使括约肌变性，弹性下降，内括约肌痉挛又加重局部血液循环，使裂口经久不愈，肛裂最可靠的治疗方法是手术。肛裂手术治疗机制主要是通过手术切断肛门内括约肌下缘，使其处于松弛状态，以缓解排便后肌肉痉挛，同时达到改善局部血供，消除肛裂疼痛周期，从而达到治愈肛裂的目的。有研究发现侧方内括约肌切断术在治疗肛裂的总体疗效上要略优于后位切断术，但在临床治疗肛裂时，还应依据患者的具体情况制订针对性手术方案。其临床的普及推广需一定时间论证。

第六节 肛门直肠狭窄

肛门直肠狭窄是指肛门、肛管或直肠腔道变窄，以致大便形状变细或排便困难，肛门疼痛或腹胀，甚至出现梗阻者。

一、肛门狭窄

（一）病因病理

1. 先天性肛门畸形

在胚胎中，直肠与肠管之间的肛门直肠发育异常，形成肛门闭锁或肛门狭窄。

2. 肛门、肛管炎症

慢性炎症或溃疡粘连，瘢痕形成挛缩，收缩更紧，容易粘连，造成狭窄。

3. 肛门、肛管的局部损伤

因肛门部受到外伤、烧伤、烫伤、药物腐蚀、分娩时会阴的裂伤、肛门部手术形成瘢痕，从而形成肛门狭窄。

4. 肛门肿瘤等因素

肛门、肛管部肿瘤、性病性淋巴肉芽肿、肌瘤、畸胎瘤等，也可引起肛门和肛管狭窄。

（二）症状

（1）大便困难，粪条变细或呈扁片状。
（2）一次或多次不能将粪便彻底排尽，排便后仍有便意。
（3）肛门狭窄，粪便通过困难，排便时需增加腹压，造成损伤，引起肛门疼痛。
（4）习惯性便秘，因排便困难而害怕排便以至于便秘。

（三）诊断

肛门部曾发生过炎症、做过手术和进行过注射治疗或有用过腐蚀药物的病史。肛门或肛管狭小，不能通过手指，有时摸到坚硬环状狭窄的纤维带或管状狭窄。肛门部常有粪便或分泌物，有时有浅的裂口。

（四）治疗

1. 内治法

轻度狭窄，大便困难，属于气机不畅，肠燥热结，治宜宽肠理气，润肠通便，给予润肠丸加减。如大便秘结，口干、舌淡红，苔薄黄，脉数者，给予麻仁丸。

2. 外治法

（1）扩肛疗法：适用于肛门或肛管轻度狭窄。
（2）操作方法：医生手指戴指套，缓慢伸入患者肛门和肛管内，每天1～2次，或用小、中、大号肛门镜和扩肛器进行扩肛，每周1～2次，直至狭窄消散。一般需6～8周，疗效良好。

3. 手术治疗

（1）扩肛术：适用于肛门或肛管轻度狭窄，患者取侧卧位或截石位，在肛门后正中线上，切开肛管皮肤和一部分括约肌、能顺利通过食指。外盖凡士林纱条，无菌纱布敷盖。
（2）放射切口瘢痕松解术：适用于肛门和肛管轻、中度狭窄。
操作方法：在腰麻下，患者取截石位，瘢痕分段做1～4个放射切口，松解瘢痕。常将瘢痕中分切口加深延长至部分内括约肌和外括约肌皮下部，使肛管松弛，可放入2～3指。松解瘢痕时，以切断瘢痕为度。然后外用无菌纱布，包扎固定。

（3）缝合术：适用于肛门狭小者。手术操作同肛裂切开缝合法，采用纵切横缝，使肛门扩大。

（4）纵切横缝减张切开术：适用于瘢痕性肛门狭窄。

操作方法：患者取截石位，常规消毒，局部浸润麻醉或腰麻。切断括约肌和外括约肌皮下层，切开肛缘皮肤1 cm。用剪刀在黏膜下层游离出一部分黏膜，将游离的黏膜与肛缘皮肤做横行缝合，在缝合部分的外侧皮肤做弧状的减张切口，切开内括约肌。如肛门狭窄较重，也可切开外括约肌皮下层，无菌纱布覆盖，5～6 d拆线。

（5）肛门Y-V形术：适用于瘢痕是半环状或环状的肛管狭窄。

操作方法：腰麻下，患者取截石位，在肛管前方和后方中线做一切口，由切口外端在肛门再做2个切口，使切口成"Y"形。将皮片尖部牵向肛管，缝合于肛管切口的上端，然后缝合其切口，使"Y"形切口变成"V"形。

二、直肠狭窄

（一）病因病理

（1）直肠手术后瘢痕挛缩或手术时黏膜损伤过多。

（2）因药品腐蚀而造成黏膜和肠壁坏死，生成狭窄。

（3）因放射治疗或灼烙损伤直肠形成瘢痕，产生狭窄。

（4）因直肠损伤后继发感染，形成瘢痕，发生狭窄。

（5）先天性发育不良及因各种原因所致的直肠炎症和组织增生，引起直肠狭窄。

（6）直肠肿瘤及肠外邻近组织肿物压迫，引起直肠狭窄。

（二）分类

1. 环形狭窄

直肠腔由周围向内缩小，成一环形狭窄，上窄下宽，不超过2 cm。

2. 管状狭窄

直肠腔由周围向内缩小，狭窄区域较大，超过2 cm，成为管状。

3. 镰状狭窄

直肠腔一部分狭窄，不波及肠腔全局，狭窄面积呈瓣状或半环形。

（三）症状

一般比肛门狭窄严重，病期也较长。初期患者常有直肠坠胀不适，排便次数多，但不流畅，粪便伴有黏液、脓血等直肠炎症状；中期有里急后重，粪便形状变细，常混有脓血；晚期有假性肛门失禁症状，常有黏液、脓血、稀粪从肛门内流出。

（四）诊断

根据病史、指诊或乙状结肠镜检查，可做出诊断。指检时发现肛门括约肌松弛，向上可摸出狭窄，直肠壁变硬，无弹性，有时狭窄口大或呈镰状。窥镜检查，可见狭窄下方黏膜变厚，狭窄为镰状或环状，狭窄部有粪便或脓性分泌物溢出。同时还需酌情做钡剂或碘油灌肠X线检查，并且还要检查细菌、阿米巴和血吸虫，以明确病因。最好做活组织检查，排除癌症。

（五）治疗

可根据直肠狭窄的病变程度、位置高低和种类，选择合适的方法进行治疗。

1. 内治法

如为结核性的，则用抗结核治疗；如为阿米巴肉芽肿，则用抗阿米巴药治疗。非手术疗法同肛门狭窄。

2. 手术治疗

（1）挂线疗法：适用于直肠下1/3半环形狭窄

操作方法：在直肠狭窄部位，用两把止血钳夹住黏膜线从狭窄上缘穿入，穿过基底，从下缘穿出，丝线一端系一橡皮条，从下缘引出。患者术后每日坐浴，局部用0.1%的新洁尔灭消毒，放生肌玉红膏纱条引流，注入九华膏。待橡皮条脱落后，定期扩张直肠。

（2）切开缝合术：适用于直肠下段环形狭窄

操作方法：在腰麻下，患者取截石位，于狭窄后部做一纵切口，并楔形切除部分瘢痕组织，解除其狭窄，但切口不要切透直肠壁。如瘢痕较厚，可以做"V"形切口，切除一部分瘢痕组织，然后游离切口上部黏膜 1～2 cm，放凡士林纱条，便后坐浴，在肛门镜下局部换药，5～6 d 拆线，定期扩肛，防止形成新的狭窄。

（3）直肠内瘢痕切除术：适用于直肠下段环形狭窄和 3 cm 左右的管状狭窄

操作方法：于后正中线做一纵切口，切开瘢痕，扩大肠腔。每切除一段瘢痕组织，即将切口上、下正常黏膜适当游离 0.5～2 cm。再用细丝线或细肠线对合黏膜缘缝合，边切边缝，外绕凡士林纱条，从肛门放到此处固定。每次便后坐浴，在肛门镜下用 0.1% 新洁尔灭消毒缝合处，肛内注入九华膏。如用丝线缝合则应于 7 d 左右拆线，伤口愈合。

（4）直肠外部切除术：适用于腹膜返折下狭窄

操作方法：在持续硬膜外麻醉下，患者取左侧卧位或俯卧位，在臀正中线，南尾骨至距肛门 2.5 cm 处切开一切口。切开直肠后部组织，再将直肠两侧分离，把直肠拉至皮肤切口，然后用一金属扩张器由肛门伸入直肠。再在直肠后壁做一纵切口，切开狭窄，然后将切口两边向两侧牵拉，使纵切口变为横切口。用线横行缝合切口，先缝肌层，再缝肠壁，然后缝合皮肤切口，24 h 后取出。

（5）直肠经腹腔拉出切除术：适用于直肠上部的环状狭窄，其下缘处肛门在 6～7 cm 以上者。在连续硬膜外麻醉下，经腹切开，将直肠狭窄切除，进行端吻合。

三、进展与前景

目前临床发现低位直肠癌的保肛手术，吻合口张力过大时导致局部血运不良，瘢痕增生造成吻合口狭窄，吻合口感染及部分自愈的吻合口瘘也可因瘢痕增生导致吻合口狭窄。另外，近 2 年来随着应用吻合器痔现状切除术（PPH）治疗痔和直肠黏膜脱垂患者的增多，有个别患者术后也能引起轻至中度直肠吻合口狭窄，多是由于吻合口处炎症严重或吻合不理想，使瘢痕形成范围较宽并较深所致。鉴于绝大多数肛门直肠狭窄为医疗操作不当引起，因此应针对引起肛门直肠狭窄的原因入手。肛管皮肤弹性差，手术时一定要尽量保存肛管皮肤，为此要选择合理的术式和切口角度。切口尽可能呈放射状，最好不做环状，以防瘢痕收缩引起狭窄。

第九章 阑尾疾病

第一节 急性阑尾炎

急性阑尾炎是腹部外科中最为常见的疾病之一，大多数患者能及时就医，获得良好的治疗效果。但是，有时诊断相当困难，处理不当时可发生一些严重的并发症。到目前为止，急性阑尾炎仍有 0.1%~0.5% 的病死率，因此如何提高疗效，减少误诊，仍然值得重视。

一、诊断

(一)临床表现

大多数急性阑尾炎患者不论病理学类型如何，早期的临床症状都很相似，诊断并无困难，大都能得到及时和正确的处理。

1. 症状

症状主要表现为腹部疼痛，胃肠道反应和全身反应。

（1）腹痛：迫使急性阑尾炎患者及早就医的主要原因就是腹痛，除极少数合并有横贯性脊髓炎的患者外，都有腹痛存在。

（2）胃肠道的反应：恶心、呕吐最为常见，早期的呕吐多为反射性，常发生在腹痛的高峰期，呕吐物为食物残渣和胃液，晚期的呕吐则与腹膜炎有关。约 1/3 的患者有便秘或腹泻的症状，腹痛早期的大便次数增多，可能是肠蠕动增强的结果。盆位阑尾炎时，阑尾的尖端直接刺激直肠壁也可伴便次增多，而阑尾穿孔后的盆腔脓肿，不仅便次多，甚至会出现里急后重。

（3）全身反应：急性阑尾炎初期，部分患者自觉全身疲乏，四肢无力，或头痛、头晕。病程中觉发热，单纯性阑尾炎的体温多在 37.5℃~38℃，化脓性和穿孔性阑尾炎时，体温较高，可达 39℃左右，极少数患者出现寒战高热，体温可升到 40℃以上。

2. 体征

急性阑尾炎腹部检查时，常出现的体征有腹部压痛，腹肌紧张和反跳痛等，这些直接的炎症的体征是诊断阑尾炎的主要依据。另外在一部分患者还会出现一些间接的体征如腰大肌征等，对判断发炎阑尾的部位有一定的帮助。

（1）步态与姿势

患者喜采取上身前弯且稍向患侧倾斜的姿势，或以右手轻扶右下腹部，减轻腹肌的动度来减轻腹痛，而且走路时步态也缓慢。这些特点，在患者就诊时即可发现。

（2）腹部体征

有时需连续观察，多次比较才能做出较准确的判断。

①腹部外形与动度：急性阑尾炎发病数小时后，查体时就能发现下腹部呼吸运动稍受限，穿孔后伴弥漫性腹膜炎时，全腹部动度可完全消失，并逐渐出现腹部膨胀。

②腹膜刺激征：包括腹部压痛，肌紧张和反跳痛。尽管各患者之间腹膜刺激征在程度上有差异，但几乎所有的患者均有腹部压痛。

③右下腹压痛：压痛是最常见和最重要的体征，当感染还局限于阑尾腔以内，患者尚觉上腹部或脐周疼痛时，右下腹就有压痛存在。感染波及阑尾周围组织时，右下腹压痛的范围也随之扩大，压痛的程度也加重。穿孔性阑尾炎合并弥漫性腹膜炎时，虽然全腹都有压痛，但仍以感染最重的右下腹最为明显。盲肠后或腹膜后的阑尾炎，前腹壁的压痛可能较轻。

④腹肌紧张：约有70%的患者右下腹有肌紧张存在。一般认为腹肌紧张是由于感染扩散到阑尾壁以外，局部的壁层腹膜受到炎症刺激的结果，多见于化脓性和穿孔性阑尾炎，是机体的一种不受意识支配的防御性反应。腹肌紧张常和腹部压痛同时存在，范围和程度上两者也大体一致。肥胖者、多产妇和年老体弱的患者，因腹肌软弱，肌紧张常不明显。

⑤反跳痛：急性阑尾炎的患者可出现反跳痛，以右下腹较常见，如取得患者的合作，右下腹反跳痛阳性，表示腹膜炎肯定存在。当阑尾的位置在腹腔的深处，压痛和肌紧张都较轻时，而反跳痛却明显者，也表示腹腔深部有感染存在。

⑥右下腹压痛点：传统的教材上，对急性阑尾炎的局部压痛点的具体位置都进行了介绍，并把局部压痛点阳性列为阑尾炎的体征之一。虽然各位学者提出的阑尾炎压痛点都是以阑尾根部在体表的投影为基础，由于总结的资料不尽相同，所推荐的局部压痛点的位置也不完全一致。临床实践证实，各压痛点的阳性率差异很大，因此仅靠某一压痛点的有无来确诊急性阑尾炎是不切实际的。更多的医师相信，右下腹部固定压痛区的存在，要比压痛点的阳性更有诊断价值。现介绍常见的压痛点如下（图9-1）。

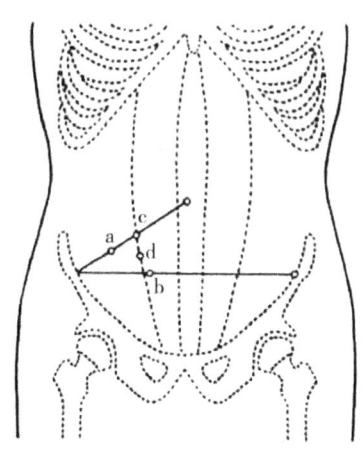

图9-1　阑尾根部体表投影点

a. 马氏点 b. 兰氏点 c. 苏氏点 d. 中立点

3. 间接体征

临床上还可以检查其他一些体征如罗氏征等，只要手法正确并获得阳性结果，对阑尾炎的诊断有一定参考价值。

（1）罗氏征（又称间接压痛）：患者仰卧位，检查者用手掌按压左下腹部，或沿降结肠向上腹用力推挤，如右下腹疼痛加重即为阳性；或用力的方向是朝右下腹部，出现同样结果时也为阳性，迅速松去按压力量的同时疼痛反而加重，更能说明右下腹有炎症存在。关于阳性结果的机制，目前的解释是：前者是因压力将左结肠内的气体向右结肠传导，最后冲击到盲肠，并进入发炎的阑尾腔，引起疼痛加重；后者是借助于下腹部的小肠袢将压力传导到右下腹，使发炎的阑尾受到挤压。关于罗氏征的临床意义，阳性结果只能说明右下腹部有感染存在，不能判断阑尾炎的病理学类型和程度。当右下腹疼痛需要与右侧输尿管结石等疾病鉴别时，罗氏征的检查可能有一定的帮助。a. 马氏点（Mc Burney's point）。在脐与右侧髂前上棘连线的中外 1/3 交界处。b. 兰氏点（Lanz's point）：在两侧髂前上棘连线的中、右 1/3 交界处。c. 苏氏点（Son-meberg's point）：在脐和右髂前上棘连线与右侧腹直肌外缘相交处。d. 中立点：在马氏点和兰氏点之间的区域内，距右髂前上棘约 7 cm 的腹直肌外侧缘处。e. 腹部包块：化脓性阑尾炎合并阑尾周围组织及肠管的炎症时，大网膜、小肠及其系膜与阑尾可相互粘连形成团块；阑尾穿孔后所形成的局限性脓肿，均可在右下腹触到包块。炎性包块的特点是境界不太清楚，不能活动，伴有压痛和反跳痛。深部的炎性包块，在患者充分配合下，仔细触摸才能发现。包块的出现表示感染已趋于局限化，发炎的阑尾已被大网膜等组织紧密的包绕，此时不宜于急诊手术。

（2）腰大肌征：让患者左侧卧位，检查者帮助患者将右下肢用力后伸，如右下腹疼痛加重即为阳性。腰大肌征阳性，提示阑尾可能位于盲肠后或腹膜后，当下肢过伸时，可使腰大肌挤压到发炎的阑尾。

（3）闭孔肌征：患者仰卧后，当右侧髋关节屈曲时被动内旋，右下腹疼痛加重即为阳性，表示阑尾位置较低，炎症波及闭孔内肌的结果。

（4）皮肤感觉过敏区：少数患者在急性阑尾炎的早期，尤其是阑尾腔内有梗阻时，右下腹壁皮肤可出现敏感性增高现象。表现为咳嗽、轻叩腹壁均可引起疼痛，甚至轻轻触摸右下腹皮肤，也会感到疼痛，当阑尾穿孔后，过敏现象也随之消失。过敏区皮肤的范围是三角形分布，其边界由右侧髂骨最高点、耻骨嵴及脐三点依次连接而构成。皮肤感觉过敏区不因阑尾位置而改变，故对不典型患者的早期诊断可能有帮助。

4. 肛门指诊检查

非特殊情况，肛门指诊检查应列为常规，正确的肛门指诊有时可直接提供阑尾炎的诊断依据。盆位急性阑尾炎，直肠右侧壁有明显触痛，甚至可触到炎性包块。阑尾穿孔伴盆腔脓肿时，直肠内温度较高，直肠前壁可膨隆并有触痛，部分患者伴有肛门括约肌松弛现象。未婚女性患者，肛门指诊检查还能除外子宫和附件的急性病变。

（二）辅助检查

1. 血、尿、便常规化验

急性阑尾炎病的白细胞总数和中性白细胞有不同程度的升高，总数大多在 1 万 ~ 2 万，中性为 80% ~ 85%。老年患者因反应能力差，白细胞总数增高可不显著，但仍有中性白细胞核左移现象。尿常规多数患者正常，但当发炎的阑尾直接刺激到输尿管和膀胱时，尿中可出现少量红细胞和白细胞。

如尿中有大量异常成分，应进一步检查，以排除泌尿系疾病的存在。盆位阑尾炎和穿孔性阑尾炎合并盆腔脓肿时，大便中也可发现血细胞。

2. X 线检查

胸腹透视列为常规，合并弥漫性腹膜炎时，为除外溃疡穿孔、急性绞窄性肠梗阻，立位腹部平片是必要的，如出现膈下游离气体，阑尾炎基本上可以排除。急性阑尾炎在腹部平片上有时也可出现阳性结果：5% ~ 6% 的患者右下腹阑尾部位可见一块或数块结石阴影，1.4% 患者阑尾腔内有积气。

3. 腹部 B 超检查

病程较长者应行右下腹 B 超检查，了解是否有炎性包块存在。在决定对阑尾脓肿切开引流时，B 超可提供脓肿的具体部位、深度及大小，便于选择切口。

（三）病理学类型

急性阑尾炎在病理学上大致可分为三种类型，代表着炎症发展的不同阶段。

1. 急性单纯性阑尾炎

阑尾轻度肿胀，浆膜充血，附有少量纤维蛋白性渗出。阑尾黏膜可能有小溃疡和出血点，腹腔内少量炎性渗出。阑尾壁各层均有水肿和中性白细胞浸润，以黏膜和黏膜下层最显著。阑尾周围脏器和组织炎症尚不明显。

2. 急性蜂窝织炎性阑尾炎

急性蜂窝织炎性阑尾炎或称急性化脓性阑尾炎，阑尾显著肿胀、增粗，浆膜高度充血，表面覆盖有脓性渗出。阑尾黏膜面溃疡增大，腔内积脓，壁内也有小脓肿形成。腹腔内有脓性渗出物，发炎的阑尾被大网膜和邻近的肠管包裹，限制了炎症的发展。

3. 急性坏疽性阑尾炎

阑尾壁的全部或一部分全层坏死，浆膜呈暗红色或黑紫色，局部可能已穿孔。穿孔的部位大多在血运较差的远端部分，也可在粪石直接压迫的局部，穿孔后或形成阑尾周围脓肿，或并发弥漫性腹膜炎。

(四) 鉴别诊断

急性阑尾炎临床误诊率仍然相当高，国内统计为 4%～5%，国外报道高达 30%。需要与阑尾炎鉴别的疾病很多，其中最主要的有下列十几种疾病。

1. 需要与外科急腹症鉴别的疾病

(1) 急性胆囊炎、胆石症：急性胆囊炎有时需和高位阑尾炎鉴别，前者常有胆绞痛发作史，伴右肩和背部放射痛；而后者为转移性腹痛的特点。检查时急性胆囊炎可出现莫菲征阳性，甚至可触到肿大的胆囊，急诊腹部 B 超检查可显示胆囊肿大和结石声影。

(2) 溃疡病急性穿孔：溃疡病发生穿孔后，部分胃内容物沿右结肠旁沟流入右髂窝，引起右下腹急性炎症，可误为急性阑尾炎。但本病多有慢性溃疡病史，发病前多有暴饮暴食的诱因，发病突然且腹痛剧烈。查体时见腹壁呈木板状，腹膜刺激征以剑突下最明显。腹部透视膈下可见游离气体，诊断性腹腔穿刺可抽出上消化道液体。

(3) 右侧输尿管结石：输尿管结石向下移动时可引起右下腹部痛，有时可与阑尾炎混淆。但输尿管结石发作时呈剧烈的绞痛，难以忍受，疼痛沿输尿管向外阴部、大腿内侧放射。腹部检查，右下腹压痛和肌紧张均匀不太明显，腹部平片有时可发现泌尿系有阳性结石，而尿常规有大量红细胞。

(4) 急性梅克尔憩室炎：梅克尔憩室为一先天性畸形，主要位于回肠的末端，其部位与阑尾很接近。憩室发生急性炎症时，临床症状极似急性阑尾炎，术前很难鉴别。因此，当临床诊断阑尾炎而手术中的阑尾外观基本正常时，应仔细检查距回盲部 100 cm 远的回肠肠管，以免遗漏发炎的憩室。

2. 需要与内科急腹症鉴别的疾病

(1) 急性肠系膜淋巴结炎：多见于儿童，常继于上呼吸道感染之后。由于小肠系膜淋巴结广泛肿大，回肠末端尤为明显，临床上可表现为右下腹痛及压痛，类似急性阑尾炎。但本病伴有高热，腹痛和腹部压痛较为广泛，有时尚可触到肿大的淋巴结。

(2) 右下肺炎和胸膜炎：右下肺和胸腔的炎性病变，可反射性引起右下腹痛，有时可误诊为急性阑尾炎。但肺炎及胸膜炎常常有咳嗽，咳痰及胸痛等明显的呼吸道症状，而且胸部体征如呼吸音改变及湿啰音等也常存在。腹部体征不明显，右下腹压痛多不存在。胸部 X 线检查，可明确诊断。

(3) 局限性回肠炎：病变主要发生在回肠末端，为一种非特异性炎症，20～30 岁的青年人较多见。本病急性期时，病变处的肠管充血，水肿并有渗出，刺激右下腹壁层腹膜，出现腹痛及压痛，类似急性阑尾炎。位置局限于回肠，无转移性腹痛的特点，腹部体征也较广泛，有时可触到肿大之肠管。另外，患者可伴有腹泻，大便检查有明显的异常成分。

3. 需要与妇产科急腹症鉴别的疾病

(1) 右侧输卵管妊娠：右侧宫外孕破裂后，腹腔内出血刺激右下腹壁层腹膜，可出现急性阑尾炎的临床特点。但宫外孕常有停经及早孕史，而且发病前可有阴道出血。患者继腹痛后有会阴和肛门部肿胀感，同时有内出血及出血性休克现象。妇科检查可见阴道内有血液，子宫稍大伴触痛，右侧附件肿大和后穹隆穿刺有血等阳性体征。

(2) 急性附件炎：右侧输卵管急性炎症可引起与急性阑尾炎相似的症状和体征。但输卵管炎多发生于已婚妇女，有白带过多史，发病多在月经来潮之前。虽有右下腹痛，但无典型的转移性，而且腹部压痛部位较低，几乎靠近耻骨处。妇科检查可见阴道内有脓性分泌物，子宫两侧触痛明显，右侧附件有触痛性肿物。

(3)卵巢滤泡破裂：多发生于未婚女青年，常在行经后两周发病，因腹腔内出血，引起右下腹痛。本病右下腹局部体征较轻，诊断性腹腔穿刺可抽出血性渗出液。

(4)卵巢囊肿扭转：右侧卵巢囊肿蒂扭转后，囊肿循环障碍、坏死、血性渗出，引起右腹部的炎症，与阑尾炎临床相似。但本病常有盆腔包块史，且发病突然，为阵发性绞痛，可伴轻度休克症状。妇科检查时能触到囊性包块，并有触痛，腹部B超证实右下腹有囊性包块存在。

二、治疗方法

(一)治疗原则

1. 急性单纯性阑尾炎

条件允许时可先行中西医相结合的非手术治疗，但必须仔细观察，如病情有发展应及时中转手术。经非手术治疗后，可能遗留有阑尾腔的狭窄，且再次急性发作的机会很大。

2. 化脓性、穿孔性阑尾炎

原则上应立即实施急诊手术，切除病理性阑尾，术后应积极抗感染，预防并发症。

3. 发病已数日且合并炎性包块的阑尾炎

暂行非手术治疗，促进炎症的尽快吸收，待3～6个月后如仍有症状者，再考虑切除阑尾。保守期间如脓肿有扩大并可能破溃时，应急诊引流。

4. 高龄患者／小儿及妊娠期急性阑尾炎

原则上应和成年人阑尾炎一样，急诊手术。

(二)非手术治疗

非手术治疗主要适应于急性单纯性阑尾炎、阑尾脓肿、妊娠早期和后期急性阑尾炎、高龄合并有主要脏器病变的阑尾炎。

1. 基础治疗

基础治疗包括卧床休息、控制饮食、适当补液和对症处理等。

2. 抗菌治疗

选用广谱抗生素和抗厌氧菌的药物。

(三)手术治疗

1. 手术指征

(1)脉搏加快，体温升高，白细胞计数较前增高。

(2)腹痛加剧，压痛、反跳痛及腹肌紧张范围扩大及程度加重。

(3)反复呕吐不止。

(4)已经较为局限的肿块，在治疗过程中又逐渐增大。

(5)有连续多次腹泻，粪便内含有大量黏液，表示已有盆腔脓肿形成，应予引流。

2. 术前准备

术前4～6h应禁饮食，确定手术时间后可给予适量的镇痛药，已化脓和穿孔者应给予广谱抗生素。有弥漫性腹膜炎者，需行胃肠减压，静脉输液，注意纠正水和电解质紊乱。心和肺等主要脏器功能障碍者，应与有关科室协同进行适当处理。

3. 手术方法

以局部麻醉下经右下腹斜切口完成手术最为适宜，少数患者也可选择硬脊膜外麻醉和全身麻醉经右下腹探查切口完成。主要方式为阑尾切除术（有常规法和逆行法）。粘连严重者也可行浆膜下切除阑尾。少数阑尾脓肿保守无效时可行切开引流，腹腔渗出多时，放置引流物。

4. 术中注意事项

(1)采用右下腹斜切口（麦氏切口），视腹壁厚薄和病变情况决定切口长短。若诊断不太肯定时，取右下腹直肌旁切口为宜。

(2)寻找阑尾，沿盲肠前壁上结肠带追溯寻找。

（3）阑尾系膜处理，提起阑尾尖端，逐步贯穿缝合结扎切断系膜，遇有动脉出血时，应吸除积血，看清出血点后重新钳夹，必要时扩大切口，切忌用血管钳盲目钳夹，以免损伤肠壁。

（4）阑尾坏死或已穿孔，有较多脓性渗出液，在相应部位应放置烟卷引流条，必要时可放置双套管负压引流管，在切口外另戳口引流。

5. 术后处理

继续支持治疗，包括静脉输液、止痛镇静及抗感染等。引流物要及时拔除，切口按时拆线，注意防治各种并发症。

6. 术后并发症的防治

术后并发症与阑尾的病理学类型和手术时间的迟早有密切关系，阑尾炎阑尾未穿孔的阑尾切除术，并发症发生率仅5%，而阑尾穿孔后的阑尾切除术的术后并发症则增加到30%以上，发病后24 h 和48 h 以后的手术者，阑尾穿孔率分别为20%和70%，所以发病24 h 内，应及时切除阑尾，以降低并发症的发生率。

（1）内出血：术后24 h 的出血为原发性出血，多因阑尾系膜止血不完善或血管结扎线松脱所致。主要表现为腹腔内出血的症状如腹痛、腹胀、休克和贫血等，应立即输血并再次手术止血。有时出血可能自行停止，但又继发感染形成脓肿，也需手术引流。

（2）盆腔脓肿：穿孔性阑尾炎术后，腹腔脓汁吸收不完全，可在腹腔的不同部位形成残余脓肿。盆腔脓肿最常见，大多发生在术后7～10 d，表现为体温再度升高，大便次数增多，伴里急后重，肛门指诊检查可见括约肌松弛，直肠前壁隆起。应及时抗感染，物理治疗，无效时切开引流。

（3）粘连性肠梗阻：阑尾术后肠粘连的机会较多，与手术损伤、异物刺激和引流物拔出过晚有关。

（4）粪瘘：可发生在处理不当的阑尾残端，也可因手术粗暴误伤盲肠和回肠而引起。主要表现为伤口感染久治不愈，并有粪便和气体逸出，由于粪瘘形成时感染已局限于回盲部周围，体液和营养丢失较轻。可先行非手术治疗，多数患者粪瘘可自行愈合，如病程超过了3个月仍未愈合，应手术治疗。

（5）手术切口的并发症：包括切口感染，慢性窦道和切口疝，三者有一定的内在联系。切口感染多发生在术后4～7 d，也有在两周后才出现者。主要表现为切口处跳痛，局部红肿伴压痛，体温再度上升。应立即拆除缝线，引流伤口，清除坏死组织，经敷料更换促使其愈合或待伤口内肉芽新鲜时2期缝合至愈。如伤口内异物（如线头）清除不干净，引流不畅，可长期不愈，遗留有一处或几处深而弯曲的肉芽创道，即为慢性窦道。病程可持续数月，有的甚至1年以上，伤口时好时坏。如经非手术治疗3个月仍不愈合者，可再次手术切除窦道，重新缝合。感染的伤口虽已愈合，但腹膜和肌层已裂开，小肠袢和网膜可由切口处突出于皮下瘢痕组织处，称为切口疝。如有明显症状，影响劳动，应行手术修补。

三、好转及治愈标准

（一）治愈

（1）手术切除阑尾，症状、体征消失，切口愈合，无并发症。

（2）非手术治疗后，症状、腹部体征消失，体温、白细胞计数恢复正常。

（二）好转

（1）阑尾未能切除，症状减轻，有待手术治疗。

（2）非手术治疗后，症状、体征减轻，右下腹有深压痛或触及条索状肿物，有轻度腹胀、腹痛等自觉症状。

（三）未愈

治疗后，症状和体征无减轻甚至加重者。

第二节 慢性阑尾炎

慢性阑尾炎大多为急性阑尾炎经非手术治愈的病例或有反复发作史，但有部分患者可无急性发作过程，而一开始就是慢性过程。

一、分类

临床上将慢性阑尾炎大致分为两种类型

（一）原发性慢性阑尾炎

其特点为起病隐匿，症状发展缓慢，病程持续较长，几个月到几年。病初无急性发作史，病程中也无反复急性发作的现象。

（二）继发性慢性阑尾炎

特点是首次急性阑尾炎发病后，经非手术治疗而愈或自行缓解，其后遗留有临床症状，久治不愈，病程中可再次或多次急性发作。

二、病理学分析

慢性阑尾炎肉眼观察可有各种表现，镜下可见阑尾各层有淋巴细胞浸润。

（1）阑尾细长呈卷曲、折叠及纠搭状，使阑尾的排空受阻。阑尾及其系膜与周围组织和器官有不同程度之粘连。

（2）阑尾壁增厚，管径粗细不均匀，部分管腔呈狭窄状，有时相当一段远端管腔完全闭塞而呈条索状。

（3）阑尾腔内有粪石、异物阻塞，阑尾浆膜血管明显增多而清晰。

三、诊断依据

（一）临床表现

1. 腹部疼痛

腹部疼痛主要位于右下腹部，其特点是间断性隐痛或胀痛，时重时轻，部位比较固定。多数患者在饱餐、运动和长时间站立后，诱发腹痛发生。病程中可能有急性阑尾炎的发作。

2. 胃肠道反应

患者常觉轻重不等的消化不良、食欲不佳。病程较长者可出现消瘦、体重下降。一般无恶心和呕吐，也无腹胀，但老年患者可伴有便秘。

3. 腹部压痛

压痛是唯一的体征，主要位于右下腹部，一般范围较小，位置恒定，重压时才能出现。无肌紧张和反跳痛，一般无腹部包块，但有时可触到胀气的盲肠。

4. 间接体征

各种特定的压痛点如马氏点、兰氏点及腰大肌征、罗氏征，在慢性阑尾炎的诊断中无意义。

（二）辅助检查

胃肠钡剂造影和纤维结肠镜检查有一定帮助。回盲部钡剂造影如出现显示的阑尾有压痛、阑尾呈分节状、阑尾腔内的钡剂排空时间延长及阑尾未显影等，均为慢性阑尾炎的特征。纤维结肠镜可直接观察阑尾的开口及其周围的黏膜的变化和活检，尚可对阑尾腔进行造影，对鉴别诊断有一定意义。

X线钡剂造影检查有如下特征。

（1）阑尾充盈后有明显压痛，当移动阑尾时，压痛点也随之有相应的移位。

（2）阑尾虽未见充盈，但多次检查盲肠内侧有局限性压痛。

（3）阑尾充盈不规则。

（4）阑尾充盈后，隔48 h以上仍未见钡剂排空，有的排空延迟到2~3周。

（5）阑尾本身有固定或纠结的现象或盲肠和末端回肠有变形的表现，提示阑尾周围有粘连。

（三）诊断

慢性阑尾炎的确诊有时相当困难，国内统计慢性阑尾炎手术后症状未见减轻者高达35%，其主要原因是诊断上的错误。应该对每一个慢性阑尾炎的诊断高度认真，用"排除法"来逐个除外容易与它相混淆的有关疾病。其中主要有回盲部结核、慢性结肠炎、慢性附件炎、胃肠神经官能症及结肠恶性肿瘤等。

总之，慢性阑尾炎的诊断相当困难，最后确诊慢性阑尾炎的标准如下，除曾有典型的急性发作史、右下腹有经常存在和位置固定的压痛点、有X线钡剂造影的佐证外，阑尾切除后临床症状应消失。

四、治疗方法

手术治疗是唯一有效的方法，但在决定行阑尾切除术时应特别慎重。

（1）慢性阑尾炎确诊后，原则上应手术治疗，切除病变阑尾，特别是有急性发作史的患者，更应及时手术。对诊断可疑的患者或有严重并存病的高龄患者，应暂行非手术治疗，在门诊追踪观察。

（2）手术中如发现阑尾外观基本正常，不能轻易只切除阑尾后即刻关腹，应仔细检查阑尾附近的组织和器官如回盲部，回肠末段100 cm，小肠系膜及其淋巴结。女性患者还应仔细探查盆腔及附件，以防误诊和漏诊。

（3）手术后应对每一个患者进行一段时间的随访，以了解切除阑尾后的实际效果。慢性阑尾炎的最后诊断不是病理学诊断，而是手术后症状的完全解除。术后仍有症状的患者，应做全面的检查，找出真正的病因，不能轻易地按术后肠粘连治疗。

五、治愈标准

治愈：手术切除阑尾后，症状及体征消失，切口愈合佳，无并发症。

第三节　特殊的急性阑尾炎

一、小儿急性阑尾炎

小儿急性阑尾炎临床上并不少见，但发病率低于成年人。据综合医院统计，12岁以下的小儿急性阑尾炎占急性阑尾炎总数的4%～5%。与成年人比较，小儿急性阑尾炎发展快，病情重，穿孔率高，并发症多。1岁内婴儿的急性阑尾炎几乎100%发生穿孔，2岁以内为70%～80%，5岁时为50%。小儿急性阑尾炎病死率为2%～3%，较成年人平均高10倍。

（一）诊断依据

1. 病史特点

常伴有上呼吸道感染和肠炎等诱因，而转移性右下腹痛史常不能自述，全身反应和胃肠道症状出现早，且比成人明显，有时以频繁的呕吐为最初的首要症状，个别病儿起病时就伴有39℃～40℃高热，也有以持续性腹泻为主要表现。阑尾壁薄，大网膜短而薄，穿孔后并发弥漫性腹膜炎，出现严重的全身中毒症状。

2. 体征

以右下腹固定压痛点或直肠指检发现右前方有触痛是诊断的主要依据。但小儿常哭闹不合作，应重视检查的技巧。

（二）治疗方法

一旦诊断明确，又无禁忌，应即刻手术治疗。术前应注意纠正水、电解质失衡和酸碱紊乱；尽早应用抗生素；及时处理高热，以免引起严重并发症。

二、老年急性阑尾炎

老年人常患有各种主要脏器疾病如冠心病等，急性阑尾炎的病死率较高，而且随年龄的逐渐增高而增高。据统计急性阑尾炎年龄 60～69 岁组病死率为 17%，70 岁以上组为 40%，如发病在 12 h 内立即手术者病死率为 13.3%。

（一）诊断依据

1. 病史特点

起病缓慢，老年患者反应能力低，腹痛多不剧烈，也无明显的疼痛转移史；胃肠道症状轻，恶心呕吐不多见，但便秘为常见症状；全身反应如体温、脉搏以及白细胞计数的变化不显著，有时甚至正常。

2. 有并存病

老年患者常并存有心血管疾病，慢性肺疾病，胃肠道疾病及代谢性疾病如糖尿病，这些疾病的症状可能与急性阑尾炎的临床表现相混淆，增加了诊断上的难度。

3. 体征

多在阑尾部位有固定压痛点，但腹肌紧张多不明显。由于腹肌已萎缩，即使阑尾已穿孔，腹膜刺激征也不明显。有时阑尾周围脓肿形成后，右下腹已出现包块，但不伴有急性炎症表现，临床上很似回盲部恶性肿瘤。

（二）治疗方法

应力争早期手术，高龄本身不是手术禁忌证，但对手术耐受性较低，要做好全身检查和术前准备，手术操作要轻柔、迅速。术后预防肺部并发症及下肢深静脉血栓形成。

三、妊娠期急性阑尾炎

妊娠期急性阑尾炎的发病情况：国内产科医院统计妊娠期阑尾炎约占孕妇的 0.1%，一般医院中妊娠期急性阑尾炎占阑尾炎总数的 2%，大多发病于 25～35 岁，约 80% 是在妊娠的中、晚期。由于孕妇生理方面的变化，一旦发生阑尾炎其危险性较一般成人大。据统计妊娠期急性阑尾炎中妊娠妇女病死率为 2%，比一般阑尾炎患者高 10 倍，胎儿的病死率约为 20%。

随子宫的增大，盲肠和阑尾的位置也随之改变，阑尾在向上移位的同时，其尖端还呈反时针方向旋转。有时盲肠和阑尾向外和向后移位，部分为胀大了的子宫所覆盖。

（一）诊断依据

1. 病史特点

与非妊娠期急性阑尾炎相同，有转移性右下腹痛，疼痛部位可随子宫大小而变位。由于盆腔充血，不仅感染机会增多而且炎症发展较快、阑尾坏死穿孔的机会多。由于大网膜被推向一侧，不易限制炎症的发展，合并弥漫性腹膜炎的机会也增多。

2. 体征

阑尾压痛点可随子宫增大而向外向上变化。阑尾在子宫后方，腰前壁的压痛和腹肌紧张均可不明显。有时腰部可有压痛。

（二）治疗方法

（1）妊娠早期（1～3 个月）：症状轻者可非手术治疗，症状重者应手术。

（2）妊娠中期（4～7 个月）：一旦确诊，应手术治疗，切口比麦氏切口稍高或腹直肌旁纵向切口，术中不要过多刺激子宫，术后给予镇静、止痛及黄体酮等保胎治疗。

（3）妊娠晚期（8 个月以上）：可行阑尾切除，然后待其自然分娩。约 50% 孕妇可能早产，胎儿的病死率也较高，手术时应尽量减少对子宫的刺激。

（4）预产期和临产期的急性阑尾炎，诊断和治疗均较复杂，应与产科医师共同研究处理。

四、异位急性阑尾炎

多数人出生时阑尾已下降到右髂窝内，如胚胎发育异常，阑尾可滞留于腹腔的任何部位。当异常位置的阑尾发生急性炎症时，诊断上有一定困难，临床上较多见的异位阑尾为盆腔位，肝下位和左侧位。

（一）低位（盆腔位）急性阑尾炎

由于盲肠下降过多或右半结肠游离而缺乏固定时，阑尾可位于髂嵴线以下，甚至完全进入盆腔内，临床估计盆位急性阑尾炎发生率为 4.8% ~ 7.4%，表现为转移性腹痛，只是腹痛部位及压痛区均较低，肌紧张也较轻。病程中可能出现直肠刺激症状如便次增多，肛门坠胀，或出现膀胱刺激症状如尿频和尿急等。低位阑尾炎的治疗与一般阑尾炎相同，应急诊手术切除阑尾。手术过程中应仔细探明盲肠和阑尾的位置，分离炎性粘连，使阑尾完全游离后予以切除。

（二）高位（肝下位）急性阑尾炎

先天性肠道旋转下降不全时，盲肠和阑尾可停留于肝下；后天性阑尾过长，尖端也可延伸于肝外下。肝下位阑尾炎时，腹痛、压痛和肌紧张均局限于右上腹，临床上常误诊为急性胆囊炎。必要时行腹部 B 超检查，如证实胆囊大小正常，轮廓清晰，胆囊腔内也无异物回声时，高位阑尾炎应该考虑，一旦确诊，应急诊切除阑尾。

（三）左侧急性阑尾炎

由于先天性腹腔内脏异位，盲肠可位于左下腹部；后天性游离盲肠，也可移动并粘连固定于左下腹，阑尾也随之固定在左髂窝内。左侧位急性阑尾炎极少见，其病理学类型和发病过程与右侧急性阑尾炎相同，有转移性左下腹痛，压痛和肌紧张也局限于左髂窝。考虑到左侧急性阑尾炎的可能时，应仔细进行胸、腹部的体检和 X 线检查，确诊后可经左下腹斜切口切除阑尾。

第四节　阑尾肿瘤

阑尾类似于一根管型的小储袋样结构，位于盲肠，其长度平均为 8 ~ 10 cm，被认为是胃肠道的一部分。虽然通常认为阑尾对人体来说是一个无明显功能的器官，但其可能为淋巴系统、内分泌及外分泌系统的一员。当阑尾细胞出现不正常的或者是不可控的增生生长时，就会发生阑尾肿瘤。阑尾肿瘤可分为良性及恶性，而后者也就是通常所说的阑尾癌。

一、阑尾良性肿瘤

（一）阑尾黏液囊肿

阑尾黏液囊肿为一种良性肿瘤，临床罕见，发病率约为 0.14%。在阑尾切除术中的发现率为 0.07% ~ 0.3%，女性多见，男女比例为 1 : 3。临床上往往缺乏典型症状及体征，多数患者是在术中或术后病理确诊的。

1. 病因

阑尾黏液囊肿是阑尾根部因慢性炎性反应而发生梗阻，阑尾腔内黏液细胞不断分泌黏液积存于阑尾腔内形成。阑尾黏液囊肿到一定程度时黏液细胞则失去功能，不再分泌黏液而黏液物不能正常排出，阑尾逐渐扩张形成膜性黏液性囊肿。有时黏液可以穿透阑尾脏层直至浆膜外，形成壁内黏液湖或阑尾周围黏液性肿块，甚至引起腹膜种植形成腹膜假性黏液瘤。

2. 病理

病理学可见充满黏液的阑尾腔，黏膜扁平，无肿瘤性上皮的证据。后期由于腔内压力增加，可形成憩室，上皮也可移位至黏膜下（假侵犯），当黏液囊肿破裂，黏液分泌上皮也可随之进入腹腔。腹膜假性黏液瘤的形成，被认为一方面是由于黏液自破裂囊肿溢出所致，另一方面认为溢出黏液中含有黏液分泌功能的细胞，其附着于腹膜表面并继续分泌，从而形成腹膜假性黏液瘤。

3. 临床表现

阑尾黏液囊肿体积小时，常无任何特异性症状，多为其他手术时偶然发现，临床仅表现为右下腹隐痛，但在囊肿膨胀生长过程中可能会诱发阑尾炎表现。偶尔体积较大者右下腹可触及包块，仍需手术探查病理明确。囊肿可与肠道粘连形成肠梗阻，或形成肠套叠、肠扭转、囊内出血、感染破裂及恶变等多种并发症。

4. 诊断及鉴别诊断

因阑尾黏液囊肿缺乏特异性临床表现，术前诊断困难，往往需要术后病理明确诊断。术前的辅助检查对该病的诊断可以提供一些帮助。

（1）辅助检查：①X线平片可见囊肿边缘钙化影。②钡灌肠最典型表现为阑尾腔不显影，盲肠与回肠之间有占位性病变，回肠被推向内上方，盲肠被推向外上方，盲肠壁可有外来压迹，但黏膜正常。③B超检查是本病的主要诊断方法，较为简便快捷。B超检查可见回盲部囊实性肿物，包膜完整，内部回声呈网格状，透声差，有密集点状回声，后方回声稍增强。④CT检查既能对囊肿定位又能定性。扫描可见右下腹不规则低密度灶，边界较清楚，内部密度欠均匀，可有钙化；增强扫描见囊壁呈环形均一强化，强化程度同肠壁，囊内无强化，周围组织有炎性浸润时可与囊肿壁粘连，后腹膜可增厚，若见到囊性肿物与盲肠壁相连则更支持诊断。CT检查中应与阑尾周围脓肿相鉴别，后者一般为圆形，边缘不规则，欠清楚，密度不均，囊壁较厚，增强扫描强化不均，周围组织炎症表现较显著。

（2）鉴别诊断：如果手术前考虑阑尾黏液囊肿诊断，则需进一步与阑尾周围脓肿及结肠癌相鉴别。

5. 治疗

手术是治疗阑尾黏液囊肿的唯一方法。阑尾远端2/3的囊肿较小、与周围无粘连且阑尾根部完整者行阑尾切除术，即使术后病理证实为囊腺癌，也不必2次手术扩大切除范围，因为此处病灶并不侵及周围淋巴结。当囊肿侵犯阑尾近1/3或与邻近盲肠回肠有粘连时，则宜行右半结肠切除术。也有学者提出根据病变部位选择手术方式，位于阑尾远端囊肿，选择囊肿在内单纯阑尾切除术；囊肿受累阑尾根部和盲肠发生粘连者，应做阑尾和盲肠切除；若囊肿较大，怀疑有恶变可能，应行盲肠切除或右半结肠切除。如果囊肿已与其他小肠肠袢粘连，或已经引起肠扭转、肠套叠等并发症，往往需将受累的肠袢一并切除。此外，阑尾腔内黏液较多，腔内压高，且囊壁薄时易引起阑尾破溃，黏液球经破口溢出导致腹腔内广泛转移。故术时应先保护腹腔，术中应遵循无瘤观念，轻柔操作，用敷料将囊肿与周围组织隔开，尽量不使囊肿破裂，避免穿刺和切开探查操作，谨防黏液外溢造成医源性种植引起腹膜假性黏液瘤发生。手术中一旦发现囊肿破裂，应尽量清除溢出的黏液，须用氟尿嘧啶局部冲洗，术毕以生理盐水和氟尿嘧啶反复冲洗腹腔，术后也可用氟尿嘧啶少量多次注入腹腔。术中也可用5%甲醛溶液局部固定或用2.5%碘酊灼烧，再用噻替啶冲洗腹腔，预防腹腔黏液瘤的发生。

对于已经形成腹膜假性黏液瘤的患者，大多数学者同意行严格的病灶切除，包括彻底清除腹腔内胶样腹水；甚至为确保足够的切除范围行大网膜切除术和双侧卵巢切除术。术中应行腹腔灌洗或腹腔温热疗法，术后辅以化疗或放疗。本病极易复发，对于复发病灶仍需再次手术切除病灶。有学者指出，术中行肿瘤细胞减瘤手术联合腹腔内热灌注化疗及联合术后周期化疗可以提高腹膜假性黏液瘤患者生存率。

（二）阑尾黏液性囊腺瘤

阑尾黏液性囊腺瘤也是一种少见的阑尾良性肿瘤，仅占阑尾切除手术标本的0.3%。另据相关文献报道其发病年龄11~90岁，发病高峰年龄61~70岁，发病男女比例为1∶4，平均发病年龄为55岁。

1. 病因、病理

阑尾黏液囊腺瘤的腺上皮呈不典型增生或腺瘤性息肉，腺瘤阻塞阑尾，使黏液潴留阑尾腔内导致压力增高，黏液可穿透浆膜层，表现为阑尾周围和腹膜后黏液性肿块，可伴卵巢黏液性囊腺瘤。黏液性囊腺瘤的特点是阑尾壁有不典型腺体浸润，并穿越黏膜肌层或有腹膜种植形成腹膜假黏液瘤，不发生血性和淋巴转移。

2. 临床表现

临床表现与阑尾黏液囊肿相似，阑尾黏液性囊腺瘤临床表现不一，可无临床症状，常于体检超声检查中发现，或表现为急性阑尾炎的症状和体征，或由于患者触及腹部包块而就诊。阑尾黏液性囊腺瘤可并发急性阑尾炎，也可并发肠扭转及肠坏死、肠套叠、肠梗阻、囊肿继发感染及出血，从而引起相对应的临床表现。

3. 诊断及鉴别诊断

本病术前确诊较为困难，误诊率高，仅靠术后病理证实。临床上遇下述情况应考虑本病的可能：①有阑尾炎、阑尾脓肿病史；②右下腹肿块，生长缓慢、表面光滑、囊实性，经抗感染等治疗无明显消退；③B 超及 CT 提示右下腹囊实性肿块，囊壁厚薄均匀，呈长条状或椭圆形，与盲肠关系密切，可有钙化；④标本剖开有淡黄色或白色黏液胶冻状液体。

临床上阑尾黏液性囊腺瘤与黏液囊肿难以区分，因本病罕见，因此其各种辅助检查，如超声检查、CT 等方法及鉴别诊断可参照阑尾黏液囊肿。

4. 治疗

手术也是治疗阑尾黏液性囊腺瘤的唯一方法。手术方式的选择及注意事项与阑尾黏液囊肿相同。

二、阑尾腺癌

（一）概述

阑尾腺癌的发病率约占阑尾切除术后标本的 0.1%，每年约 0.2/10 000 患者发病。阑尾腺癌占胃肠道肿瘤的 0.2%～0.5%，占阑尾原发恶性肿瘤的 5%～8%。发病的平均年龄为 60～65 岁，男性发病率高于女性。

阑尾腺癌又主要可分为三类：黏液腺癌，结肠型腺癌和印戒细胞癌。其中约 60% 是黏液腺癌，其次是结肠型腺癌，印戒细胞癌则极其罕见。

此病发病原因尚不清楚，可能与免疫功能低下、炎性反应反复发作和上皮再生等有关。有研究指出，患有慢性溃疡性结肠炎的患者，容易造成病变肠上皮细胞发育不良及细胞恶变，从而一半左右的患者造成阑尾炎性受累，诱发恶变。阑尾腺癌多发生于阑尾的根部，呈浸润性生长，恶性程度高。

1. 阑尾腺癌 TNM 分期

T_x：原发肿瘤无法评估。

T_0：阑尾无恶性肿瘤证据。

T_{is}：原位癌。肿瘤细胞仅位于黏膜层（阑尾内第一层结构）。

T_1：肿瘤位于黏膜下层（阑尾内第二层结构）。

T_2：肿瘤位于固有肌层（阑尾内第三层结构）。

T_3：肿瘤穿透阑尾固有肌层侵入浆膜下层（一层薄层结缔组织），或侵入阑尾系膜。

T_4：肿瘤穿透脏层腹膜或者侵入其他器官。

T_{4a}：肿瘤侵入脏层腹膜。

T_{4b}：肿瘤侵入其他组织和器官（如结直肠）。

N_x：区域淋巴结无法明确有无转移。

N_0：区域淋巴结无转移。

N_1：1～3 个区域淋巴结转移。

N_2：大于 4 个区域淋巴结转移。

M_x：远处转移无法明确。

M_0：无远处转移。

M_{1a}：腹腔内转移。

M_{1b}：腹腔外远处转移。

2. 肿瘤分化等级。

G_x：肿瘤分化程度不确定。

G_1：肿瘤细胞高分化。

G_2：肿瘤细胞中分化。

G_3：肿瘤细胞低分化。

G_4：肿瘤细胞未分化。

3．肿瘤阶段分期

0：（T_{is}，N_0，M_0）。

Ⅰ：（T_1 or T_2，N_0，M_0）。

Ⅱ$_A$：（T_3，N_0，M_0）。

Ⅱ$_B$：（T_{4a}，N_0，M_0）。

Ⅱ$_C$：（T_{4b}，N_0，M_0）。

Ⅲ$_A$：（T_1 or T_2，N_0，M_0）。

Ⅲ$_B$：（T_3 or T_4，N_1，M_0）。

Ⅲ$_C$：（任何 T，N_2，M_0）。

Ⅳ$_A$：（任何 T，N_0，M_{1a}，G_1）。

Ⅳ$_b$：（任何 T，N_0，M_{1a}，G_2 or G_3），（任何 T，N_1，M_{1a}，任何 G），（任何 T，N_2，M_{1a}，G_1）。

Ⅳ$_c$：（任何 T，任何 N，M_{1b}，任何 G）。

（二）阑尾黏液腺癌

阑尾黏液腺癌是阑尾恶性肿瘤的一种，临床罕见，占阑尾腺癌60%以上。发病原因尚不明确，以60岁以上老年人多见，男女均可发病，男女之比为3：1。

1．病理

黏液腺癌肉眼观：阑尾腔不同程度囊性扩张，囊内充满黏液，黏膜面有时见结节状、绒毛状肿物，但无明确肿块形成。镜下观：肿瘤细胞呈高柱状，胞质透亮，充满黏液，核位于基底部，细胞呈现不同程度异型性，大多分化良好。细胞呈乳突状或腺管状排列弥漫性生长。若肿瘤穿破阑尾壁进入腹腔内形成腹膜假性黏液瘤。依据细胞异型及阑尾壁有无恶性腺体侵犯，将黏液性肿瘤分为黏液囊肿、黏液性囊腺瘤和黏液性囊腺癌。

2．临床表现

阑尾黏液腺癌临床症状不典型，右下腹痛或右下腹包块是该病的主要表现。肿瘤多位于阑尾基底部，临床表现隐匿，当并发感染，临床上出现右下腹痛、发热等症状，因此常常被误诊为阑尾炎或阑尾周围脓肿。肿瘤长大或与周围组织粘连后常形成肿物。当黏液腺癌进一步发展甚至穿孔突破浆膜层，向腹腔、盆腔内播散转移，广泛种植在腹盆腔脏器及大小网膜表面，粘连形成肿块，或形成大量黏液性腹水，此临床病变称腹膜假性黏液瘤，此时的临床表现有腹痛、腹胀、腹部肿物及腹水征等。

3．转移途径

（1）淋巴转移：阑尾的淋巴组织很丰富，主要在黏膜下层，呈纵行分布，回流入回盲部及右半结肠系膜淋巴结。所以，一旦癌侵犯黏膜下层易致淋巴转移，提示需行根治性右半结肠切除，尤其注意清扫右半结肠系膜淋巴结。

（2）直接浸润和种植：可出现大网膜、邻近肠系膜、盆腔腹膜转移，故手术时应妥善保护切口和术野，切勿分破肿瘤，应连同包裹的大网膜一并切除，以防局部种植复发。

4．诊断

本病与阑尾黏液囊肿及阑尾黏液囊腺瘤一样，术前诊断较为困难，误诊率高，往往需靠术后病理证实。

（1）超声可探查到右中下腹实性或囊实性肿块及腹水，但因没有明确的诊断标准，术前很难明确诊断，当合并感染时，阑尾炎表现更使超声检查获益有限。

（2）CT可表现为：①肿块往往较大，一般呈分叶状，囊壁及囊内分隔厚薄不均，局部可有壁结节向腔内突入，增强后实质部分呈不均匀中、高密度结节，花环样强化，囊性部分不强化。②病灶周围脂肪间隙因肿瘤浸润密度增高，与周围肠道、系膜血管粘连，并可向腹腔脏器的实质内浸润，可推压或侵犯盲肠，致肠壁偏侧性增厚、僵硬。③CT可提示腹膜假性黏液瘤形成。

(3) 纤维结肠镜无特征性表现，主要作用是排除结肠肿瘤、肠结核等病变，同时有助于判断肿瘤有无肠腔内浸润。

(4) 肿瘤标志物 CEA、CA19-9 等对阑尾黏液腺癌有一定辅助诊断价值。

5. 鉴别诊断

(1) 阑尾黏液囊肿：单纯性黏液囊肿是由于非肿瘤性病变如炎性狭窄，黏液积聚而引起阑尾腔扩张，形成薄壁，单房性（偶为多房性）囊肿，腔内充满稠性黏液，囊肿直径通常小于 1 cm，光镜下可见充满黏液的腔，黏膜扁平，无肿瘤性上皮的证据，由于腔内压力增加，可形成憩室，上皮也可移位至黏膜下（假侵犯），当黏液囊肿破裂，黏液分泌上皮也可随之进入腹腔。

(2) 阑尾黏液腺瘤：该瘤为良性肿瘤，在生长中囊性变，上皮排列呈波浪状或绒毛状，形成黏液囊肿，无细胞性黏液在整个管腔中四散，就像黏液腺癌浸润一样，但黏膜肌层是完整的，病变可通过完整切除而治愈。

(3) 卵巢交界性黏液性囊腺瘤：当阑尾黏液腺癌晚期侵及卵巢时，其形态与卵巢黏液性囊腺瘤相似，引起腹膜假黏液瘤，腹腔内肿物为大量多结节或葡萄状结构，大部分表面光滑，富于光泽，切面结节内充满胶冻状黏液物质，镜下见大量黏液上皮呈不同程度分化，大部分分化良好，免疫组化阑尾黏液腺癌时 CK_{20}^{2+}、$VilliN^{2+}$、CD_{x2}^{2+}、XK_7^-、WT^{1-}，而来源于卵巢时 CK_{20}^- 及 CK_7^+。

6. 治疗

(1) 手术治疗：首选右半结肠切除术。当一期以"阑尾炎"行阑尾切除术，而病理显示为黏液腺癌时，应在阑尾切除术后两周内施行二期右半结肠切除术。因为单纯阑尾切除和姑息性手术易导致肿瘤复发和转移。多数学者认为，此术式与单纯阑尾切除相比可减少复发，明显提高远期生存率，主张一旦确诊应行右半结肠切除。Pruvanov 还建议对于绝经期妇女，在行右半结肠切除术时连同卵巢一起切除，可防止转移，提高生存率。因为 Ronnett 等通过病理和免疫组化分析，许多卵巢肿瘤患者是通过阑尾肿瘤转移的。多方研究报道，右半结肠切除术后 5 年生存率可达 70% 以上，而仅行阑尾切除者仅为 20%～30%。由于阑尾腺癌多呈浸润性生长，肉眼诊断困难，术中若发现有肿块、阑尾管壁增厚、变硬，尤其是阑尾炎症不明显而合并有腹腔积液时，应即刻行术中冷冻切片检查，以便及时发现该病，避免或减少二次手术问题，降低术后复发率和延长生存期。

但目前也有国内外学者认为，如果阑尾病变比较局限，无外侵和淋巴结转移者，也可单纯切除阑尾；认为右半结肠切除的适应证为：肿瘤累及肠壁肌层；肿瘤位于阑尾根部；证实有淋巴结转移。还有学者认为，对于已有腹膜种植的阑尾黏液腺癌，行右半结肠切除术并无必要。

对已经形成腹膜假性黏液瘤的患者，目前的术式仍存在争议。最常采用的是减瘤手术，尽可能完整切除肿瘤，消除腹腔内肉眼可见转移灶。此手术难度较大，病变广泛时需要切除小肠、结肠或脾、子宫等，且术后复发率高。对于复发病例仍应积极手术治疗，可延长生存时间及改善生存质量。

(2) 辅助化疗：目前针对阑尾黏液性肿瘤，同时有腹膜转移的病例，推荐术后静脉全身化疗，但目前尚无公认的化疗方案。NCCN 结肠癌指南 2011 年第 1 版中新增脚注，表明阑尾的腺癌，也可以按照 NCCN 结直肠癌指南进行术后全身辅助化疗。而对于并发腹膜假性黏液瘤的患者，术中用 0.5% 5-FU 溶液反复冲洗术野，术后早期行腹腔灌注化疗及热疗，能提高药物对肿瘤的作用，对肿瘤细胞更具有细胞毒性，使肿瘤局限、包裹，已得到多数国内外学者的认可。有学者提出腹腔灌注化疗等局部治疗十分重要，考虑大部分病例在确诊时已有腹腔内广泛转移，治疗应采用肿瘤细胞减灭外科治疗，并尽可能完整切除肿瘤，消除腹腔内转移灶，同时术后应早期行腹腔灌注化疗（氟尿嘧啶＋丝裂霉素或加铂类）及热疗，目前已成为大部分转移性病灶的首选治疗。

(三) 阑尾结肠型腺癌

阑尾结肠型腺癌约占阑尾腺癌的 30%～35%。结肠型腺癌病变与结肠癌相似，可浸润周围组织并发淋巴结转移，病理早期为结节状或息肉状突向阑尾腔内，临床上所见腺癌大多已经浸润阑尾壁，使阑尾变粗形成一实性包块，沿阑尾根部浸润到盲肠壁。晚期则可出现淋巴结和血运转移。

临床表现与黏液性腺癌一致，缺乏特异性，右下腹痛及右下腹肿物为主要表现。后病情发展，可出现结肠癌相关表现，如营养不良、肠套叠、肠梗阻等。诊断方法及鉴别诊断可参考阑尾黏液性腺癌及结肠癌诊治标准。

结肠型腺癌的病变通常位于阑尾根部，为高度恶性，局部多呈浸润性生长，易沿血行和淋巴途径转移，具有结肠癌的特点，应行根治性右半结肠切除术为妥，并尽可能争取早期手术，术后静脉全身化疗。

（四）阑尾腺癌预后

一些临床及病理因素影响阑尾腺癌的预后，这些因素包括腹膜征象和最初的临床表现，术前疾病的范围，腹膜播散的程度，组织学亚型或分级和肿瘤细胞灭减术的完全性。有研究结果显示，术前 CEA 水平、分化程度和临床分期是影响患者预后的独立因素。

1. 并发症

急性阑尾炎、阑尾穿孔、腹水、右下腹包块等主要并发症，是本病的主要临床特点，也是临床诊断困难的重要原因。并发症的多少与其死亡率成正比相关，有并发症死亡率是无并发症者 2～3 倍。有腹水与穿孔者预后差，有学者注意到阑尾腺癌伴穿孔易引起肿瘤远处转移和广泛种植。

2. 临床分期

临床分期是影响阑尾腺癌预后的重要因素，据 Walter 等报道，0 期、Ⅰ 期、Ⅱ 期、Ⅲ 期和 Ⅳ 期患者的 5 年生存率分别为 95.7%、88%、75.2%、37.1% 和 25.6%。Nitecki 等研究表明 Ⅳ 期的 5 年生存率仅为 6%。

3. 病理因素

Yoon 等通过临床病理的多因素分析表明，高组织学分级和高病理分期与低生存率呈线性关系。lto 等报道，高分化和中低分化患者的 5 年生存率分别为 100% 和 46%。有学者研究发现阑尾腺癌的 5 年生存率为 42%～57%，其中黏液腺癌、结肠型腺癌和印戒细胞癌的 5 年生存率分别为 46%、42% 和 18%，黏液型腺癌患者的预后优于结肠型腺癌，印戒细胞癌患者的预后最差。

4. 手术方式

尽管不同术式对预后的影响尚没有定论，但部分学者认为，右半结肠切除术与单纯阑尾切除术相比，能获得更好的预后。进行肿瘤细胞减灭术及术中腹膜化疗术，能够改善伴有腹膜假性黏液瘤的黏液型腺癌患者的临床预后。

5. 化疗

目前用全身化疗作为替代方案治疗转移性阑尾癌的数据非常有限，近年来临床上主要采取术中 5-FU 及热蒸馏水充分浸泡腹腔，术后给予腹腔温热化疗，常用药为 5-FU、顺铂及丝裂霉素，明显提高了 5 年生存率，特别对复发患者能延长再次复发时间。而根据术后病理分型及分期，术后全身静脉化疗也应有选择性进行。

三、阑尾类癌

（一）概述

阑尾类癌占阑尾肿瘤的 50%～70%，胃肠道类癌 38%～40% 发生于阑尾。阑尾类癌是一种生长缓慢的肿瘤，从儿童到老年人均可发生，青年人多见，女性发病率高于男性。平均年龄为 38 岁，发病高峰段为 15～29 岁。据美国一项全国性、多中心统计发现，在过去的 25 年中，虽然类癌的发病率在显著升高，但阑尾类癌所占比例却呈下降趋势。

阑尾类癌是一种神经内分泌肿瘤，起源于腺上皮内的嗜银细胞（又称 Kultschitsky 细胞），所以也有称类癌为嗜银细胞癌。生物学特性介于良、恶性之间的肿瘤，它们虽然具有浸润、转移倾向，但与其他腺癌相比，其临床特征更倾向于良性，故将其命名为"类癌"。

1. 阑尾类癌 TNM 分期

T_x：原发肿瘤无法评估。

T_0：阑尾无肿瘤证据。

T_1：肿瘤 ≤ 2 cm。

T_{1a}：肿瘤 ≤ 1 cm。

T_{1b}：肿瘤大于 1 cm，≤ 2 cm。

T_2：肿瘤大于 2 cm，≤ 4 cm，或者已经侵及大肠。

T_3：肿瘤大于 4 cm，或者已经侵及小肠。

T_4：肿瘤侵及腹壁或邻近器官。

N_x：区域淋巴结无法明确有无转移。

N_0：区域淋巴结无转移。

N_1：区域淋巴结有转移。

M_0：无远处转移。

M_1：有远处转移。

2. 类癌阶段分期

Ⅰ：（T_1，N_0，M_0）。

Ⅱ：（T_2 或 T_3，N_0，M_0）。

Ⅲ：（T_4，N_0，M_0）或者（任何 T，N_1，M_0）。

Ⅳ：（任何 T，任何 N，M_1）。

（二）病理

阑尾类癌多数为单发结节，其肿瘤主要位于阑尾黏膜下层或肌层，少数患者可出现浆膜浸润或淋巴结转移，直径一般小于 1 cm，大于 2 cm 者罕见。肿瘤于阑尾各部位所占的比率分别是：尖部 70%，体部 20%，根部 10%。肿块为黄色结节，质地硬，界限尚清晰，无包膜，切面呈灰黄或灰白色。癌细胞大小、形状较一致，染色质均匀，胞质呈颗粒状，红染，可有细小空泡，细胞核小，呈圆、椭圆或月牙形，位于细胞底部，细胞异型不明显，核分裂象少见。癌细胞排列成实性巢团状、栅栏状或腺管状，癌组织在阑尾壁内呈弥漫性浸润性生长。

阑尾类癌有三种病理亚型：①管状类癌又称腺类癌或伴有腺体分化的类癌。②杯状细胞类癌又称作杯状细胞型腺类癌、黏液性类癌、微腺体和隐窝细胞癌。③混合性类癌 - 腺癌。

（三）临床表现

阑尾类癌通常无症状，缺乏特异性的临床症状和体征，故早期极易被忽视，术前诊断困难，患者多以右下腹痛或转移性右下腹痛等类似阑尾炎的症状就诊，在阑尾切除术或其他腹部手术时偶然发现且很少转移。极少患者可出现类癌综合征的临床表现（面部潮红、发热、心动过速、严重腹泻和低血压），而一旦出现类癌综合征，往往意味着病程已进入晚期，多数患者为肝脏转移所致。

（四）诊断及鉴别诊断

术前诊断非常困难，常用的 X 线气钡灌肠、B 超和 CT 等检查对阑尾类癌的早期诊断价值不大。因此术前误诊率高达 96% 以上。临床往往为阑尾切除术后病理发现且明确诊断。体积较大的阑尾类癌可引起相应的影像学征象，但临床罕见。有报告实验室检查对阑尾类癌诊断有一定帮助，如尿 5- 羟吲哚乙酸尿组胺及血清 5- 羟色胺的测定。

鉴别诊断方面主要是基于病理检查方面，有利于术后评估及治疗：

1. 高分化腺癌

管状型腺类癌细胞分化好，大小较一致，肿瘤表面的黏膜正常，无异型增生或腺瘤等癌前病变。

2. 印戒细胞癌

印戒细胞癌异型明显，可见大片状或单个散在的癌细胞广泛浸润肌层，其间找不到内分泌细胞。类癌则较少累及黏膜层，主要位于黏膜下及肌层，且细胞较一致，无明显异型。

3. 转移性腺癌

管状型腺类癌常常有腺体形成而没有实性巢，通常存在黏液，缺少核分裂象，排列有序。

（五）治疗

1. 手术治疗

阑尾类癌首选治疗为手术治疗。手术关键在切除范围即术式的选择。术式选择的先决条件是术中行快速冰冻切片检查得到确诊，其次是看类癌肿块的位置及类癌侵及阑尾组织情况，及是否有淋巴、血行转移。浸润程度来决定。对于肿瘤直径小于 1 cm，位于阑尾尾段或中段者，手术方式趋于一致：单纯阑尾切除，包括阑尾系膜全部切除，其术后 5 年生存率在 99% 以上。但对于肿瘤位于阑尾根部，直径小于 1 cm，特别是年轻患者，应选择回盲部切除或右半结肠切除为妥。肿瘤直径大于 2 cm 者，不论肿瘤位置均应行右半结肠切除。而 1～2 cm 的阑尾类癌，目前认为需根据患者年龄、手术耐受情况、有无阑尾系膜侵蚀及转移等综合判断，决定切除范围。

也有学者提出如下阑尾类癌手术切除术式选择：①单纯阑尾切除适于：肿瘤位于尖端或基底部，且切缘无癌细胞残留；肿瘤直径在 1 cm 之内，或瘤体直径在 1～2 cm 之内，肉眼未见肿瘤转移；无局部淋巴结肿大，无阑尾系膜侵犯，肿瘤为单纯癌。②而右半结肠切除适于：直径大于 2 cm 的病变；有阑尾系膜浸润或局部淋巴结肿大；肿瘤位于阑尾根部且切缘阳性或累及盲肠；高度恶性类癌；除小的单个局限性病变之外的杯状细胞类癌。

2. 药物治疗

总的来说，类癌对放、化疗不敏感，多数学者不主张术后化疗。以往可采用链脲霉素、5-FU、多柔吡星及 β–干扰素等药物联合应用。对已发生肝脏或腹腔广泛转移者，特别是生长抑素受体闪烁扫描阳性者，可应用生长抑素治疗。生长抑素类似物进行核素标记后应用于小范围转移性类癌患者，有缩小肿瘤的疗效，联合应用干扰素，效果更好，其作用机制是阻止肿瘤增生。

（六）预后

阑尾类癌虽然属于一种交界性恶性肿瘤，但其恶性程度和远处转移率较低，生长缓慢，自然病程较长，生物学表现较为良性，绝大多数患者预后良好，总体 5 年生存率为 98%。影响预后的主要因素有肿瘤大小、部位、有无浸润转移、是否伴有类癌综合征以及手术方法。有的学者提出预后，类癌局限于阑尾 5 年生存率为 94%，有邻近的侵犯患者 5 年生存率为 85%，有远处转移占类癌患者的 4%，5 年生存率为 34%，总体预后良好。

第五节　阑尾憩室病

阑尾憩室是 Kelynack 于 1893 年首先报道的。但有关阑尾憩室或阑尾憩室炎的报道仍然罕见。据报道阑尾憩室病在阑尾切除标本的发现率仅为 0.004%～0.02%，常规尸检中的发现率也仅为 0.2%～0.66%。阑尾憩室可见于任何年龄，大多数为单发，也可多发，大小不一，最大直径可达 2 cm 以上。

一、病因病理

阑尾憩室分为先天性和后天性两类，并有真性和假性之分。真性憩室罕见，其具备阑尾壁一样完整的肌层组织。阑尾憩室大多为假性憩室，其发病原因主要是由于增高的阑尾腔内压力和阑尾壁的薄弱。流行病学研究证明，由于食物纤维素的摄入不足，粪便量减少，可导致胃肠运动时间改变，致使结肠和阑尾分节段运动亢进，在肠壁薄弱处（血管穿越肠壁处），产生黏膜的疝出，所以憩室倾向于系膜和侧方阑尾之间　成囊状排列。

二、临床表现

临床表现可根据以下 4 种不同情况而不同：①非炎症性的阑尾憩室；②急性阑尾炎合并憩室；③急性憩室炎合并急性阑尾炎；④急性憩室炎。阑尾憩室炎往往是在阑尾和阑尾憩室都出现炎症时才会被确诊。但单纯的急性阑尾憩室炎与单纯急性阑尾炎临床表现仍有些不同，一般急性阑尾憩室炎的患者的年龄较长，症状起始于右下腹，疼痛趋向平缓而持续时间较长。阑尾憩室炎往往存在阑尾周围炎、阑尾周围炎性包块和阑尾穿孔。

三、诊断及治疗

术前仅以临床症状诊断阑尾憩室很困难,原因在于临床表现及体征无明显特异性。多为诊断急性阑尾炎而实施手术时才获确诊。超声检查可发现阑尾呈不同程度的增粗,沿增粗的阑尾边缘有一个或数个囊性突起,囊性突起内有或无细小强回声光点漂浮。此种声像图对本病有特殊的诊断价值。CT检查可出现右下腹阑尾区可见多囊状的CT值在 8~31 Hu 的异常囊性团块,同时还可能看到肿胀的阑尾异常回声,则考虑存在阑尾憩室炎的可能。

手术行阑尾切除是首选治疗方法。阑尾憩室的并发症最重要的是穿孔,较结肠憩室更易发生穿孔。其治疗原则为手术切除。对偶然发现者,即使无症状也应手术切除。

第十章 肝胆外科疾病的护理

第一节 肝脓肿

一、细菌性肝脓肿

(一) 概述

1. 病因

因化脓性细菌侵入肝脏形成的肝化脓性病灶，称为细菌性肝脓肿。细菌性肝脓肿的主要病因是继发于胆管结石、胆管感染，尤其是肝内胆管结石并发化脓性胆管炎时，在肝内胆管结石梗阻的近端部位可引起散在多发小脓肿。此外，在肝外任何部位或器官的细菌性感染病灶，均可因脓毒血症的血行播散而发生本病。总之，不论何种病因引起细菌性肝脓肿，绝大多数为多发性，其中可能有一个较大的脓肿，单个细菌性脓肿很少见。

2. 病理

化脓性细菌侵入肝脏后，正常肝脏在巨噬细胞作用下不发生脓肿。当机体抵抗力下降时，细菌在组织中发生炎症，形成脓肿。血源性感染通常为多发性，胆源性感染脓肿也为多发性，且与胆管相通。肝脓肿形成发展过程中，大量细菌毒素被吸收而引起败血症、中毒性休克、多器官功能衰竭或形成膈下脓肿、腹膜炎。

(二) 护理评估

1. 健康史

了解患者、饮食、活动等一般情况，是否有胆管病史及胆管感染病史，体内部位有无化脓性病变，是否有肝外伤史。

2. 临床表现

（1）寒战和高热：这是最常见的症状。往往寒热交替，反复发作，多呈一日数次的弛张热，体温38～41℃，伴有大量出汗，脉率增快。

（2）腹痛：为右上腹肝区持续性胀痛，如位于肝右叶膈顶部的脓肿，则可引起右肩部放射痛。

（3）肝肿大：肝肿大而有压痛，如脓肿在肝脏面的下缘，则在右肋缘下可扪到肿大的肝或波动性肿块，有明显触痛及腹肌紧张；如脓肿浅表，则可见右上腹隆起；如脓肿在膈面，则横膈抬高，肝浊音界上升。

（4）乏力、食欲不振、恶心和呕吐：少数患者还出现腹泻、腹胀以及难以忍受的呃逆等症状。

（5）黄疸：可有轻度黄疸；若继发于胆管结石胆管炎，可有中度或重度黄疸。

3. 辅助检查

（1）实验室检查：血常规检查提示白细胞明显升高，中性粒细胞在 0.90 以上，有核左移现象或中毒颗粒。肝功能、血清转氨酶、碱性磷酸酶升高。

（2）影像学检查：X 线检查分辨肝内直径 2 cm 的液性病灶，并明确性部位与大小，CT、磁共振检查有助于诊断肝脓肝。

（3）诊断性穿刺：B 超可以测定脓肿部位、大小及距体表深度，为确定脓肿穿刺点或手术引流提供了方便，可作为首选的检查方法。

4. 治疗原则

非手术治疗，应在治疗原发病灶的同时，使用大剂量有效抗生素和全身支持疗法。手术治疗，可行脓肿切开引流术和肝切除术。

（三）护理问题

1. 疼痛

疼痛与腹腔内感染、手术切口、引流管摩擦牵拉有关。

2. 体温过高

体温过高与感染、手术损伤有关。

3. 焦虑

焦虑与环境改变及不清楚疾病的预后、病情危重有关。

4. 口腔黏膜改变

口腔黏膜改变与高热、进食、进水量少有关。

5. 体液不足

体液不足与高热后大汗、液体摄入不足、引流液过多有关。

6. 潜在并发症

潜在并发症腹腔感染。

（四）护理目标

1. 患者疼痛减轻或缓解

表现为能识别并避免疼痛的诱发因素，能运用减轻疼痛的方法自我调节，不再应用止痛药。

2. 患者体温降低

表现为体温恢复至正常范围或不超过 38.5℃，发热引起的心身反应减轻或消失，舒适感增加。

3. 患者焦虑减轻

表现为能说出焦虑的原因及自我表现；能运用应对焦虑的有效方法；焦虑感减轻，生理和心理上舒适感有所增加，能客观地正视存在的健康问题，对生活充满信心。

4. 患者口腔黏膜无改变

表现为患者能配合口腔护理；口腔清洁卫生，无不适感；口腔黏膜完好。

5. 患者组织灌注良好

表现为患者循环血容量正常，皮肤黏膜颜色、弹性正常；生命体征平稳，体液平衡，无脱水现象。

6. 并发症

患者不发生并发症或并发症能及时被发现和处理

（五）护理措施

1. 减轻或缓解疼痛

（1）观察、记录疼痛的性质、程度、伴随症状，评估诱发因素。

（2）加强心理护理，给予精神安慰。

（3）咳嗽、深呼吸时用手按压腹部，以保护伤口，减轻疼痛。

（4）妥善固定引流管，防止引流管来回移动所引起的疼痛。

（5）严重时注意生命体征的改变及疼痛的演变。

（6）指导患者使用松弛术、分散注意力等方法，如听音乐、相声或默默数数，以减轻患者对疼痛的敏感性，减少止痛药物的用量。

（7）在疼痛加重前，遵医嘱给予镇痛药，并观察、记录用药后的效果。

（8）向患者讲解用药知识，如药物的主要作用、用法、用药间隔时间，疼痛时及时应用止痛药。

2. 降低体温，妥善保暖

（1）评估体温升高程度及变化规律，观察生命体征、意识状态变化及食欲情况，以便及时处理。

（2）调节病室温度、湿度，保持室温在 18～20℃，湿度在 50%～70%，保证室内通风良好。

（3）给予清淡、易消化的高热量、高蛋白、高维生素的流质或半流质饮食，鼓励患者多饮水或饮料。

（4）嘱患者卧床休息，保持舒适体位，保持病室安静，以免增加烦躁情绪。

（5）有寒战者，增加盖被或用热水袋、电热毯保暖，并做好安全护理，防止坠床。

（6）保持衣着及盖被适中，大量出汗后及时更换内衣、床单，可在皮肤与内衣之间放入毛巾，以便更换。

（7）物理降温。体温超过 38.5℃，根据病情选择不同的降温方法，如冰袋外敷、温水或酒精擦浴、冰水灌肠等，降温半小时后测量体温 1 次，如降温时出现颤抖等不良反应，立即停用。

（8）药物降温。经物理降温无效，可遵医嘱给予药物降温，并注意用药后反应，防止因大汗致虚脱发生。

（9）高热患者给予吸氧，氧浓度不超过 40%，流量 2～4 L/min，可保证各重要脏器有足够的氧供应，减轻组织缺氧。

（10）保持口腔、皮肤清洁，口唇干燥涂抹液状石蜡或护唇油，预防口腔、皮肤感染。

（11）定时测量并记录体温，观察、记录降温效果。

（12）向患者及家属介绍简单物理降温方法及发热时的饮食、饮水要求。

3. 减轻焦虑

（1）评估患者焦虑表现，协助患者寻找焦虑原因。

（2）向患者讲解情绪与疾病的关系，以及保持乐观情绪的重要性；总结以往对付挫折的经验，探讨正确的应对方式。

（3）为患者创造安全、舒适的环境：①多与患者交谈，但应避免自己的情绪反应与患者情绪反应相互起反作用。②帮助患者尽快熟悉环境。③用科学、熟练、安全的技术护理患者，取得患者信任。④减少对患者的不良刺激，如限制患者与其他焦虑情绪患者或家属接触。

（4）帮助患者减轻情绪反应：①鼓励患者诉说自己的感觉，让其发泄愤怒、焦虑情绪。②理解、同情患者，耐心倾听，帮助其树立战胜疾病的信心。③分散患者注意力，如听音乐、与人交谈等。④消除对患者产生干扰的因素，如解决失眠等问题。

（5）帮助患者正确估计目前病情，配合治疗及护理。

4. 做好口腔护理

（1）评估口腔黏膜完好程度，讲解保持口腔清洁的重要性，使其接受。

（2）向患者及家属讲解引起口腔黏膜改变的危险因素，介绍消除危险因素的有效措施，让其了解预防口腔感染的目的和方法。

（3）保持口腔清洁、湿润，鼓励进食后漱口，早、晚刷牙，必要时口腔护理。

（4）鼓励患者进食、饮水，温度要适宜，避免过烫、过冷饮食以损伤黏膜。

（5）经常观察口腔黏膜情况，倾听患者主诉，及早发现异常情况。

5. 纠正体液不足

（1）评估出血量、出汗量、引流量、摄入量等与体液有关的指标。

（2）准确记录出入水量，及时了解每小时尿量。若尿量小于 30 mL/h，表示体液或血容量不足，应及时报告医师给予早期治疗。

（3）鼓励患者进食、进水，提供可口、营养丰富的饮食，增加机体摄入量。

（4）若有恶心、呕吐，应对症处理，防止体液丧失严重而引起代谢失衡。

（5）抽血监测生化值，以及时纠正失衡。

（6）密切观察生命体征变化及末梢循环情况。

（7）告诉患者体液不足的症状及诱因，使之能及时反映并配合治疗、护理。

6. 腹腔感染的防治

（1）严密监测患者体温、外周血白细胞计数、腹部体征，定期做引流液或血液的培养、抗生素敏感试验，以指导用药。

（2）指导患者妥善固定引流管的方法，活动时勿拉扯引流管，保持适当的松度，防止滑脱而使管内脓液流入腹腔。

（3）保持引流管通畅，避免扭曲受压，如有堵塞，可用少量等渗盐水低压冲洗及抽吸。

（4）观察引流液的量、性质，并做好记录。

（5）注意保护引流管周围皮肤，及时更换潮湿的敷料，保持其干燥，必要时涂以氧化锌软膏。

（6）在换药及更换引流袋时，严格执行无菌操作，避免逆行感染。

（7）告诉患者腹部感染时的腹痛变化情况，并应及时报告。

（六）健康教育

（1）合理休息，注意劳逸结合，保持心情舒畅，增加患者适应性反应，减少心理应激，从而促进疾病康复。

（2）合理用药，有效使用抗生素，并给予全身性支持治疗，改善机体状态。

（3）保持引流有效性，注意观察引流的量、颜色，防止引流管脱落。

（4）当出现高热、腹痛等症状时，及时有效处理，控制疾病进展。

（5）向患者讲解疾病相关知识，了解疾病病因、症状及注意事项，指导患者做好口腔护理，多饮水，预防并发症发生。

二、阿米巴性肝脓肿

（一）概述

肠道阿米巴感染后，阿米巴原虫从结肠溃疡破口处随门静脉血液进入肝脏，可并发阿米巴性肝脓肿，其好发部位在肝右叶。阿米巴性肝脓肿可发生于溶组织内阿米巴感染数周至数年之后，多因机体免疫力下降而诱发。寄生在肠壁的溶组织内阿米巴大滋养体可经门静脉直接侵入肝脏。其中，大部分被消灭，少数存活的大滋养体继续繁殖，可引起小静脉炎和静脉周围炎。在门静脉分支内，大滋养体的不断分裂繁殖可引起栓塞，并通过伪足运动、分泌溶组织酶的作用造成局部液化性坏死，形成小脓肿。随着时间的延长，病变范围逐渐扩大，使许多小脓肿融合成较大的肝脓肿。从大滋养体侵入肝脏至脓肿形成常历时1个月以上。肝脓肿通常为单个大脓肿。由于大滋养体可到达肝脏的不同部位，故亦可发生多发性肝脓肿。肝脓肿大多位于肝的右叶，这与盲肠及升结肠的血液汇集于肝右叶有关。少数病例可位于肝的左叶，亦可左右两叶同时受累，形成局限性病变，其他肝组织正常（图10-1）。

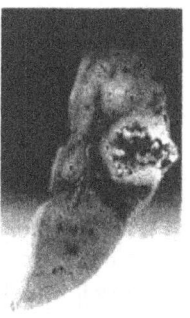

图10-1　肝脏阿米巴脓肿

（二）护理评估

1. 临床表现

临床表现的轻重与脓肿的位置、大小及有否继发细菌感染等有关。起病大多缓慢，体温逐渐升高，热型以弛张型居多，常伴食欲减退、恶心、呕吐、腹胀、腹泻、肝区疼痛及体重下降等。当肝脓肿向肝脏顶部发展时，刺激右侧膈肌，疼痛可向肩部放射。若压迫右肺下部，可有右侧反应性胸膜炎或胸腔积液。脓肿位于右肝下部时，可出现右上腹痛，体检可发现肝肿大，边缘多较钝，有明显的叩痛、压痛。脓肿位于肝的中央部位时症状常较轻，靠近肝包膜者常较疼痛，而且较易发生穿破。肝脓肿向腹腔穿破可引起急性腹膜炎，向右胸腔穿破可致脓胸，此外，尚可引起膈下脓肿、肾周脓肿、心包积液等，患者可出现相应的临床表现。

2. 辅助检查

（1）实验室检查：急性感染者白细胞总数及中性粒细胞数均增高。病程较长者白细胞总数常仅轻度升高，但贫血、消瘦则较明显，血沉增快。粪便检查提示溶组织内阿米巴原虫阳性率为30%，以包囊为主。

（2）脓肿穿刺液检查：典型脓液为棕褐色，如巧克力糊状，黏稠、带腥味。当合并细菌感染时，可见土黄色脓液伴恶臭。由于有活力的溶组织内阿米巴大滋养体常处于脓肿周围的组织内，故在抽出脓液中的阿米巴滋养体多已死亡。取最后抽出的脓液做检查，有可能发现有活动能力的阿米巴滋养体。采用普通镜检法时，溶组织内阿米巴滋养体的形态较难与其他细胞相辨别，检出率常低于30%。然而，采用特异性抗体的荧光技术做荧光显微镜检查，则检出率可提高至90%以上。

（3）肝功能检查：大部分病例都有轻度肝功能受损表现，如血清白蛋白下降、碱性磷酸酶增高、丙氨酸转氨酶升高、胆碱酯酶活力降低等，其余项目多在正常范围。个别病例可出现血清胆红素升高。

（4）X线检查：右侧横膈抬高，呼吸运动减弱，右侧肺底有云雾状阴影，胸膜增厚或胸腔积液。

（5）超声波检查：B型超声黑白或彩色显像检查，可在肝内发现液性病灶；CT、磁共振成像（MRI）、放射性核素肝扫描等检查均可发现肝内液性占位性病变。在这些影像学检查中，由于B型超声显像检查不但可显示肝内占位性病变的数量、大小、位置和是否液性，而且即使多次检查都对身体无明显伤害，故最为常用。

（6）免疫学检查：可用间接荧光抗体试验、酶联免疫吸附试验等检测血清中抗溶组织内阿米巴滋养体的IgG和IgM抗体，阳性有助于本病的诊断。

（7）分子生物学检查：采用PCR技术可在肝脓液中检出溶组织内阿米巴滋养体的DNA。

3. 治疗原则

首先应考虑非手术治疗，以抗阿米巴药物治疗和反复穿刺吸脓以及支持疗法为主。外科治疗方法常有闭式引流术、切开引流、肝切除术。

第二节 肝囊肿

一、概述

肝囊肿总体可分非寄生虫性和寄生虫性囊肿，非寄生虫性肝囊肿是常见的良性肿瘤，又可分为先天性、创伤性、炎症性和肿瘤性囊肿，临床以潴留性囊肿和先天肿瘤性多囊肝为多见（图10-2）。单发性肝囊肿可发生于任何年龄，女性多见，常位于肝右叶。多发性肝囊肿比单发性多见，可侵犯左、右肝叶。多发性肝囊肿约50%左右可合并多囊肾。此病一般没有明显的症状，体检时发现。肝囊肿一般是良性单发或多发，与胆管相通或不通。肝实质单发的大囊肿非常少见。大部分囊肿以胆管上皮，有的是实质细胞，或其他细胞内衬。右叶多发，囊肿因基膜的改变，逐步形成憩室，或小上皮细胞代谢失常、脱落、异常增殖，或局部缺血、炎症反应、间质纤维化，最终小管梗阻形成囊肿。

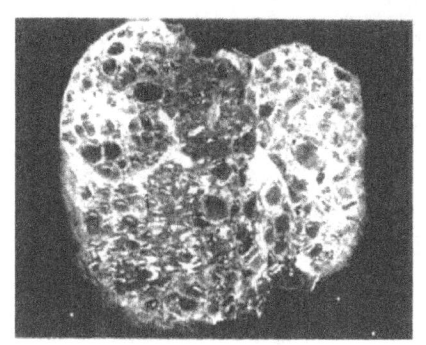

图 10-2 多囊肝

1. 病因

肝囊肿有遗传性，特别是多囊肝有家族化倾向。肝囊肿是在胚胎时期胆管发育异常造成的。囊肿壁是由胆管上皮伴炎性增生及胆管阻塞致管腔内容滞留而逐渐形成。

非寄生虫性肝囊肿是指肝脏局部组织呈囊性肿大而出现肝囊肿，最常见有两种情况：

（1）潴留性肝囊肿：为肝内某个胆小管由于炎症、水肿、瘢痕或结石阻塞引起分泌增多，或胆汁潴留引起，多为单个；也可因肝钝性挫伤致中心破裂而引起。病变囊内充满血液或胆汁，包膜为纤维组织，为单发性假性囊肿。

（2）先天性肝囊肿：由于肝内胆管和淋巴管胚胎时发育障碍，或胎儿期患胆管炎，肝内小胆管闭塞，近端呈囊性扩大及肝内胆管变性，局部增生阻塞而成，多为多发。

2. 病理

孤立性肝囊肿发生于右叶较左叶多 1 倍。囊肿大小不一，小者直径仅数毫米，大者直径达 20 cm 以上，囊液量由数毫升至数千毫升。囊肿呈圆形或椭圆形，囊壁光滑，多数为单房性，亦可为多房性。囊肿有完整的包膜，表面呈乳白色或灰蓝色，囊壁较薄，厚度为 0.5 ~ 5.0 mm，较厚的囊壁中有较大的胆管、血管及神经。囊液多数清亮、透明，有时含有胆汁，其比重为 1.010 ~ 1.022，呈中性或碱性，含有少量胆固醇、胆红素、葡萄糖、酪氨酸、胆汁、酶、白蛋白、IgG 和黏蛋白，显示囊壁上皮有分泌蛋白的能力。

多囊肝的囊肿大多散布及全肝，以右叶为多见。肝脏增大变形，表面可见大小不一的灰白色囊肿，小如针尖，大如儿头。肝切面呈蜂窝状。囊壁多菲薄，内层衬以立方上皮或扁平胆管上皮，外层为胶原组织。囊液多数为无色透明或微黄色。囊肿间一般为正常肝组织，晚期可出现纤维化和胆管增生，引起肝功能损害、肝硬化和门静脉高压。

创伤性肝囊肿多发生于肝右叶，囊壁无上皮细胞内衬，系假囊肿。囊内含有血液、胆汁等混合物，合并感染时可形成脓肿。

二、护理评估

1. 临床表现

先天性肝囊肿生长缓慢，小的囊肿可无任何症状，常偶发上腹无痛性肿块、腹围增加，临床上多数是在体检 B 超发现，当囊肿增大到一定程度时，可因压迫邻近脏器而出现症状。

（1）肝区胀痛伴消化道症状：如食欲不振、嗳气、恶心、呕吐、消瘦等。

（2）若囊肿增大压迫胆总管，则有黄疸。

（3）囊肿破裂可有囊内出血而出现急腹症。

（4）带蒂囊肿扭转可出现突然右上腹绞痛，肝肿大但无压痛，约半数患者有肾、脾、卵巢、肺等多囊性病变。

（5）囊内发生感染，则患者往往有畏寒、发热、白细胞升高等。

（6）体检时右上腹可触及肿块和肝大，肿块随呼吸上下移动，表面光滑，有囊性感，无明显压痛。

2. 辅助检查

（1）B 超检查是首选的检查方法，是诊断肝囊肿经济、可靠而非侵入性的一种简单方法。超声波显示肝大且无回声区，二维超声可直接显示囊肿大小和部位。

（2）CT检查：可发现直径1～2 cm的肝囊肿，可帮助临床医师准确定位病变，尤其是多发性囊肿的分布状态定位，从而有利于治疗。

（3）放射性核素肝扫描：显示肝区占位性病变，边界清楚，对囊肿定位诊断有价值。

3. 治疗原则

非寄生虫性肝囊肿治疗方法包括囊肿穿刺抽液术、囊肿开窗术、囊肿引流术或囊肿切除术等。

第三节　肝脏疾病的围术期护理

肝癌的最佳治疗是外科（根治性）切除。然而，肝脏是人体内最重要的代谢器官，肝脏手术不仅会影响肝脏本身的正常生理功能，还会影响患者的全身代谢状况；肝脏手术，尤其较为复杂的或合并有肝硬化的肝脏手术，创伤大，出血多，若围术期护理不当，术后并发症多，手术病死率也高。为了防止或减少手术并发症的发生，以及降低其发生率或病死率，提高治疗效果，围术期恰当的护理极为重要。

一、适应证

（1）全身情况佳，心肺、肾功能良好。

（2）肿瘤为巨块型结节型或小肝癌。

（3）病变局限于肝的一段、一叶或半肝范围。

（4）复发性肝癌估计可以再切除者。

（5）巨大肝癌曾行TACE，肿瘤明显缩小，估计可以二期切除者。

二、禁忌证

（1）全身状况差，有明显的恶病质，伴有心肺、肾等主要脏器疾病，不能耐受手术者。

（2）肝功能严重损害或合并严重的肝硬化、明显的门脉高压症，如Child分级属于C级、凝血酶原时间低于50%、食管静脉曲张以及腹壁静脉明显曲张者。

（3）肝癌为弥漫型或肿瘤已超过肝的两叶以上或已侵犯至肝门，已有远处广泛转移（如肺、骨、脑等脏器）者。

三、围术期护理

（一）术前护理

1. 心理护理

提供开放支持性环境，尊重患者，向患者说明手术的必要性和重要性，解释可能出现的不适，以取得其配合。对患者的心理特征有足够的认识，并给予针对性的指导，让患者知道保持乐观情绪对身体康复的重要性；指导和帮助患者采取积极的应对方式，纠正不恰当的认知，使患者以乐观的心态正确地对待疾病。可以教给患者一些放松心情的方法，如听音乐、看电视等；开展个别心理疏导、病友会的交流支持、成立爱心联络站等。

2. 术前评估

（1）一般状况评估

术前对患者的全身情况应有足够的了解，询问患者的病史，进行护理体检，评估患者的疼痛评分、心理、皮肤、营养状况，有无贫血或出血倾向、服药史、药物过敏史等。

（2）辅助检查

常规检查如血、尿、粪等常规化验；血型，出、凝血时间测定；肝功能、乙型肝炎标志物、甲胎蛋白测定；肺功能、胸部X线片、心电图，还需要检查B超、胃镜、CT或MRI等；做好各项辅助检查的健康教育。

（3）保护和改善肝功能

遵医嘱应用护肝药物，静脉补充 GIK 溶液（包括葡萄糖、胰岛素、氯化钾注射液）；低蛋白血症者可输入血白蛋白、新鲜血和血浆。对于肝功能良好者，在未采用控制肿瘤生长的治疗情况下，避免长期大量使用营养药物，以防止肿瘤细胞快速生长而加重病情；对于凝血酶原时间延长或有出血倾向的患者，可遵医嘱在术前 1 周开始肌内注射维生素 K_1 注射液；血小板减少者还可输注浓缩血小板悬液。

（4）饮食护理

患者入院后给予高碳水化合物、高蛋白、高维生素和低脂饮食，以增加营养。肝硬化伴腹腔积液者，适当限制钠的摄入；对肝脏恶性肿瘤合并肝硬化，进食少、营养缺乏者，遵医嘱给予肠内外营养支持，以改善营养不良。

（5）呼吸道护理

嘱患者多休息，注意保暖，术前戒烟，进行深呼吸和有效排痰法的锻炼，预防上呼吸道感染。

（6）肠道准备

注意询问患者有无便秘，必要时遵医嘱使用通便药物；避免剧烈运动和腹部受外力撞击。通常术前 12 h 禁食，4～6 h 禁水，根据不同的手术要求给予不同的胃肠道准备，常用的肠道准备如下。

①舒泰清肠道准备方法

服用舒泰清，剂量为 3 盒。术前一天 14：00 开始将舒泰清 1 盒（6 大包 +6 小包）全部倒入有刻度的杯子中，加温开水至 750 mL 刻度线充分溶解，30 分钟内服完 1 杯。其余 2 盒用同样方法在 1.5 h 内服完。

②硫酸镁粉肠道准备方法

术前一天 14：00 予口服硫酸镁粉 25 g 加温开水 100 mL 冲服，并在 2 h 内饮水 1 500～2 000 mL。

③乳果糖肠道准备方法

术前一天 14：00 口服乳果糖口服液 30 mL 加温开水 100 mL，1 h 后饮水 200 mL。对于长期有便秘的患者，手术前一天上午 10：00 先给予口服乳果糖 15 mL，同时开塞露 20 mL 纳肛，再行常规乳果糖口服方法。

④番泻叶肠道准备方法

术前一天上午 10：00 服番泻叶浸泡液。先将番泻叶 20 g，以沸水 250 mL 浸泡 30 min，待水温达 30～35℃一次性服用，服用后 2 h 内饮白开水 1 500 mL；若效果不佳，则可酌情再按上述方法增加服用 1 次，睡前给予口服液状石蜡油 40 mL，并观察患者排便情况。如晚上 20：00 前仍未排便，护士应及时汇报医师，考虑用其他方法（如肥皂水灌肠）。

（7）皮肤准备

毛发不影响手术视野时，无需脱毛；必须脱毛时，首选不损伤皮肤的方法如专用的脱毛器、化学性脱毛剂。如使用普通常规脱毛方法，必须采用一次性刀片。

（8）活动训练

指导患者练习床上排便、床上活动的方法与技巧。

（9）术前准备

准备术中用物（含配、备血），包括用药（含药物过敏试验）、病历、影像学资料及腹带等；术前取下患者假牙、眼镜、发夹、手表、饰品等其他贵重物品交家属妥善保管。

（10）术前即时准备

填写手术患者交接记录单，与运送人员共同送患者至手术室。根据不同部位的手术要求，备好术后用物，包括麻醉床、输液架、吸引器、吸氧装置、引流袋以及各种监护设备等。

3. 术后常规护理

（1）病情观察

除按腹部大手术及麻醉后护理外，还应密切观察患者的生命体征、神志、全身皮肤和黏膜情况，观察切口有无渗血、渗液，保持切口敷料干燥。术后常规监测尿量、尿糖、尿比重以指导补液。

(2)体位护理

全麻术后未清醒时患者去枕平卧、头偏向一侧，麻醉清醒后可改为半卧位；联合硬膜外麻醉患者术后平卧6 h。患者咳嗽、改变体位时，协助患者用双手按压保护伤口处，减轻腹部张力。

(3)吸氧护理

对肝叶切除量大、术中肝门阻断、严重肝硬化者，术后24～48 h内常规吸氧以增加肝细胞供氧，氧流量为2～4 L/min。

(4)导管护理

正确连接各种管道，保持引流管通畅，妥善固定；准确记录引流液的颜色、量及性质。如患者既往无腹部手术史，术中未涉及胃肠道，可于术后次晨拔除胃管，减轻患者因留置胃管带来的不适。

(5)营养支持

术后禁食期间，遵医嘱给予静脉营养支持，每天补液量为2 500～4 000 mL，以保持水、电解质及酸碱平衡。术后1周内每天除了输给葡萄糖和维生素外，适当补给血浆、人血白蛋白、氨基酸、脂肪乳剂等，以加强营养支持和护肝治疗。待胃肠蠕动恢复，肛门排气后进少量流质，逐步过渡到半流质和普食，以少量多餐为基本要求。

(6)活动的护理

根据病情鼓励和协助患者早期下床活动，并逐渐增加活动量和范围。

①活动方案

通常在麻醉清醒至术后第二天，患者取半坐卧位，活动四肢关节；协助患者翻身及轻叩背部；术后第三天，患者可在他人扶持下或扶床沿、椅子等站立，行走距离达到5 m；术后第四、五天，患者可在他人扶持下在室内缓慢行走；术后第六、七天，患者可独立在室内行走，逐步过渡到室外。

②活动标准

患者活动后无头晕、心慌、气急；无肢体及伤口疼痛加剧等感受，活动后无极度疲乏，无心率、血压明显上升，患者自我感觉可以耐受，属活动适量；遵循循序渐进原则。

四、不良反应的观察及其护理

(一)发热

术后发热是手术创伤的防御反应，术后患者体温可略升高。做好解释安慰工作，注意区别感染热和吸收热。对体温超过38.5℃者，先采用物理降温，也可遵医嘱使用药物以减轻患者的不适。同时做好患者的皮肤护理，保持皮肤清洁。

(二)疼痛

麻醉作用消失后，患者由于切口疼痛而感觉不适。术后使用"长海痛尺"及时对患者进行疼痛评估，根据患者疼痛评分分值，采取相应的镇痛措施。同时安慰患者，解释疼痛的原因，采取半卧位。对于放置自控镇痛泵的患者应注意妥善固定，以防打折、受压、脱落，并注意观察镇痛泵效果。

(三)恶心呕吐

系麻醉反应所致，在安慰患者的同时，注意观察呕吐物的量、颜色、性状。患者呕吐时，嘱其将头偏向侧，及时清除呕吐物，以防呕吐物误吸入气道。若持续呕吐，在排除其他原因后可遵医嘱给予镇静、止吐药物以减轻症状。

(四)腹胀

术后胃肠道蠕动受抑制使肠腔内积气无法排出所致。随着胃肠功能恢复，肛门排气后症状可缓解。若持续腹胀，则配合医师进一步检查和处理。

五、并发症的观察及其护理

(一)出血

出血是肝脏手术的严重并发症。当引流液颜色鲜红且每小时引流量超过200 mL，或术后4小时超过

400 mL且引流管有温热感；腹腔双套管内引流液滴速超过30滴/min；留取引流液检测血红蛋白，同时抽血查血常规，而引流液血红蛋白的值达到同一时间血常规中血红蛋白值的一半或以上，出现上述情况时应立即通知医师，及时处理。

1. 非手术治疗

一旦发现出血，快速建立两条以上大口径静脉通道，遵医嘱给予补液、输血、应用止血药物等，如凝血酶原复合物、纤维蛋白原等；护肝和全身支持治疗防止肝功能衰竭；维持水、电解质平衡和防止酸碱平衡紊乱；保持呼吸道通畅，给予氧气吸入，氧流量3～4 L/min；密切观察患者的生命体征、面色、神志，尤其要观察腹腔双套管的通畅情况及引流液的量、颜色；做好必要的辅助检查，协助医师做好腹腔穿刺及床边B超等必要的辅助检查，以明确诊断；做好急诊手术前准备工作。

2. 二次手术治疗

当患者出现下列情况时应立即再手术止血：术后短时间内经引流管引出大量鲜血，每小时超过200～300 mL，引流瓶内吸出的血液滴数超过30滴/min，并有逐渐加快的趋势；继续快速补液和大量输血，但仍有尿量少、血红蛋白持续下降等明显血容量不足的表现；脉搏持续增快，120～140次/min，脉压缩小；患者全身状况渐差，烦躁或淡漠，甚至出现失血性休克等；在除去心脏疾患、血容量没补足、脱水、电解质及酸解平衡紊乱等其他因素外，应立即予以手术止血。

（二）肝功能衰竭

肝切除术后的严重并发症，是造成患者术后死亡的重要原因。急性肝功能衰竭通常在术后即刻出现，临床表现为患者烦躁不安、高热、脉搏快、呼吸急促、血白蛋白迅速下降、白/球比值倒置、凝血酶原时间延长，出现黏膜出血倾向，总胆红素快速升高，而转氨酶升高后即迅速下降，呈胆酶分离，患者逐渐出现精神症状，继而进入昏迷。慢性肝功能衰竭多发生在术后数天或数周内，临床表现同急性肝功能衰竭但程度较轻且发展缓慢，出现进行性黄疸、腹腔积液、下肢水肿，最终导致肾功能衰竭而死亡。

1. 配合治疗

遵医嘱每天输注大量葡萄糖液（500 g以上）、支链氨基酸，有利于降低血氨；有肝性脑病先兆者，给予谷氨酸钠、谷氨酸钾或精氨酸、门冬氨酸鸟氨酸、谷胱甘肽等静脉滴注；口服左旋多巴和乳果糖；乳果糖或25%硫酸镁灌肠导泻；给予保护肝细胞药物；给予利尿剂保护肾功能和维持水、电解质平衡；给予抗生素防止并发感染。

2. 护理

应密切观察患者的性格、行为、意识、睡眠等状态，观察黄疸、尿量及肝功能的变化；给予氧气吸入，氧流量3～4 L/min，以提高肝组织氧供应；遵医嘱用药，观察用药后的反应。如患者出现烦躁不安，出现精神症状时，遵医嘱给予适当的约束，并观察约束肢体的皮肤状况。

（三）胆漏

肝切除术后部分患者会有少量胆汁渗出，腹腔引流通畅、胆道下端无梗阻者多能自愈，不会引起严重后果。但是，若引流的胆汁样腹腔积液逐渐增多，则提示肝创面有较大的胆管漏存在。

1. 非手术治疗

遵医嘱延长腹腔引流管放置时间，保持腹腔引流通畅；行ERCP检察，明确胆漏的部位，了解胆道有无梗阻，并行鼻胆管引流或胆道内支撑引流；给予少量生长抑素；给予全身支持、抗感染等措施。

2. 配合二次手术治疗

如患者出现明显胆汁性腹膜炎和严重腹腔感染症状，医师应尽早手术探查，术中缝合漏口，局部及腹腔置引流管充分引流，同时行胆总管切开以"T"形管引流。

3. 护理

密切观察腹腔引流管引流液的量颜色及其性质。如果"T"形管引流量突然减少或消失，提示胆汁有可能漏入腹腔，注意观察患者的病情变化，观察腹部体征变化，注意有无腹膜刺激征，一旦发生胆汁性腹膜炎症状应及时报告医师，配合处理；观察注意"T"形管周围敷料的颜色。胆漏发生的早期，胆汁往往积聚于右上腹"T"形管周围，胆汁会沿"T"形管的外壁渗出，致使覆盖于"T"形管周围的纱布呈黄色；加强皮肤护理，注意保护"T"形管周围的腹壁皮肤，如胆汁流出应及时用棉签蘸生理盐水清洗干净，用干棉球擦干后予氧化锌软膏涂于局部皮肤以起到保护局部皮肤的作用。拔除导管后有局部渗漏时，应及时更换敷料，保持敷料干燥；遵医嘱加强抗炎及全身支持治疗。

（四）膈下脓肿

肝叶切除术后尤其是右半肝以上部位的切除，创面渗液较多，如引流不畅，引流管拔除过早，将会导致继发感染、形成膈下脓肿。患者持续高热、常伴畏寒、脉搏增快、白细胞增高、中性粒细胞常在90%以上；患者右肋部肿痛，感染靠近腹壁时，右上腹肌紧张，右下胸部叩击痛及肋间有局部压痛，肝浊音界升高等。

1. 配合治疗

配合医师在B超引导下穿刺抽脓，抽出脓液，并注入生理盐水或抗生素溶液冲洗，最后注入抗生素；如脓腔较大，可穿刺置管，每天经此引流管冲洗脓腔，注入抗生素，待脓腔闭合且症状消失后拔除；针对脓液培养结果选择敏感抗生素，全身支持和对症治疗；如经上述方法仍不能控制症状或消除积脓，尤其当脓腔内分隔或脓腔壁厚，穿刺及置管均难奏效时，考虑手术治疗。

2. 护理

患者术后采取半卧位，保持腹腔引流管的有效引流；监测患者体温变化，高热患者积极给予物理降温，如采用温水擦浴、冰袋降温等，或遵医嘱给予降温药物治疗，观察患者用药的效果及不良反应；配合医师行穿刺引流；使用抗生素时，严格按照给药时间按时用药。

（五）胸腔积液

胸腔积液是肝叶切除术后常见并发症之一，以右侧胸腔积液多见。少量或中等量胸腔积液，大多无临床症状或仅轻微胸闷。胸腔积液量较多时，可出现明显的胸闷、气促、发热。

1. 配合治疗

少量或中等量胸腔积液无须处理，仅有发热的可用降温药对症处理。胸腔积液量较多者，应在无菌操作下B超引导行胸腔穿刺抽液，同时注入抗生素，并行全身支持疗法。

2. 护理

术后观察患者有无胸闷、气急、发热等情况；监测患者体温，对高热患者采取降温措施；监测患者血氧饱和度，给予氧气吸入，氧流量为 2～3 L/min；积液量多者，应配合医师行胸腔穿刺抽液治疗。

（六）其他并发症

凝血功能障碍、肺部并发症、切口裂开和切口感染等。

六、特殊并发症的观察及其护理

（一）肺空气栓塞

主要与术中肝静脉损伤有关。术后配合医师严密观察病情，如患者感到胸部异常不适，发生呼吸困难和严重紫绀，听诊可闻及响亮持续的"水泡声"，应立即置患者于左侧头低足高卧位，遵医嘱给予高浓度氧气吸入，氧流量 8～10 L/min。

（二）气胸

多与术中损伤膈肌、空气进入胸腔有关。术后应严密观察患者呼吸情况，注意呼吸的节律与频率。一旦确诊气胸，应配合医师及时进行胸腔穿刺抽气，必要时行胸腔闭式引流。患者需卧床休息，避免用力和屏气。应遵医嘱予以高浓度吸氧，氧流量 8～10 L/min。

（三）肝静脉阻塞综合征

肝静脉阻塞综合征是由于肝静脉和（或）肝后段下腔静脉阻塞，引起门静脉高压，并伴有肝静脉狭窄或完全闭塞所引起的肝大、腹腔积液、食管下端及胸腹壁静脉曲张等变化的复杂症候群，可经血管彩超、MRI证实。术后应注意观察患者有无腹腔积液、肢体肿胀等情况，尽早配合医师诊断，早期处理。一经诊断，立即遵医嘱建立循环、呼吸监测系统，严格控制出入量，给氧，进行护肝、利尿消肿治疗，纠正水、电解质紊乱，抗感染，心肺支持，全身营养支持，降低门脉压力。经内科治疗仍不能恢复的患者，可选择采用球囊导管扩张，金属内支架置放于血管狭窄部等措施。严重病例最后可采用手术治疗，解除压迫。

（四）肺动脉栓塞

肝细胞癌侵犯下腔静脉时，下腔静脉内已形成癌栓，肿瘤可破坏静脉内膜，术中取栓时亦可造成静脉内膜损伤，故术后极可能发生深静脉血栓，进而引起肺栓塞。术后除遵医嘱使用抗凝剂外，在病情允许的情况下应鼓励患者早期活动。活动采取循序渐进原则，依次为在床上进行四肢屈伸运动、床上坐位、床旁坐位、床边活动。活动时护士陪伴在患者身边，密切观察有无胸痛、气急、发绀、胸闷、窒息感等症状，以免发生意外。

七、出院前宣教

（一）坚持复查

嘱咐患者定期随访，复查血常规、肝功能生化、甲胎蛋白、B超，必要时行CT检查。如有不适，及时就诊。

（二）用药指导

按医嘱坚持定时服药。在医师指导下用药，避免应用对肝脏有害的药物，切忌自行服药，以免加重肝脏代谢的负担。

（三）饮食指导

加强营养，进"三高一低"（高蛋白、高热量、高维生素、低脂肪）饮食。忌油炸和刺激性食物，多食新鲜蔬菜和水果。肝硬化门脉高压者宜软食，每天应少量多餐，忌食多刺及粗硬食物。有腹腔积液者，根据其程度进低盐饮食，禁食腌制食品。嘱患者禁烟、禁酒。养成定时排便的习惯，保持大便通畅，以防曲张静脉破裂出血。

（四）伤口处理

出院后两周内不要泡澡，期愈合的伤口在1个月后可以冲淋，避免在伤口处用刺激性强的肥皂或浴液；若发现伤口红肿、疼痛、有炎性分泌物，应及时到当地医院就诊。同时避免右上腹受到意外创伤或外来暴力。

（五）劳逸结合

术后3个月注意休息，保持稳定情绪，有利于肝功能的恢复。注意劳逸结合，进行适当的锻炼，避免劳累和重体力活动。

第四节　肝门部胆管癌计划性部分肝切的围术期护理

肝门部胆管癌是指源于左右肝管和其汇合部位的胆管上皮恶性肿瘤，又称为上段胆管癌、高位胆管癌、近端胆管癌或Klatskin肿瘤，也是最常见的胆道恶性肿瘤（占胆管癌总体的60%~70%）。胆管癌的病因目前尚未明了，可能与多种因素有关。胆管癌的发病年龄分布在20~89岁（平均59岁），发病高峰年龄50~60岁。男性多于女性（男：女=1.5~3.0：1）。约1/3的胆管癌患者合并有胆管结石，而有胆管结石者5%~10%会发生胆管癌，肝胆管结石合并胆管癌的发生率为0.36%~10%。在胆道结石和慢性胆管炎的基础上胆管发生癌变，已得到临床证实。此外，原发性硬化性胆管炎、慢性溃疡性结肠炎、胆道寄生虫病、丙型肝炎（HCV）、化学致癌物等也均有报道。

门静脉栓塞（PVE）作为一种术前辅助介入治疗，通过栓塞技术将拟切除部分肝脏的门静脉血流阻塞，使得未栓塞的、预留侧肝脏代偿性增大，可充分增加术后肝功能的储备能力，大大提高手术的安全性。门静脉栓塞采用的栓塞材料的种类很多，如钢圈、各种胶、微球、气囊等等。易滨等采用钢圈作为栓塞材料，从健侧肝脏的门静脉进入到拟栓塞的门静脉支进行栓塞，取得了良好的效果。

一、适应证

（1）肝功能正常而需行 60% 以上肝切除的患者。

（2）ICG - R15 值偏离正常值 10% ~ 20%，或有梗阻性黄疸史而需行 40% ~ 60% 的肝切除术的患者。

（3）无肝硬化、黄疸，胆管扩张至 PVE 时间小于 8 周、剩余肝体积（FLR）/全肝体积（total liver）（volume，TLV）小于 50% 的患者。

（4）有肝硬化、发现黄疸，胆管扩张至 PVE 时间大于或等于 8 周、FLR/TLV 小于 60% 的患者。

二、绝对禁忌证

肿瘤广泛转移、明显门脉高压症、靶静脉已受侵闭塞、不可纠正的凝血紊乱等。

三、相对禁忌证

区域淋巴结转移、肿瘤侵犯门静脉、FLR 胆道扩张、轻度的门脉高压等。

四、围术期护理

（一）术前护理

1. 心理护理

恶性肿瘤本身、PTCD、PVE 等有创操作及其相关并发症，均会增加患者及其家属的负面情绪的产生。各项有创操作前须详细地向患者及家属说明操作的方法、目的、意义、操作过程以及配合要点，使患者对计划性肝切除过程及其术后恢复情况有所了解，可请已恢复的同类疾病患者与其沟通，增加患者战胜疾病的信心，最大限度地减少因心理因素导致的治疗负效应。行计划性肝切除患者，术前准备程序较复杂，有创操作较多，准备时间长，患者及家属易出现烦躁、担心、焦虑等不良情绪。患者入院后医师应及时与其沟通，根据患者的情况，向患者及其家属详细讲解各项治疗的目的、方法，与患者或家属一起制订出适合患者的计划性肝切除方案，并及时将计划进度告知患者及其家属。

2. 术前评估

（1）一般评估

了解患者的全身状况，协助医师评估患者能否耐受手术；询问病史，及时发现有无伴发不适合手术的其他疾病；进行护理体检，安排常规检查，评估患者心理、皮肤、营养等状况，做好入院宣教。

（2）经皮肝穿刺胆汁引流（PTCD）前评估

了解患者肿瘤位置、侵犯程度、凝血机制、肝功能及肝内胆管的扩张情况，协助医师做好 PTCD 前准备。对于凝血机制及肝功能较差的患者，给予维生素 K 和护肝药物治疗。

（3）PVE 前评估

了解患者有无肝硬化、糖尿病、营养不良，酗酒及病毒感染等影响肝再生的负面因素；有无食管静脉曲张、门脉高压等 PVE 的禁忌证。对于有肝硬化或糖尿病的患者，术前加强护肝及血糖控制，改善全身状况，做好 PVE 前准备。

（4）PVE 及手术时机

进行 PVE 的时机，通常是在胆管引流 2 ~ 3 周以后，总胆红素降到正常值的 5 倍以下。手术的时机是在 PVE 以后 2 ~ 3 周，预留肝脏体积预计可增加 10% 左右，拟保留侧肝脏增大到预期目标。

3. 饮食护理

肝门部胆管癌患者大多伴有梗阻性黄疸，胆汁淤滞，肝功能严重损害，蛋白合成减少，以及肿瘤本身消耗，因此常伴有不同程度的营养不良及免疫功能的低下。上海东方肝胆外科医院田莉莉等采用微型营养评定法发现恶性梗阻性黄疸患者中营养异常率高达 76%。营养不良可明显增加患者术后的肺部感染、切口裂开及伤口感染、出血等并发症的发生率，是梗阻性黄疸患者手术后并发症发生率与病死率增高的重要因素之一。根据患者的饮食口味、饮食爱好、肝功能情况及治疗进程，制作一些色、香、味及荤素搭配合理、品种多样的新鲜饮食；注意供给平衡饮食，以增加食物的摄入，改善患者的营养状况。PTCD后大量胆汁的丢失易引起电解质丢失及营养失衡，在患者餐后半小时联合胆汁回输可有助于脂质的吸收，增加患者的营养状况。PVE后指导患者进食有利于肝细胞再生的食物（如鱼、虾、荔枝、乌梅等），以及具有防癌、抗癌作用的保健食品（如香菇、冬菇等），以保持良好的营养状态，加快肝叶再生的速度，增加机体对手术的耐受性，促进康复。PVE后5天患者肝功能损害严重，此时减少蛋白质食物的摄入，指导患者少食动物蛋白质，以预防肝性脑病的发生。

（1）皮肤及睡眠护理

肝门部胆管癌患者大多伴有黄疸，引起皮肤瘙痒，影响患者睡眠质量。入院时为患者提供安静、温馨、舒适的病房环境；协助患者修剪指甲，指导患者穿纯棉内衣，每天用温水擦浴，禁用肥皂等碱性浴液，必要时遵医嘱使用止痒药物或镇静剂，以提高患者的睡眠质量。

（2）呼吸道护理

嘱患者多休息，注意保暖，术前戒烟，进行深呼吸和有效排痰法的锻炼，预防上呼吸道感染。

4. 肠道准备

注意询问患者有无便秘，必要时遵医嘱使用通便药物；避免腹部受外力撞击和剧烈运动。通常在术前12 h禁食，4~6 h禁水，根据不同的手术要求给予不同的胃肠道准备。

（1）活动训练

指导患者练习床上排便、床上活动的方法与技巧。

（2）术前一天准备

准备术中用物（含配、备血），包括用药（含药物过敏试验）、病历、影像学资料、腹带等；术前取下患者假牙、眼镜、发夹、手表、饰品等物，贵重物品交家属妥善保管。

（3）术前即时准备

填写手术患者交接记录单，与运送人员一起送患者至手术室。根据不同部位的手术要求，备好术后用物，包括麻醉床、输液架、吸引器、吸氧装置、引流袋以及各种监护设备等。

（二）术后护理

1. 病情观察

除按腹部大手术及麻醉后护理外，还应密切观察患者的生命体征、神志及全身皮肤黏膜状况，观察切口有无渗血、渗液，保持切口敷料干燥。术后常规监测尿量、尿糖、尿比重以指导补液。

2. 体位护理

全麻术后未清醒时患者应去枕平卧、头偏向一侧，麻醉清醒后可改为半卧位；联合硬膜外麻醉患者术后平卧6 h。患者咳嗽、改变体位时，协助用双手按压保护伤口处，减轻腹部张力。对术中联合血管切除做血管吻合的患者，应延长平卧时间，预防出血的发生。

3. 吸氧护理

保持患者呼吸道通畅，观察有无呼吸道阻塞现象，预防舌后坠等，术后持续低流量吸氧（2~3天，流量为2~4 L/min），以提高血氧浓度，增加肝细胞的供氧量，利于肝细胞的再生与修复。

4. 疼痛护理

术后使用"长海痛尺"及时评估患者的疼痛状况，了解疼痛的性质、原因、程度，根据患者疼痛评分分值及原因，采取相应的镇痛措施。密切观察静脉镇痛泵的运作情况及镇痛效果，妥善固定，防止泵的导管打折、受压、脱落，指导患者自我控制镇痛泵，以减轻疼痛，增加舒适感。

5. T/PTCD 管的护理

肝门部胆管癌根治术后（通常置有 T/PTCD 管）

（1）密切观察引流液的颜色、性质及其液量。正常成人24 h胆汁分泌量500~1000 mL，胆汁正常颜色为金黄色，较黏稠、清亮而无渣，根据引流液量、颜色、性质判断病情。胆汁量过少提示T管堵塞、肝功能衰竭或胆汁进入肠道的可能；胆汁量过多提示胆总管下端梗阻、肝功能不全的可能；胆汁颜色过淡、质稀薄则提示有肝功能不全的可能；胆汁浑浊、绿色有絮状物提示感染、肠液返流的可能；胆汁泥沙样细渣提示残余结石；胆汁呈血性则提示有胆道出血。

（2）严格无菌操作，引流管出皮肤处定期换药，引流袋每周更换2次，引流袋放置于切口下30 cm以上，防止逆行性感染。

（3）妥善固定，用夹子双固定，出皮肤处用红色记号笔标记，按时巡视，班班交接，检查T管缝扎线是否固定于皮肤，长期置管者如缝扎线脱落应及时处理。注意保护引流管口周围的皮肤，如有胆汁渗漏，应及时换药或放置引流管引流。

（4）保持引流管通畅，不可打折、受压，胆汁突然减少可由上向下挤压引流管，以防残余结石、蛔虫堵塞引流管。PTCD管应重点观察管道粗细交界处，保持顺位引流。密切观察患者的生命体征、腹部体征，同时注意有无发热、腹痛、反射性腹肌紧张等，尽早发现胆漏、感染等病情变化。观察患者是否有腹胀、黄疸，食欲情况及粪便颜色变化，以便了解胆管的通畅情况。

6. 饮食护理

术后禁食，根据患者的具体情况给予全胃肠外营养，补充机体需要，维持水、电解质平衡，加强支持治疗，纠正低蛋白血症，必要时给予静脉高营养支持，促进吻合口愈合，预防并发症的发生。待胃肠蠕动恢复、肛门排气后进少量流质，必要时根据患者情况增加肠内营养制剂的摄入，逐步过渡到半流质和普食。

五、并发症的观察及其护理

（一）出血

1. 原因

血管结扎线脱落，尤其是切肝时可能碰伤血管（包括门静脉、肝动脉、肝静脉、肝短静脉）；肝功能不良，黄疸严重，凝血机制障碍、创伤大可导致肝创面渗血；止血方法不妥；腹腔感染，血管被腐蚀而破裂出血；胆管壁撕裂，导致胆管出血；长期胆道感染者术后复发胆管炎引起胆肠吻合口出血；梗阻解除胆汁逆流也会引起应激性溃疡出血；胆肠吻合口出血。

2. 预防及护理措施

包括术前、术后常规应用维生素K，以改善凝血功能，并给予止血药物，加强生命体征，腹腔引流液性状及其液量的护理观察。术后常规给予抑酸药物（如耐信、洛赛克）；若出血量较大、速度较快，出现循环不稳定或血压下降，应常规加快输液速度，输注新鲜血液，应用止血药、凝血因子，部分患者出血可能会自动停止，若估计无法停止者应考虑行DSA或尽早手术探查。对于术后出血量大或出现失血性休克者还应考虑消化道出血的可能；严密观察出血量，必要时行胃镜下止血，若引流出的新鲜血量逐渐减少，生命体征平稳，排除血液积于腹腔内，可不必再行手术。

（二）胆瘘

胆瘘是肝门部胆管癌根治术后最常见和严重的并发症之一，其发生率高达33%。胆瘘可导致腹膜炎、腹腔出血，甚至死亡。

1. 常见原因

术后胆瘘主要发生于肝断面胆管瘘、胆肠吻合口处瘘等，与手术切面胆管条件、胆肠吻合具体操作细节、术中失血量、术后营养状况及组织愈合状况有关。

2. 预防及护理措施

术后密切观察腹部体征的变化，注意有无腹膜刺激征。一旦发生胆汁性腹膜炎，及时报告医师，尽早处理。术后在积极增加营养的同时，评估患者的基本状况，对于易发的高危人群控制腹腔双套管的负压在0.02 MPa以内，指导患者合理活动及咳嗽。保持腹腔引流管通畅，严密观察引流液的性质、色、量，如腹腔引流管引出胆汁样腹腔积液，即可诊断为胆瘘；如腹腔积液颜色虽正常，但上层呈泡沫样，立即留腹腔积液检测胆红素，结果大于或等于20 mmol/L即诊断为胆瘘；如腹腔引流管无液体引出，切口有大量胆汁样液体渗出，表明已发生胆瘘，且引流管不畅。保护切口周围皮肤，经常更换敷料，以防皮肤受腐蚀和糜烂。根据患者的体温及血常规结果，遵医嘱给予抗生素。发生胆瘘时，若胆汁渗漏量较少，约在两周左右停止。当外渗量较多时，用双套管持续负压吸引引流，并行抗感染治疗，绝大多数胆瘘经引流后均能愈合。对长时间引流而胆瘘不能愈合者，可考虑手术。

（三）肝功能衰竭

肝功能衰竭是此类患者术后最严重的并发症之一，也是导致患者术后死亡的主要原因。国外有研究报道肝门胆管癌联合广泛肝切除术后肝功能衰竭的发生率高达 27.6%。

1. 常见原因

肝叶切除术后常损害肝功能，合并低蛋白血症，前白蛋白低下，加之伴随肝脏切除的创伤、出血、应激、麻醉、肝门阻断等因素，术后可出现急性或慢性肝功能衰竭。

2. 预防及护理措施

肝功能衰竭重在预防，术前严格控制手术指征，增加 FLR 的体积与肝储备功能；术后常规给予护肝治疗；重视供氧充分，保证肝脏氧供；控制感染，预防机体全身炎症反应综合征的出现；每天输入谷胱甘肽、门冬氨酸鸟氨酸可减少蛋白分解和降低血氨，并促进肝细胞的合成代谢；密切观察病情，以早期发现肝功能衰竭的前兆；同时给予足量维生素 K、维生素 B_6 和维生素 C 等。一旦发生肝功能衰竭，目前尚无明确有效的治疗方法，控制感染，采用乳果糖、促肝细胞生成素、特殊氨基酸制剂、血浆置换等方法被认为是可能有效的治疗手段。同时加强对肾脏的观察与保护，预防肝肾综合征的发生；对于烦躁的患者，要加强安全防护，确保患者、家属及工作人员的安全。

（四）功能性胃排空障碍

功能性胃排空障碍的预后通常良好，但恢复时间差异较大，短则 1~2 周，长可达 3 个月之久。

1. 常见原因

目前具体原因尚不明确，可能与患者的精神、神经因素，手术创伤，贫血，营养不良，低蛋白血症，腹腔严重感染，吻合口重建时间较长等有关。

2. 预防及护理措施

术中操作轻柔，采用合理术式，提高手术技巧，缩短手术时间；术后给予营养支持，预防腹腔感染。术后一旦进食或拔除胃管后出现上腹部胀满、呃逆、恶心、呕吐大量胃内容物，吐后症状减轻或暂时缓解，予留置胃管引出胃液 800~1500 mL/d。体征：上腹膨隆，有轻度压痛，可闻及振水音。行上消化道造影，可见造影剂滞留于胃内，胃蠕动减弱甚至消失，考虑有功能性胃排空障碍发生。给予禁食、胃肠减压，经胃管灌注高渗盐水，减轻胃黏膜和吻合口水肿；加强胃肠外营养支持，注意水电解质及酸碱平衡；适当使用促胃肠动力药，如根据医嘱胃管内注入吗丁啉、西沙比利等药物，缓慢静脉滴注红霉素，或肌内注射新斯的明；必要时配合针灸、中药治疗；鼓励患者多下床活动，以促进胃肠蠕动的尽快恢复；上腹顺胃走向由轻到重行顺时针按摩；拔除胃管后给予患者正确的饮食指导，防止无节制的饮食而加重病情，以少量多餐、逐渐增加为原则，进食后 30 min 内切忌平卧。

（五）肾功能衰竭

1. 常见原因

肾脏低灌注是肾功能损害的基础，其诱因很多，包括术前血容量不足、高胆红素的损伤、术中出血、术中血压大幅度波动，内毒素血症、氧自由基及细胞因子、内皮素和一氧化氮等直接的毒性作用，以及再灌注损伤是造成肾功能衰竭的一些主要原因。

2. 预防及护理措施

重视围术期肾功能维护，可避免肾功能衰竭的发生。对术前黄疸严重者注意减轻黄疸，并遵医嘱纠正水、电解质平衡紊乱，纠正酸碱失衡，改善营养状况，使用乌司他丁减少炎性介质，可提高手术耐受性；术中确保血压平稳，遵医嘱采用小剂量多巴胺、凯时或呋塞米注射液以提高肾脏的血流灌注。

（六）胸腔积液

胸腔积液是肝门部胆管癌联合肝切除术后常见的并发症之一，以右侧胸腔积液多见。少量或中等量胸腔积液，多无临床症状或仅轻微胸闷。胸腔积液量较多时，可出现明显的胸闷、发热、气促。

1. 常见原因

肝叶切除术后腹腔积液经膈肌的缺损（或小孔）进入胸腔后形成胸腔积液；肝叶切除术后的炎性刺激；术后余肝合成蛋白能力低，造成低蛋白血症，引起胸、腹腔积液；胸、腹腔积液造成大量蛋白丢失，导致更多胸、腹腔积液；术后并发肺部感染。

2. 预防及护理措施

术前指导患者戒烟，练习深呼吸、吹气球及有效咳嗽等；术后血压稳定后给予半坐卧位、雾化吸入祛痰药物、督促深呼吸及咳痰锻炼等；密切观察生命体征的变化，注意有无胸闷、气促及体温波动。对于术后出现血氧饱和度下降、呼吸困难的患者，给予氧气吸入，氧流量为 2～4 L/min，考虑有无胸腔积液。确认为胸腔积液后，对少量或中等量积液，不做常规胸腔穿刺；对积液量较多者，需在 B 超引导下行胸腔穿刺放出积液或留置胸腔引流管。穿刺过程中必须无菌操作，注意控制每次放积液的量；对留置引流管的患者，需妥善固定引流管，保持引流管通畅、密闭，准确记录引流液的颜色、性质及其量。对高热患者做好降温措施及高热护理，监测患者体温变化。

（七）腹腔感染

腹腔感染是肝门部胆管癌根治术后较严重的并发症之一。患者常出现高热不退，腹痛、腹肌紧张，腹腔引流管引流液混浊或呈脓性，同时出现全身中毒症状，或伴有呃逆，应怀疑腹腔感染的可能。

1. 常见原因

多与腹腔引流不畅、胆漏合并感染、免疫功能下降等有关。

2. 预防及护理措施

术前做好充分肠道准备；术中应反复清洗、合理放置引流管；术后尽早协助患者采取半坐卧位或坐位，保持引流充分，合理使用抗生素，增加营养摄入，增加机体免疫力能有效防止腹腔感染的发生。一旦确定有腹腔感染的发生，应配合医师将抽出的脓液送细菌培养（加药敏试验）。

护理过程中，做好伤口、皮肤的护理；谢绝探视，防止交叉感染；在无菌操作下更换敷料，并保持伤口、皮肤干燥；观察腹腔引流液和切口渗出物的颜色、气味、性状及伤口愈合情况。

六、出院前宣教

1. 定期复查

嘱患者定期随访，复查血常规、肝功能、相关的生化检查，AFP、B 超，必要时行 CT 检查，若有不适，及时就诊。

2. 用药指导

按医嘱坚持定时服药。在医师指导下用药，避免应用对肝脏有害的药物，切忌自行服药，以免加重肝脏代谢的负担。

3. 饮食指导

加强营养，"三高一低"饮食，高蛋白、高热量、高维生素、低脂肪饮食。忌油炸和刺激性食物，多食新鲜果蔬。肝硬化门脉高压者宜软食，每天少量多餐，忌食多刺及粗硬食物。有积液者，根据其程度进低盐饮食，禁食腌制食品。嘱患者禁烟、禁酒。养成定时排便的习惯，保持大便通畅，减少毒素的蓄积、吸收。

4. 伤口护理

出院后两周内禁忌泡澡，一期愈合的伤口 1 个月后可以冲淋，避免在伤口处用刺激性强的肥皂或浴液，若发现伤口红肿、疼痛、有炎性分泌物，应及时到当地医院就诊；同时避免右上腹受到意外创伤或外来暴力。

5. 休息与活动

术后 3 个月注意休息，保持稳定情绪，有利于肝功能的恢复。注意劳逸结合，进行适当的锻炼，避免劳累和重体力活动。

6. T 管健康教育

肝门部胆管癌根治术后常规留置 T 管 1～1.5 个月；术后发生胆漏者，在胆漏终止后再留置 3 个月；

发生胆道损伤者需留置6个月；胆道肿瘤姑息手术者需终身带管。无腹痛、发热；血象正常、黄疸消退、大便颜色正常；胆汁引流量下降、胆汁澄清透明；经T管造影示胆管内无异物，引流通畅；夹管48 h，无腹痛、发热、黄疸等则考虑拔管。拔管前先试行夹管，空腹夹管2~4 h，进食后夹管2~4 h，连续夹管24~48 h；夹管后无腹痛、发热、黄疸，可行T管造影。拔管后少量胆汁自窦道溢出，可用凡士林纱布填塞，拔管当天禁高脂饮食，避免腹压过度的运动，1周内窦道自行闭合。拔管后继续观察腹痛、发热、黄疸、食欲与粪便颜色，如有异常及时就诊。

第五节　肝内外胆管结石的围术期护理

肝内胆管结石是指始发于肝内胆管系统的结石，不包括胆囊收缩排石并上移至肝内胆管的结石，也不包括继发于损伤性胆管狭窄、胆管囊肿、胆管解剖变异等其他胆道疾病所致胆汁淤滞和胆道炎症后形成的肝胆管结石。大多为胆红素钙结石，很少情况下亦可有胆固醇性结石。肝内胆管结石因肝内胆管反复感染、胆管梗阻而常累及肝实质，大部分患者伴有营养不良、低蛋白血症、贫血、肝损害等全身状况，导致患者手术风险高、术后并发症多。肝内胆管结石的残石率、复发率高，多次手术导致病情复杂，是良性胆道疾病死亡的重要原因。外科治疗的基本原则是："解除梗阻，去除病灶，通畅引流，防止复发"。

一、适应证

（1）肝内胆管结石导致急性化脓性胆管炎，非手术治疗无效。
（2）全身状况（肝、心、肺、肾等）功能状况良好。
（3）肝内胆管狭窄、结石位于半肝或一叶。

二、围术期护理

（一）术前护理

1. 心理护理
（1）增加患者心理承受能力
评估患者的手术次数，对于多次手术的患者，由于疾病的反复发作，既往手术的不良心理刺激等，使患者可能对治疗失去信心，害怕再次手术，表现为情绪低落，不配合治疗护理等现象。护士及时评估患者的心理反应，倾听患者主诉，了解患者的患病及既往手术经历，给患者提供舒适的环境，增加心理支持，以关心接纳的态度让患者感受到被尊重、被接纳、被理解，耐心讲解疾病特点、成石原因，疾病治疗护理方法，与医师、患者共同制定适合患者的治疗护理方法，及时满足患者的合理需求，针对既往手术相关不良刺激，与患者共同制定解决方案，鼓励患者积极面对疾病，及时排除不良情绪，保持乐观积极的心态，以提高患者的心理承受能力。

（2）加强信息支持
多数患者期望了解关于疾病治疗、预后、康复、自我护理等方面的信息，尤其对再手术者，护士可通过面对面健康教育、视频信息、宣教册、宣教栏、宣教处方、公休座谈会、专题讲座、专家答疑以及疾病治疗进展讲座等多种途径向患者提供相关信息，以使患者积极面对疾病，学会自我护理技巧，提高生活质量。同时护士应及时向患者提供医院的相关信息、医护人员的专业技术水平与工作能力、患者的检查结果、诊疗计划等，以利于增加患者对治疗、护理的信心，以便其在治疗、护理过程中的配合。

（3）争取家庭支持
家属的态度和行为会直接影响患者的情绪反应，良好的家庭环境可使患者得到情感支持，提高治疗效果。但因疾病的反复发作，多次手术，部分患者家属会表现出疲倦、厌烦等情绪，反复的住院治疗增加了患者家庭的经济及精神负担，诸多因素致使家属无暇顾忌患者；这类患者往往缺乏家庭、社会支持、关心以及照顾。护士应及时了解患者的经济状况、家庭和社会支持情况，协调患者与家属关系，鼓励与指导家属合理安排时间，增加对患者的关心和照顾；对经济困难者，鼓励或协助患者与家属寻求多方支持，并根据患者的病情和经济状况配合医师选择成本低廉、效果好的治疗方法，尽可能避免诊断、治疗及护理过程中的重复检查，减少不必要的医疗费用，以确保患者的及时治疗。

2. 术前评估

（1）既往史的评估

评估患者既往手术史及胆道疾病史，肝内胆管结石患者若术后半年内再次手术，局部组织水肿粘连严重，术中出血多，术野显示不清，术中更易出现意外，也不利患者的恢复。对有既往胆道手术史的肝内胆管结石患者，应配合做好充分的术前准备，了解既往手术方式；B 超、CT 和 MRCP 或 PTC 或 MRCP 等影像学检查可助了解结石的范围、肝叶有无萎缩以及整个胆道树的影像情况。评估患者有无吸烟、饮酒史，有无高血压、糖尿病、慢性乙型肝炎、心脏病等慢性疾病。术前嘱患者严格戒烟、禁酒，控制高血压及血糖，提高心功能，以增加手术耐受性、减少术后并发症的发生。

（2）全身状况的评估

进行护理体检，评估患者的疼痛评分，心理、皮肤、营养状况、心、肺以及肾脏等重要器官功能，判断患者能否耐受手术。进行肝功能、凝血功能检查，观察患者有无黄疸及其程度，有无腹腔积液、双下肢水肿、腹壁静脉曲张等表现，判断肝功能代偿状态以及是否合并肝硬化和门静脉高压症等，及时进行护肝治疗，补充维生素 K，以增加对手术耐受性。

3. 营养护理

肝内胆管结石的反复发作及胆道感染，胆道出血，胆汁性肝硬化等多种并发症，严重影响患者的营养状况，有 30% 患者的血红蛋白小于 100 g/L，近 90% 患者的血浆白蛋白小于 30 g/L，且多有低蛋白血症、营养不良的现象。患者术前给予高能量、高蛋白、高维生素、低脂肪为基础的饮食，保证能量合理摄入。根据患者的状况及有无胆管炎发作，与患者共同制订适合患者的色、香、味、形俱全的饮食（选择鸡蛋、牛奶、鱼肉、奶制品、豆制品等优质蛋白）。食欲较差、营养不佳者可静脉输入氨基酸、脂肪乳等营养物，纠正低蛋白血症。

4. 控制感染

患者在急性发作期不宜行手术治疗，一旦发生感染，应首先根据经验用药，遵医嘱选用强效抗生素或联合应用抗生素，及时进行血培养及药敏试验，根据结果，调整抗生素的使用；控制患者体温在正常范围。合并急性化脓性胆管炎者不要在炎症急性期行切肝手术，可先行 PTCD 或 ENBD（内镜下鼻胆管引流术）引流胆汁，待炎症消退后 1～3 个月手术，这样能减少术后并发症的发生。患者高热期间应做好患者的皮肤护理，保持皮肤清洁，加强基础护理。

5. 疼痛的护理

向患者解释疼痛的原因及应对措施，指导卧床休息；观察患者疼痛的部位及性质，教会患者使用"长海痛尺"疼痛分级制度表达疼痛程度；在疼痛反复发作起始阶段采用听音乐、深呼吸、冥想等方法分散其注意力，减轻疼痛；疼痛急性发作时，嘱患者禁食、禁饮，避免诱发或加重疼痛；对疼痛激烈的患者适当给予解痉镇痛药物，但禁用吗啡。

6. 呼吸道护理

嘱患者多休息，注意保暖，术前戒烟，进行深呼吸和有效排痰法的锻炼，预防上呼吸道感染。

7. 肠道准备

注意询问患者有无便秘，必要时遵医嘱使用通便药物；避免腹部外力撞击和剧烈运动。通常术前 12 h 禁食，4～6 h 禁水，根据不同的手术要求给予不同的胃肠道准备。

（1）活动训练

指导患者练习床上排便、床上活动的方法与技巧。

（2）术前一天准备

准备术中用物（含配、备血），包括用药（含药物过敏试验）、病历、影像学资料、腹带等；术前嘱患者取下假牙、眼镜、发夹、手表、饰品等贵重物品交家属妥善保管。

（3）术前即时准备

填写手术患者交接记录单，与运送人员共同送患者至手术室。根据不同部位的手术要求备好术后用物，包括麻醉床、输液架、吸引器、吸氧装置、引流袋以及各种监护设备等。

（二）术后护理

1. 常规护理

（1）体位护理

全麻术后未清醒时患者去枕平卧、头偏向一侧，防止误吸，麻醉清醒后可改为半卧位；联合硬膜外麻醉者术后平卧 6 h 后改为半卧位。

（2）病情观察

密切监测患者的生命体征、神志、腹部伤口情况及尿量变化，遵医嘱监测血常规和肝功能状况，发现异常，及时报告医师，进行处理。

（3）饮食护理

肝内胆管结石患者术前多存在营养不良，营养储备较差，术后手术应激、感染等均易导致分解代谢增加，引起低蛋白血症，患者抵抗力低下，延缓切口的愈合速度。术后早期给予肠外营养，根据化验结果，适当补充白蛋白，待肠道排气后给予流质食物，逐渐过渡到低脂半流，低脂普食。鼓励患者多饮水，使胆汁黏度降低，以促进胆汁排泄，起到冲洗胆道，促进残余结石排出的作用。

（4）吸氧护理

术后持续低流量吸氧 2 ~ 4 L/min，根据有无行肝叶切除术以及患者的情况决定吸氧时间。

（5）疼痛护理

术后密切观察静脉镇痛泵的运作情况及镇痛效果，指导患者使用"长海痛尺"描述疼痛情况，根据患者疼痛评分分值及原因，采取相应的镇痛措施。

（6）活动护理

麻醉清醒后患者取半坐卧位，在床上进行四肢肢体运动、协助翻身及轻叩背部；术后第一天在床上做抬臀运动全天 50 次，促进肠蠕动，防止发生肠粘连；术后第二天床上抬臀全天 100 次，每次运动以患者不感到疲劳为度；术后第三天，可在他人搀扶下下床或进行室内短距离行走；手术 4 天后可根据患者情况逐渐增加活动量。

（7）"T"管的护理

①密切观察引流液的颜色、性质和量。正常成人 24 h 胆汁分泌量 500 ~ 1000 mL，胆汁正常颜色为金黄色，较黏稠、清亮无渣，根据引流液量、颜色、性质判断病情。胆汁量过少提示肝功能衰竭、胆汁有进入肠道的可能；胆汁突然减少或无胆汁引出提示 T 管堵塞、扭曲、打折或脱出；胆汁量过多提示胆总管下端梗阻、肝功能不全的可能；胆汁颜色过淡、稀薄则提示有肝功能不全的可能；胆汁浑浊、绿色有絮状物提示感染、肠液返流的可能；胆汁泥沙样细渣提示残余结石；胆汁呈血性提示有胆道出血。

②严格无菌操作，引流管出皮肤处定期换药，引流袋每周更换两次，引流袋放置于切口下 30 cm 以上，防止逆行性感染。

妥善固定，T 管露出皮肤处用红色记号笔标记，引流袋悬挂于床边，夹子固定于床单，保持 T 管一定长度，以利患者翻身、活动时，T 管不被牵拉；按时巡视，班班交接，检查 T 管缝扎线是否固定于皮肤，长期置管者如缝扎线脱落应及时处理。保护引流管口周围皮肤，如有胆汁渗漏，应及时换药或放置引流管引流

③保持引流管通畅，不可打折、受压，胆汁突然减少可由上向下挤压引流管，以防残余结石、蛔虫堵塞引流管。密切观察患者的生命体征、腹部体征情况，有无发热、腹痛、反射性腹肌紧张等，尽早发现胆漏、感染等病情变化。观察患者是否有腹胀、黄疸、食欲情况及粪便颜色变化，以便了解胆管通畅情况。

（三）并发症的观察及其护理

1. 感染

（1）常见原因

肝内胆管结石患者多伴有胆管炎，肝切除术中采用肝门血管阻断易出现胃肠道瘀血、水肿，从而导致细菌移位和内毒素血症；切口内无效腔、异物、血肿、局部组织血供不足、腹腔引流管引流不畅、胆瘘合并感染、膈下积液导致细菌繁殖滋生；术中切口被胆汁、泥沙、结石等污染；机体抵抗力下降，合并有贫血、低蛋白血症、糖尿病、营养不良或肥胖等。

（2）预防及护理措施

严格做好术前准备，控制胆道感染，合并有急性胆管炎者不宜在炎症急性期行切肝手术；术前6周禁烟，严格评估肺功能情况，加强肺功能锻炼预防肺部感染的发生；术中缩短手术时间，减少手术麻醉对患者的打击，减少肝门阻断时间及创面暴露时间；术中使用胆道镜时，合理评估彻底清除结石以及手术时间延长的风险，必要时放置T管，行术后胆道镜取石；术中反复清洗，减少污染，妥善放置引流管；合理使用抗生素，根据病原菌种类及药敏结果使用，长期使用抗生素者，应预防多重耐药及真菌感染的发生；术后密切观察患者的体温、血常规及切口渗出物的颜色、气味、性状及伤口愈合情况，保持切口敷料干燥，若切口处有发红、肿胀或有脓性分泌物，在无菌操作下更换敷料，必要时置引流管引流；术后尽早协助患者采取半坐卧位或坐位，保持引流管通畅，若有脓性液体引出，细菌培养阳性，可行庆大霉素16万单位+0.9%氯化钠注射液腹腔冲洗；合并有糖尿病者严格控制血糖；合并有贫血及低蛋白血症者增加营养，遵医嘱适当给予白蛋白；术后鼓励患者有效深呼吸、咳嗽、咳痰，早期床上及下床活动，协助患者翻身叩背，必要时行雾化吸入，预防肺部感染的发生；保持病房空气清新；术后保持胃肠减压通畅引流，防止胃液误吸入肺内，增加肺部感染的风险；控制探视人员，防止交叉感染。

2. 出血

（1）常见原因

血管结扎线脱落；肝功能不全、肝硬化引起凝血功能障碍；既往有胆道手术者多伴有粘连，形成丰富的侧支循环网，粘连的分解增加了手术时间及术中出血量，术中大量输血会消耗凝血因子，增加术后出血的风险；止血方法不妥；腹腔感染，血管被腐蚀而破裂出血。

（2）预防及护理措施

密切观察患者的生命体征、神志、面色及尿量的变化，患者一旦出现面色苍白、出冷汗、烦躁、口渴、脉速、低血压等失血性休克表现时，应首先考虑腹腔内出血的可能，及时报告医师；保持腹腔引流管通畅，密切观察引流液的颜色、性状及量，如腹腔引流液颜色鲜红且每小时引流量超过200 mL或术后4 h超过400 mL且引流管有温热感，腹腔双套管内套管引流液滴速超过30滴/min，留取腹液检测血红蛋白的同时检测血常规，腹液血红蛋白的值达到血常规中血红蛋白值的一半或以上，应立即通知医师，及时处理；观察腹部切口及腹部情况，如腹部切口有大量鲜红色液体渗出，患者腹胀、腹部膨隆，无论引流管内是否有血性液体引出，均应行B超及腹腔穿刺明确诊断；一旦有出血发生，迅速建立两条以上大口径静脉通路，急查血常规、血型、备血，遵医嘱给予补液、输血、应用止血药物等止血、扩容治疗；做好必要的辅助检查，协助医师做好床边B超及腹腔穿刺等必要的辅助检查，以明确诊断；保持呼吸道通畅，给予氧气吸入；做好急诊术前准备工作。

3. 肝功能衰竭

（1）常见原因

患者术前大多伴有肝功能异常、肝纤维化、合并低蛋白血症；肝叶切除术后损害肝功能；手术应激、麻醉、肝门阻断、感染、出血等。

（2）预防及护理措施

急性肝功能衰竭通常在术后即刻出现，慢性肝功能衰竭则多发生于术后数天或数周内，肝功能衰竭重在早期发现及预防。术前评估患者的肝功能情况，对肝储备功能进行初步评估，严格控制手术指征；

术后密切观察患者的性格、行为、意识、睡眠等状态，观察黄疸、尿量及肝功能的变化；术后常规给予护肝治疗；供氧必须充分，保证肝脏氧供；给予抗生素控制及预防感染，预防机体全身炎症反应综合征的出现；每天输注大量葡萄糖液，谷胱甘肽、支链氨基酸、门冬氨酸鸟氨酸可减少蛋白分解与降低血氨；口服乳果糖以及乳果糖或25%硫酸镁灌肠导泻；对于烦躁不安的患者，遵医嘱给予适当的约束，确保患者、家属及工作人员的安全；同时严密观察患者，预防多器官功能障碍综合征的发生。

4. 胆漏

（1）常见原因

多与术中操作误伤胆管、失血，术后营养不良有关，少数与T管引流，肝创面组织坏死有关。多发生于肝断面或胆肠吻合口处。

（2）预防及护理措施

术后密切观察生命体征及腹部体征的变化，注意有无发热、腹膜刺激征表现；术后积极增加营养，治疗及预防低蛋白血症；保持T管及腹腔引流管引流通畅，严密观察引流液的性质、色、量；密切观察患者腹部切口及敷料情况，如有胆汁样液体渗出，应及时换药，保护切口周围皮肤，渗出较多时可放置切口负压引流管；腹腔引流管引出胆汁样腹液或腹液胆红素大于或等于20 mmol/L即可诊断为胆漏；保持患者呈半卧位，以有利于引流，防止炎症的扩散；通常胆漏经增加营养、充分引流等保守治疗2～4周会自行改善，对长时间引流而胆漏不能愈合者，可考虑手术。

5. 胸腔积液

（1）常见原因

主要由于术后低蛋白血症及肺部感染引起。

（2）预防及护理措施

术前6周内戒烟，进行肺功能锻炼；术后密切观察患者的呼吸及血氧饱和度情况，有无气短、胸闷、憋气、血氧饱和度下降等表现，如有异常给予氧气吸入；密切观察患者的体温变化，做好基础护理，增加患者的舒适度；指导患者取半坐卧位或坐位，以利于膈肌下降，改善呼吸；加强饮食护理，给予高蛋白、低盐饮食，促进胸腔积液的吸收；对于积液量较多的患者，需在B超引导下行胸腔穿刺放胸腔积液或留置胸腔引流管，做好与引流管相关的护理观察。

三、出院指导

（一）定期复查

肝内胆管结石具有高复发率，且长期结石易导致胆管癌、肝癌的发生，患者术后应定期复查血常规，肝、肾功能、CA19-9、CEA、B超或CT检查，做到早发现、早治疗。

1. 饮食指导

加强营养，"三高两低"（高蛋白、高热量、高维生素，低脂肪、低胆固醇）饮食，以促进切口愈合，增加机体抵抗力，预防结石复发。忌油炸和辛辣、刺激性食物（如辣椒、芥末、奶油），忌烟酒等。建立规律、适量饮食，切忌暴饮暴食，定时进早餐，减少胆汁潴留，每天多饮水，降低胆汁黏度，以促进胆汁排泄，起到冲洗胆道、预防结石复发。注意饮食卫生，预防腹泻，保持肠道内菌群平衡，减少胆管炎的发生。保持排便通畅，预防便秘，减少毒素吸收。增加膳食纤维（多吃粗粮、新鲜蔬菜和水果）以减少结石形成。多食香菇、木耳、洋葱等降胆固醇的食物。T管引流患者会导致大量胆汁丢失，易引起营养吸收不良、电解质紊乱；胆汁多、食欲差的患者可口服胆汁；定期复查电解质的变化，预防低钠、低钾，鼓励患者多食柑橘、香蕉、猕猴桃等含钾丰富的食物，多喝菜汤、鱼汤以补充水分和钠盐。

2. 伤口及"T"管护理

患者出院后每周换药两次，密切观察切口愈合情况。带T管出院者，观察T管周围有无红肿、疼痛、分泌物，T管缝扎线是否固定于皮肤，如缝扎线脱落应及时处理。每周更换引流袋两次，做好引流液颜色、量及性质的自我观察。避免右上腹受到意外创伤或外来暴力。告知患者及家属T管的重要性、意外拔管的危害及预防T管滑脱的方法，确保T管的在位通畅引流。拔管当天禁食高脂饮食，避免腹压太大的运动，一周内窦道自行闭合。拔管后继续观察腹痛、发热、黄疸、食欲以及粪便颜色，观察有无胆汁性腹膜炎发生，如有异常应及时就诊。

3. 休息与活动

术后3个月注意休息，保持稳定情绪，有利于肝功能的恢复。注意劳逸结合，进行散步、太极拳、骑自行车等有氧锻炼，避免劳累和重体力活动。

4. 随访指导

患者出院1个月后由专业护士对其进行电话或小区上门随访，了解患者带管、复查、出院后健康状况及自我护理情况。对患者的疑问及时给予相应健康宣教，协助患者养成良好饮食及生活习惯，鼓励患者积极参与自我护理，在做好防护的情况下积极融入社会、从事力所能及的工作，以提高患者的自我管理的能力，增加患者的自信心，促进患者身心康复。对带管患者每月随访，直至引流管拔除后1周；做好引流管的自我护理宣教，及时解决引流管的相关问题，并做好落实跟踪，确保患者的带管安全。

参考文献

[1] 施宝民，艾开兴.老年普通外科学［M］.上海：上海科学技术出版社，2016.

[2] 孙宝泉，张广谦.基层医师接诊指要［M］.北京：人民军医出版社，2015.

[3] 杨冬野，吕炳蓉，蔡建辉等.普通外科主治医师940问［M］.北京：军事医学科学出版社，2012.

[4] 郭启勇.乳腺分册中华临床医学影像学［M］.北京：北京大学医学出版社，2016.

[5] 吉济华.全科医师治疗指南［M］.南京：江苏科学技术出版社，2012.

[6] 梁小波，田富国，武海明等.恶性肿瘤非手术治疗丛书乳腺癌非手术治疗［M］.武汉：华中科技大学出版社，2016.

[7] 余永强.现代医院诊疗常规外科、妇产科分册［M］.合肥：安徽科学技术出版社，2012.

[8] 周庭银，倪语星，陈敏等.胃肠道感染实验诊断与临床诊治［M］.上海：上海科学技术出版社，2016.

[9] 杨玻，宋飞.实用外科诊疗新进展［M］.北京：金盾出版社，2015.

[10] 朱正纲，彭承宏，沈柏用等.实用普外科医师手册［M］.上海：上海科学技术出版社，2013.

[11] 刘文志，常庆勇.普通外科学高级医师进阶［M］.北京：中国协和医科大学出版社，2016.

[12] 底旺，冀宏，任素霞等.普外科进修医师问答［M］.北京：军事医学科学出版社，2013.

[13] 朱上林，黄育万.普外科手术并发症的早期诊断和处理［M］.北京：世界图书北京出版公司，2013.

[14] 张滨.现代普通外科新诊疗［M］.石家庄：河北科学技术出版社，2013.

[15] 陈焕朝.结直肠癌的治疗与康复［M］.武汉：湖北科学技术出版社，2016.

[16] 刘颖斌.三步法胃癌根治术手术图谱［M］.上海：同济大学出版社，2015.

[17] 李勇，臧潞，李子禹等.腹腔镜胃肠手术笔记［M］.长沙：中南大学出版社，2015.

[18] 方国恩，毕建威.普外科手册［M］.上海：上海科学技术出版社，2014.

[19] 孟靓靓，高鹏.肝胆胰腺疾病药食宜忌［M］.北京：中国中医药出版社，2016.

[20] 李增烈.肝胆胰常见病［M］.西安：陕西科学技术出版社，2016.

[21] 曹立瀛.肝胆外科急症与重症诊疗学［M］.北京：科学技术文献出版社，2014.

[22] 赵国东.肝胆病药方大全［M］.武汉：湖北科学技术出版社，2014.

[23] 何丽，董薪，许多朵等.手术器械识别与优化组配［M］.北京：人民军医出版社，2014.

[24] 刘德成.腹部手术部位切口并发症的治疗［M］.沈阳：辽宁科学技术出版社，2013.

[25] 李鲜，张玉峰，吴秀霞等.肝胆脾胃病中西医诊疗进展［M］.郑州：郑州大学出版社，2014.

[26] 陈磊.外科学总论基本操作精要［M］.武汉：华中科技大学出版社，2013.